Sabine Schubert

Tilman Wetterling

Gerontopsychiatrie

Springer

Berlin
Heidelberg
New York
Barcelona
Hongkong
London
Mailand
Paris
Singapur
Tokio

Tilman Wetterling

Gerontopsychiatrie

Ein Leitfaden zur
Diagnostik und Therapie

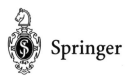 Springer

Prof. Dr. med. Dipl.-Chem. Tilman Wetterling
Arzt für Neurologie und Psychiatrie/Psychotherapie
Klinik für Psychiatrie und Psychotherapie I
Johann-Wolfgang-Goethe-Universität
Heinrich-Hoffmann-Str. 10
60528 Frankfurt/Main

ISBN   3-540-67473-X   Springer-Verlag Berlin Heidelberg New York

Die Deutsche Bibliothek-CIP-Einheitsaufnahme

Wetterling, T.:
Gerontopsychiatrie : ein Leitfaden zur Diagnostik und Therapie /
Tilman Wetterling – Berlin ; Heidelberg ; New York ; Barcelona ; Hongkong ; London ;
Mailand ; Paris ; Singapur ; Tokio :
Springer, 2001
   ISBN 3-540-67473-X

Springer-Verlag Berlin Heidelberg New York
ein Unternehmen der BertelsmannSpringer Science+Business Media GmbH
© Springer-Verlag Berlin Heidelberg 2001
Printed in Germany

Satz: Cicero Lasersatz, Dinkelscherben
Druck und buchb. Verarbeitung: Druckhaus Beltz, Hemsbach
Gedruckt auf säurefreiem Papier   SPIN: 10755966   26/3130   5 4 3 2 1 0

Vorwort

Dieses Buch soll dazu anregen, sich intensiver mit gerontopsychiatrischen Patienten zu beschäftigen. In den letzten Jahren sind eine Reihe von neuen, v.a. medikamentösen Therapiekonzepten für diese Patienten entwickelt worden. Dieser Leitfaden soll helfen, diese Behandlungsmöglichkeiten sinnvoll in der ärztlichen Praxis einzusetzen, denn auf Grund der Bevölkerungsentwicklung in Deutschland ist mit einer ständig steigenden Zahl an älteren Mitbürgern und damit auch an gerontopsychiatrischen Patienten zu rechnen.

Um das Lesen dieses Buches zu erleichtern, wurde es folgendermaßen aufgebaut:

1. Kurze Zusammenfassung der wissenschaftlichen Erkenntnisse zu einem Themenbereich (z.B. Epidemiologie, Pathogenese etc.) .
2. Darstellung der diagnostischen und differenzialdiagnostischen Maßnahmen
3. Darstellung der therapeutischen Maßnahmen
4. Für eilige Leser sind besonders wichtige Aussagen unterlegt und markiert
5. Zur vertiefenden Betrachtung sind zahlreiche Literaturzitate angegeben
6. Merksätze fassen die wesentlichen Kernpunkte des jeweiligen Kapitels zusammen

Der Autor würde sich freuen, wenn sich - angeregt durch dieses Buch - noch mehr Ärzte eingehender gerontopsychiatrischen Patienten widmen würden und so die hier dargestellten diagnostischen und therapeutischen Verfahren zum Wohle dieser häufig wenig beachteten Patientengruppe genutzt werden würden.

In diesem Buch wird aus Gründen der Einfachheit und in Ermangelung einer besseren Sprachregelung bei Personen fast immer die maskuline Form (z.B. Patient, Arzt etc.) gebraucht. Selbstverständlich sind auch Patientinnen, Ärztinnen etc. gemeint.

Frankfurt, im Sommer 2000   Tilman Wetterling

Inhaltsverzeichnis

1 Einführung

Als einer der wesentlichen Gründe für den starken Kostenanstieg im deutschen Gesundheitswesen wird die ungünstige Bevölkerungsstruktur angesehen. In Deutschland steigt wegen der augenblicklich sehr niedrigen Geburtenrate und der erhöhten Lebenserwartung der Anteil der älteren Menschen in der Bevölkerung stetig [Abb. 1.1]. Besonders schnell wächst die Zahl der sehr alten Mitbürger über 85 Jahre. Auf Grund dieser Entwicklung gewinnen die alterstypischen Erkrankungen zunehmend an sozialmedizinischer Bedeutung. Zu den häufigsten Alterserkrankungen zählen psychiatrische Störungen wie:

- **Amnesie** (Gedächtnisstörung)
- **Delir** (Verwirrtheitszustand)
- **Demenz** (intellektueller Abbau)
- **Depression**
- **Wahn und Halluzinationen, Schizophrenie**
sowie
- **Persönlichkeitsveränderungen**
- **Verhaltensauffälligkeiten** (wie Aggressivität, motorische Unruhe etc.)

Bei der Betrachtung von gerontopsychiatrischen Störungen sind vier wesentliche Aspekte zu berücksichtigen:

- **Kognitive Beeinträchtigungen**
  wie v.a. Störungen des Gedächtnisses, der Orientierung, der Sprache, der abstrakten Fähigkeiten (z.B. Rechnen) sowie des Urteilsvermögens
  Hierzu zählen auch die bekannten Syndrome Amnesie, Delir und Demenz.
- **Affektive Störungen**
  wie Depression, Apathie, Antriebsminderung oder -steigerung
- **Produktive Symptome**
  wie Wahn und Halluzinationen
- **Verhaltensauffälligkeiten**
  wie Aggressivität, psychomotorische Unruhe, Schlaf-wach-Umkehr etc.

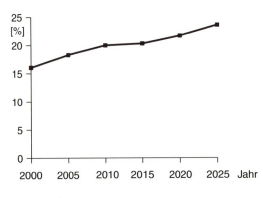

Abb. 1.1. Anstieg des Anteils der über 65-Jährigen an der Gesamtbevölkerung auf Grund der zu erwartenden demographischen Entwicklung in Deutschland (in %)

Diese Störungen können in verschiedener Ausprägung nebeneinander bestehen, aber einzelne Störungen können auch ganz im Vordergrund der Symptomatik stehen. Häufig entsteht v. a., wenn mehrere oft nur gering ausgeprägte Störungen gleichzeitig bestehen, der Eindruck einer Veränderung der Persönlichkeit. Bei Fortschreiten der Störungen, v.a. im Rahmen eines dementiellen Abbaus, kann es zu einem weitgehenden Zerfall der Primärpersönlichkeit kommen.

Beeinträchtigungen im alltäglichen Leben

Gerontopsychiatrische Störungen haben für den Betroffenen oft schwerwiegende Beeinträchtigungen der täglichen Belange (wie z.B. der Selbstversorgung) [→ Tabelle 2.3] und im sozialen Umfeld zu Folge. Daher ist ein großer Teil der gerontopsychiatrischen Patienten, besonders der Dementen, auf ständige Betreuung durch die Familie oder in einer Institution (Altenheim) angewiesen.

Die wesentlichen **Gründe für eine Heimeinweisung** gerontopsychiatrischer Patienten sind (*Schubert 1987; Wetterling et al. 1997; Wolinsky et al. 1993*):

■ **kognitive Störungen**
■ Unfähigkeit, sich ausreichend selbst zu versorgen (Essen zubereiten etc.),
■ Unfähigkeit, sich körperlich ausreichend zu pflegen und
■ Unfähigkeit, sich sicher zu orientieren, sowie
■ Auftreten einer Inkontinenz

Aber auch eine wahnhafte Symptomatik und Aggressivität gegen die betreuenden Angehörigen sowie Verhaltensauffälligkeiten führen häufig zur Heimeinweisung.

Versorgungssituation in Deutschland

Einige Studien zeigen, dass der ganz überwiegende Teil der gerontopsychiatrischen Patienten nur ambulant ärztlich behandelt wird (*Cooper et al. 1992; Dilling 1984*). In eine Klinik werden gerontopsychiatrische Patienten v.a. zur Therapie somatischer Erkrankungen eingewiesen (*Wetterling et al. 1997a*). Ein erheblicher Teil der älteren Menschen benötigt Hilfe, z.B. beim Anziehen, Einkaufen etc. Diese Versorgungsaufgaben werden meist von Verwandten wahrgenommen. Wenn die Pflege nicht (mehr) von Angehörigen übernommen werden kann bzw. keine Angehörigen hierfür zur Verfügung stehen, werden ältere Menschen häufig in Alten- oder Pflegeheime eingewiesen.

Unter Berücksichtigung der demographischen Entwicklung in der BRD ist davon auszugehen, dass der größte Anteil der Pflegebedürftigen ältere Menschen sind. 1988 waren 88% der Pflegebedürftigen über 65 Jahre alt, ungefähr 63% sogar über 80 Jahre (*Krug,1992*). Diese höheren Altersgruppen haben ein besonders hohes Risiko, dement und damit pflegebedürftig zu werden. Der Anteil der Altenheimbewohner mit psychiatrischen Erkrankungen ist besonders hoch. Er liegt nach verschiedenen Studien (*Bickel et al. 1986; Cooper et al. 1984; Meyer-König et al. 1984; Steinkamp et al. 1993*) zwischen 23,9% in Altenheimen (*Cooper et al. 1984*) und 84% in Pflegeheimen (*Meyer-König et al. 1984*). Der größte Teil der Alten- bzw. Pflegeheimbewohner wird aus einem Krankenhaus eingewiesen (*Cooper et al. 1984; Mautner et al. 1993*), besonders häufig werden Demente in Heime eingewiesen werden (*Wetterling et al. 1997*). Der Anteil der Dementen liegt in Alten- und Pflegeheimen bei ungefähr 30% (*Cooper et al. 1992*). Er ist damit deutlich höher als der Prozentsatz Dementer (6-8%) in der Altenbevölkerung (*Bickel 1997*).

In einer Studie, in der noch nicht die Kriterien der Pflege-Versicherung [→ Kap. 6.4] berücksichtigt wurden, wurden 75,7% der psychisch beeinträchtigten Heimbewohner als schwer- und weitere 17,4% als mittelpflegebedürftig eingestuft (*Steinkamp et al. 1993*). Die Betreuung und Pflege gerontopsychiatrischer Patienten verursacht enorme Kosten. Schätzungen ergaben, dass die sozialen und medizinischen Aufwendungen allein für Demente in der BRD etwa 20 Mrd. DM pro Jahr betragen (*Hallauer 1999*). Mit einem weiteren Anstieg der sozial-medizinischen Kosten für gerontopsychiatrische Patienten ist zu rechnen. Bei der gegenwärtigen ungünstigen Bevölkerungsentwicklung in Deutschland (extrem niedrige Geburtenrate bei ständig steigender Lebenserwartung) ist daher eine zunehmende finanzielle Belastung zu erwarten. In der politischen Diskussion nehmen diese Kosten wegen ihrer enormen Größenordnung weiten Raum ein und haben entscheidend zur Einführung der Pflege-Versicherung beigetragen.

Gerontopsychiatrische Störungen werden von vielen Ärzten nicht erkannt (*Boise et al. 1999; Stoppe et al. 1994*), v. a. wenn schwerwiegende körperliche Erkrankungen oder Verletzungen zur Behandlung bzw. stationären Aufnahme führen. Daher sind Screening-Untersuchungen [→ Kap. 2.1] zu empfehlen.

MERKSÄTZE

▶ Eine vorrangige Aufgabe des behandelnden Arztes in der Praxis bzw. in einer Klinik ist es, neben den bei älteren Menschen oft im Vordergrund stehenden körperlichen Erkrankungen psychische Störungen zu erkennen und dann therapeutische Schritte einzuleiten bzw. zu veranlassen.

▶ Da gerontopsychiatrische Störungen häufig schwierig zu erkennen sind, haben sich in der Praxis Screening-Verfahren bewährt.
[→ **Kap. 2.1: Screening**]

▶ Wenn sich bei einem älteren Patienten im Screening Hinweise auf eine psychische Störung ergeben haben, sollte eine ausführlichere diagnostische Abklärung erfolgen.
[→ **Kap. 2.2: Klinische Untersuchungen**]

▶ Viele psychiatrische Störungen können auch im Alter therapeutisch günstig beeinflusst werden, wenn frühzeitig die Diagnose und damit die Indikation zur Behandlung gestellt wird.
[→ **Kap. 3: Therapie**]

▶ Wichtig ist es, auch auf kognitive Störungen und Verhaltensauffälligkeiten zu achten, da diese die ersten Symptome einer schwerwiegenden gerontopsychiatrischen Störung sein können (insbesondere einer Demenz).

2 Diagnostische Verfahren in der Gerontopsychiatie

2.1 Screening
(Erkennen einer gerontopsychiatrischen Störung)

Angesichts der gravierenden Folgen und der dadurch verursachten Kosten ist eine frühzeitige Diagnose von gerontopsychiatrischen Störungen und Einleitung einer adäquaten Therapie anzustreben. Die Diagnose ist häufig schwierig [→ Kap. 2.2], da die Angaben der Betroffenen oft ungenau sind und häufig keine Krankheitseinsicht besteht. Gerontopsychiatrische Störungen werden von vielen Ärzten nicht erkannt, v.a. wenn schwerwiegende körperliche Erkrankungen oder Verletzungen zur Behandlung bzw. stationären Aufnahme führen.

Daher ist die Verwendung von kurzen Fragebögen zu empfehlen, um möglichst viele Patienten mit gerontopsychiatrischen Störungen frühzeitig zu erfassen und einer Therapie zuführen zu können. Auch eine routinemäßige mündliche Nachfrage nach psychischen und kognitiven Störungen erhöht die Erkennungsrate, v.a. bei neuen Patienten.

Fragebögen

Zur Diagnostik von gerontopsychiatrischen Störungen sind einige kurze Skalen bzw. Fragebögen entwickelt worden. Die Diagnose einer gerontopsychiatrischen Störung gründet sich v.a. auf dem Nachweis von:

- **neuropsychologischen Störungen** (Gedächtnis, Wortfindungsstörungen etc.)
- **psychopathologischen Störungen** (Antrieb, Emotionalität etc.)
- **Veränderungen des Sozialverhaltens** (Rückzug, verminderte Impulskontrolle, Vernachlässigung von Interessen etc.)
- einer **Beeinträchtigung der täglich notwendigen Tätigkeiten** (Körperpflege, Essen, Einkaufen etc.)

Im klinischen Alltag hat sich die Durchführung eines kurzen Tests wie z.B. Mini-Mental-State Exam MMSE (*Folstein et al. 1975*), v.a. bei Verdacht auf eine Demenz, als Screening-Test bewährt. Die Einschränkung der alltäglichen Verrichtung und der Veränderungen des Sozialverhaltens kann z.B. mit Hilfe der Blessed Demenz-Skala (*Blessed et al. 1968*) abgeschätzt werden.

Um die Patienten nicht zu sehr zu konfrontieren, können die Fragen in ein allgemeines Gesundheits-Check-up eingebaut werden, in dem u.a. auch folgenden Punkte eine Rolle spielen:

Ernährungsweise
– regelmäßige (warme?) Mahlzeiten,
– ausreichende Trinkmengen (Alkoholkonsum?)
– ausreichend vitaminreiche, ballaststoffreiche Ernährung
Körperliche Aktivitäten
– maximale Gehstrecke
– Treppensteigen möglich?
Schlafgewohnheiten
– (regelmäßige) Einnahme von Schlaftabletten?
– nächtliches Wasserlassen (wie oft?)
Soziale Aktivitäten
– Außenkontakte (Art und Zahl)
– Hilfs- /Pflegepersonen (z.B. für Notfälle) vorhanden?

Ärzte, die ihre Patienten längerfristig betreuen, erkennen in der Regel die psychischen/kognitiven Probleme häufig an den im Verlauf zu beobachtenden Veränderungen im Verhalten des Patienten.

Fogende klinische Zeichen weisen auf eine gerontopsychiatrische Störung hin:

– **Antriebsmangel** (unzureichende Ernährung etc.)
– **Gedächtnis-** und/oder **Konzentrationsstörungen**
– **Orientierungsstörungen**
– **Wahngedanken** (z.B. bestohlen zu werden)
– **Veränderungen von Persönlichkeitszügen**
– **sozialer Rückzug**
– erhöhte Reizbarkeit, verminderte Impulskontrolle
– motorische Unruhe/stereotypes Verhalten

Jeder Patient mit diesen klinischen Zeichen sollte genauer auf eine gerontopsychiatrische Störung untersucht werden.

Ein Screening auf eine gerontopsychiatrische Störung ist sinnvoll:
• **weil gerontopsychiatrische Störungen häufig durch eine zunächst im Vordergrund stehende körperliche Symptomatik verdeckt werden können**
• **weil die kurzen Tests ggf. vom medizinischen Assistenzpersonal durchgeführt werden können**

- weil ein frühzeitiges Erkennen einer gerontopsychiatrischen Störung meist eine erfolgversprechendere Behandlung und rechtzeitige Prävention von Komplikationen ermöglicht
- denn gerontopsychiatrische Störungen können eine körperliche Erkrankung negativ beeinflussen (z.B. schlechte Compliance bei Diabetes-Behandlung wegen kognitiver Störungen)

MERKSÄTZE

▶ Psychische Störungen sind bei älteren Patienten sehr häufig
→ Bei unklaren körperlichen Beschwerden an psychische Störung denken

▶ Jeder neue Alterspatient muß kurz auf psychische und kognitive Störungen untersucht werden.
Klinische Anzeichen beachten und ggf. genauer nachfragen,
v.a. bei MMSE ≤23

▶ Bei Verdacht auf eine gerontopsychiatrische Störung ist genauer nachzufragen

▶ Bei längerfristig betreuten Patienten muß auch auf Änderungen im Sozialverhalten geachtet werden!

2.2 Klinische Untersuchung

Wenn bei einem Patienten im Screening eine gerontopsychiatrische Störung erkennbar wurde, ist die Frage zu klären, wie möglichst wenig belastend für den Patienten und ökonomisch die klinische Diagnose gestellt werden kann. Obwohl zahlreiche technische Untersuchungsverfahren wie CT, MRT, SPECT, EEG etc. für diagnostische Zwecke zur Verfügung stehen [→ Kap. 2.3–2.6], sollte die klinische Untersuchung immer im Vordergrund stehen. Dabei ist neben psychopathologischen Symptomen besonders auf Veränderungen der Hirnleistungen (Sprache, Rechnen, Urteilsfähigkeit etc.) und des Verhaltens zu achten. Anhand des psychopathologischen Befundes kann dann mit Hilfe von operationalisierten diagnostischen Kriterien (DSM-IV (*Saß et al. 1996*) oder ICD-10 (*Dilling et al. 1993*) eine Diagnose gestellt werden. Die Kriterien des DSM-IV und der ICD-10 sind **nicht immer identisch.** In diesem Buch wird v.a. auf ICD-10-Kriterien eingegangen, da diese in Deutschland verbindlich sind.

Da gerontopsychiatrische Patienten oft eine Vielzahl von Symptomen aufweisen, die häufig nicht sicher diagnostisch einzuordnen sind, empfiehlt es sich, um nicht wichtige Aspekte bei der Diagnostik und Behandlungsplanung zu übersehen, alle Symptome mit Schweregrad auf einem Befundbogen zusammenzufassen [Tabelle 2.1].

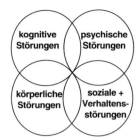

Abb. 2.1. Verschiedene bei gerontopsychiatrischen Patienten klinisch zu untersuchende Bereiche

Tabelle 2.1. Checkliste: Psychosozialer/ körperlicher Befund

	Nicht vorhanden	Vorhanden	Beeinträchtigt durch	Erheblich beeinträchtigt durch
Psychische Störungen				
Depressive Verstimmung				
Angst				
Nervosität/Reizbarkeit				
Wahnvorstellungen				
Kognitive Störungen				
Merkfähigkeitsstörung				
Konzentrationsstörung				
Verlangsamung				
Desorientiertheit				
– zur Zeit				
– zum Ort				
– zur Situation				
– zur Person				
Sprachstörungen				
– Wortfindungsstörungen				
– Störung des Satzbaus				
– Sprechstörung (Dysarthrie)				
Konfabulationen				
Verhaltensauffälligkeiten				
Aggressivität/ erhöhte Reizbarkeit				
Ausgeprägter Starrsinn				
Sozialer Rückzug				
Vernachlässigung von				
– Hobbies				
– Körperpflege,etc.				
Schlafstörungen				
Körperliche Störungen				
Hypertonus				
Herzinsuffizienz				
Herzrhythmusstörungen				
Niereninsuffizienz				
Gastrointestinale Störungen				
Polyneuropathie				
Gangstörungen				
Krampfanfälle				

Da eine Vielzahl von Erkrankungen einer gerontopsychiatrischen Störung zu Grunde liegen können, ist oft eine umfangreiche Diagnostik erforderlich. Im klinischen Alltag sind zum Nachweis und zur differenzialdiagnostischen Einordnung einer gerontopsychiatrischen Störung die in Tabelle 2.2 genannten Untersuchungen sinnvoll (*Wetterling 1989b*).

Tabelle 2.2. Diagnostischer Untersuchungsplan bei Verdacht auf eine gerontopsychiatrische Störung

1a. Psychopathologischer Befund (zur Differenzierung der verschiedenen Formen organisch bedingter psychischer Störungen zur Abgrenzung von z.B. endogenen Psychosen)
1b. Verhaltensbeobachtung (insbesondere zur Feststellung von Beeinträchtigungen bei alltäglichen Tätigkeiten (Körperhygiene, Anziehen, Essen etc.) und der sozialen Kompetenz (Arbeit, Außenkontakte, etc.))
2. Neuropsychologische Testung (zum Nachweis von Teilleistungsschwächen, Intelligenzabbau, etc.)
3a. Neurologischer Befund (zum Nachweis gleichzeitig vorliegender neurologischer Symptome, die sich eventuell differenzialdiagnostisch verwerten lassen)
3b. Internistischer Befund (zum Nachweis schwerer interner Grunderkrankungen, die zu metabolischen Störungen des Gehirns führen können)
4. Laborchemische und andere internistische apparative Verfahren (zum Nachweis einer systemischen und/oder behandelbaren Ursache organisch bedingter psychischer Störungen (Labor, Toxikologie, EKG, Lungenfunktionsprüfung, EEG)
5. Bildgebende Verfahren (zum Nachweis einer strukturellen Hirnschädigung: CT, MRT)
Vor allem für wissenschaftliche Fragestellungen:
6. Messung von Hirn-Funktionsparameter (zum Nachweis einer funktionsdynamischen Hirnschädigung: Evozierte Potenziale, SPECT, PET, f-MRT, rCBF und Brain mapping)

Die Untersuchungsverfahren sollen hier nur kurz allgemein dargestellt werden, auf spezifische Aspekte wird dann im Zusammenhang mit bestimmten Krankheitsbildern in den Kapitel 4.1–4.6 eingegangen.

Psychopathologie

Die psychopathologische Differenzierung von gerontopsychiatrischen Störungen ist bei älteren Patienten oft mit einigen Schwierigkeiten behaftet. Ein wesentlicher Grund hierfür ist, dass unter dem Einfluss der modernen psychiatrischen Klassifikationssysteme wie dem DSM-IV (*Saß et al. 1996*; und dessen Vorläufer DSM-III und DSM-IIIR) sowie der ICD-10 (*Dilling et al. 1993*) teilweise von dem traditionellen Gebrauch von Termini für bestimmte hirnorganische Syndrome, insbesondere für Delir und Demenz, abweichende Definitionen benutzt werden. Da diese neuen Definitionen aber international eingeführt sind, sollen im Folgenden nur sie herangezogen werden. Üblich ist eine Unterscheidung der kognitiven Störungen in drei Syndrome:

- **Amnesie** (reine Gedächtnisstörung)
- **Demenz** (Gedächtnisstörung plus Störung anderer höherer kortikaler Funktionen)
- **Delir** (Bewusstseinsstörung plus Störung höherer kortikaler Funktionen)

Diese Syndrome werden in den Kap. 4.2–4.4 eingehend dargestellt. Eine einfache schrittweise Differenzierung der verschiedenen gerontopsychiatrischen Störungen kann anhand der Abbildung 4.1 erfolgen. Zur standardisierten psychopathologischen Befunderhebung sind eine Vielzahl von psychopathometrischen Instrumenten entwickelt worden. Die Auswahl richtet v.a. nach der Zielsetzung. Psychopathometrische Verfahren werden u.a. eingesetzt zur (*Arnold et al. 1993; Erzigkeit et al. 1991; Möller et al. 1982; Zimmer et al, 1986*):

- **Merkmalsdiagnostik** (quantifizierende Beschreibung psychischer Normabweichungen im Querschnitt)
- **Syndromatologische und nosologische Diagnostik** (standardisierte Zuordnung von Einzelfällen zu nosologischen Kategorien)
- **Verlaufsbeurteilung** (quantifizierende Erfassung von Veränderungen der psychopathologischen Sympotomatik im Verlauf).

Grundsätzlich sind **vier Arten der Datenerhebung** zu unterscheiden:
- Selbstbeurteilungsverfahren,
- Fremdbeurteilungsverfahren,
- (halb-)standardisierte Interviews,
- Leistungstests.

Auf Selbstbeurteilungsfragebögen gibt der Patient selbst eine Einschätzung seines Befindens oder Verhaltens ab. Dieses zeitökomonische Verfahren hat den Nachteil, dass bewusste oder unbewusste Verfälschungstendenzen (Verleugnung oder Überbewerten von Beschwerden, Antworten im Sinne sozialer Erwünschtheit etc.) des Patienten ins Ergebnis eingehen (*Möller 1990*). Andererseits werden Beurteiler-fehler vermieden.

Bei den Fremdbeurteilungsverfahren wird die Einschätzung der psychopathologischen Symptomatik durch einen möglichst gut geschulten Beurteiler, manchmal aber auch durch Angehörige oder Betreuer durchgeführt. Er stützt sich dabei auf die Aussagen des Patienten sowie auf dessen Beobachtung. Patientenbedingte Fehler (s.oben) werden so weitgehend ausgeschlossen, aber Fehleinschätzungen durch die Beobachter sind möglich (*Möller et al. 1982*). In diesem Zusammenhang ist besonders eine Überprüfung der Interrater-Reliabilität (Übereinstimmung zwischen mehreren Untersuchern) wichtig. Die üblichen Gütekriterien für psychologische Tests (Objektivität, Reliabilität, Validität und Normierung) sollten erfüllt sein.

Instrumente, die Beeinträchtigungen der täglichen Aktivitäten wie Körperhygiene, Anziehen, Essen etc. erfassen, sind ausschließlich Fremdbeurteilungsskalen. Sie ähneln sich im Aufbau sehr (*Zimmer et al. 1986, Wade 1992*). Sie dienen u.a. dazu, den Grad der Pflegebedürftigkeit zu ermitteln [s. auch Tabelle 2.3]. Bei gerontopsychiatrischen Patienten ist auch eine genaue Erfassung von Verhaltensauffälligkeiten notwendig (Methoden hierzu s. *Schneider 1993*). Weiter sollte überprüft werden, inwieweit der Patient noch in der Lage ist, komplexe Probleme zu lösen (Methoden hierzu s. von *Cramon et al. 1993*). Da sensorische Beeinträchtigungen (Schwerhörigkeit, Visusverlust z.b. nach Staroperation) die Lebensqualität der Betroffenen erheblich einschränken und Testergebnisse verfälschen können, sollte im Zweifelsfall eine entsprechende eingehende Diagnostik erfolgen (s. z.B. *Blättner et al. 1993; Kerkhoff et al. 1993*).

Selbstbeurteilungsverfahren sind zur Einschätzung des psychopathologischen Befunds bei gerontopsychiatrischen Patienten häufig nur eingeschränkt anwendbar, da die Patienten auf Grund der kognitiven Störungen Schwierigkeiten beim Verstehen und Ausfüllen der Fragebögen haben. Selbstbeurteilungsverfahren sind aber unverzichtbar, um etwas über die subjektiv empfundenen Beschwerden und über die subjektive Lebensqualität zu erfahren.

Bei den psychopathometrischen Verfahren ist es wichtig, den Beobachtungszeitraum bzw. den Zeitraum anzugeben, auf den die Angaben sich beziehen sollen. Meist wird nur die aktuelle Symptomatik (z.B. in den letzten 14 Tagen) ermittelt, so dass psychodynamische und Verlaufsaspekte nicht miterfasst werden.

Instrumente zur Erfassung des psychopathologischen Befundes
(Merkmalsdiagnostik)

Im deutschsprachigen Raum wird zur Fremdbeurteilung der psychischen Auffälligkeiten von gerontopsychiatrischen Patienten vorwiegend das AGP-System (*AGP 1989*) eingesetzt. Eine kurze viel verwendete Skala für ältere Patienten ist die nur 19 Items umfassende Sandoz Clinical Assessment Geriatric (SCAG; *Shader et al. 1974*). Im angelsächsischen Bereich sind zur Diagnose und Differenzialdiagnose in der Gerontopsychiatrie mehrere computergestütze Systeme entwickelt worden: AGECAT (*Copeland et al. 1986*) und CAMDEX (*Roth et al. 1986*) Alle diese Verfahren haben den Nachteil, dass sie relativ zeitaufwendig sind.

Instrumente zur Verhaltensbeobachtung

Instrumente zur Erfassung von Verhaltensauffälligkeiten gibt es nur für jeweils spezielle Aspekte:
– **Verhaltensauffälligkeiten** (z.B. Aggressivität , Wahn etc.)
  Behave-AD (*Reisberg et al. 1985*), Neuropsychiatric Inventory (*Cummings et al. 1994*).
– **Beeinträchtigung der täglichen lebenspraktischen Tätigkeiten** [→ Tabelle 2.3]
  Uhrentest (s. *Brodaty et al. 1997*), Demenz-Skala (*Blessed et al. 1968*), B-ADL (*Hindmarch et al. 1998*), Functional Assessment Staging (FAST; *Reisberg 1988*), Nürnberger Alters-Alltagsaktivitäten (NAA) und -Beobachtungsskala (NAB; *Oswald et al. 1995*).

Tabelle 2.3. Checkliste: Selbstversorgung

Tätigkeiten	Selbstständig möglich	Gelegentlich Unterstützung benötigt	Regelmäßig Unterstützung benötigt	Vollständig auf Hilfe angewiesen
Körperpflege etc. Kopf/Hals waschen* Haare waschen* Arme/Hände waschen* Beine/Füße waschen* Rücken waschen* Zähneputzen/Mundpflege* Finger-/Fußnägel schneiden# Wasser lassen# Stuhlgang# Aus Bett aufstehen Ins Bett gehen				
Essen Einkaufen* Warmes Essen kochen* Herd sicher bedienen Essen mit Messer/Gabel Warmes Getränk zubereiten*				
Wichtige alltägliche Tätigkeiten Uhrzeit ablesen (Uhrentest) Brief/Mitteilung schreiben Zeitung lesen Radiogerät bedienen Fernsehgerät bedienen Telefonieren Wäsche waschen* Waschmaschine bedienen Wohnung säubern* Staubsauger bedienen Müll beseitigen* Treppensteigen Bus/Straßenbahn fahren Taxi bestellen und fahren Geldautomat bedienen Medikamenteneinnahme* Arztbesuch				

Bei diesen Tätigkeiten ist auch auf die *Regelmäßigkeit bzw. # Rechtzeitigkeit zu achten

Instrumente zur Verlaufsdiagnostik

Spezielle Instrumente zur Verlaufs- bzw. Therapiekontrolle von gerontopsychiatrischen Patienten sind bisher nicht entwickelt worden. Als Fremdbeurteilungsverfahren wird häufig das SCAG (*Shader et al. 1974*) zur Verlaufsbeobachtung verwendet. Eine Skala, die speziell zur Verlaufsmessung bei Dementen entwickelt wurde, ist die NOSGER (*Spiegel et al. 1990*). Ein großes Problem bei der Verlaufsmessung ist die im Alter häufig recht große intraindividuelle Variablität, d.h. die Abhängigkeit der Testergebnisse von den Außenbedingungen (z.B. Tageszeit, Raum, Untersucher) und von der aktuellen Befindlichkeit des Probanden (z.B.

schlechter bei depressiver Verstimmung oder Medikamenteneinfluss). Diese intraindividuelle Variabilität sollte von der interindividuellen abgrenzt werden (Plastizität – Variabilität) (*Baltes et al. 1985*). Die Plastizität gestattet eine Abschätzung der noch vorhandenen Leistungsreserven und ist daher für die Prognose und Therapieplanung von gerontopsychiatrischen Patienten von großer Wichtigkeit (*Baltes et al. 1985; Kühl et al. 1988*).

2.3
Neuropsychologische Tests

Mit Hilfe von Leistungstests können objektive Daten über z.B. die kognitive Leistungsfähigkeit gewonnen werden. Es wird untersucht, wie genau oder schnell der Proband gestellte Aufgaben lösen kann, z.B. 3 Wörter nach 5 min erinnern. Eine wichtige Voraussetzung von Tests für die Anwendung bei gerontopsychiatrischen Patienten ist die Normierung auch für ältere Personen. Speziell für Alterspatienten ist im »Nürnberger Altersinventar« (*Oswald et al. 1995*) eine Reihe von altersnormierten Tests zusammengestellt worden. Der Mini-Mental-State (*Folstein et al. 1975*), der in vielen der hier genannten Instrumente enthalten ist, beinhaltet für einzelne neuropsychologische Störungen meist nur ein Item. Der Mini-Mental-State ist deswegen von neuropsychologischer Seite scharf kritisiert worden (*Poeck 1988*). Trotzdem hat dieser Test auf Grund der leichten Anwendbarkeit weltweite Verbreitung gefunden. Zahlreiche Untersuchungsinstrumente, die v.a. bei der Demenzdiagnostik eingesetzt werden, wie z.B. die Demenz-Skala (*Blessed et al. 1968*), AGECAT (*Copeland et al. 1986*) CAMDEX (*Roth et al. 1986*), CERAD (*Morris et al. 1988*), SIDAM (*Zaudig et al. 1989*) enthalten neben psychopathologischen Items auch neuropsychologische, häufig den Mini-Mental State (*Folstein et al. 1975*). Obwohl es eine Vielzahl Tests gibt, mit deren Hilfe bestimmte neuropsychologische Defizite ermittelt werden können, ist meist eine diagnostische Zuordnung zu einer gerontopsychiatrischen Störung nicht möglich, da diese häufig unspezifisch sind.

Aus diesen Überlegungen folgt, dass eine Mehr-Ebenen-Diagnostik angezeigt ist. Aber bei der Fülle der Tests, die zur Erfassung von kognitiven Störungen angeboten werden und den zahlreichen psychopathologischen Skalen ist die Auswahl geeigneter Instrumente erschwert, da eine kritische Evaluation insbesondere hinsichtlich klinischer Fragestellungen und Anwendbarkeit bisher weitgehend fehlt (*Erzigkeit et al. 1991*).

Versuche, die Beeinträchtigungen im alltäglichen Leben in Art eines Leistungstests zu überprüfen (*Loewenstein et al. 1989*), können nicht darüber hinweg täuschen, dass komplexe Fähigkeiten wie z.B. eine erfolgreiche und v.a. zufriedene Lebensführung sowie soziale Störungen kaum durch Tests zu erfassen sind. Aber für die Definition einer Demenz ist die Störung der sozialen Bezüge von zentraler Bedeutung (s. DSM-IV, ICD-10).

Ein wichtiger, häufig aber unbeachteter Aspekt ist, dass nur wenige Tests zeitabhängig sind. Jedoch gerade die deutlich verlangsamte Informationsverarbeitung und damit auch verzögerte Reaktion auf Umweltreize erschwert die soziale Kommunikation bei vielen gerontopsychiatrischen Patienten. Daher sollten zu einer Testbatterie für diese Patienten auch zeitabhängige Leistungstests gehören. Wichtig ist es auch zu bestimmen, inwieweit der Patient sich überhaupt auf das Testmaterial konzentrieren kann. Dies kann in Aufmerksamkeitstests überprüft werden (*Keller et al. 1993; Prosiegel 1991*).

2.4
Elektrophysiologische Verfahren

Elektroenzephalografie (EEG)

Die Entstehung der Hirnströme ist noch nicht hinreichend geklärt. Mit Hilfe von mehreren Elektroden, die nach dem international üblichen 10/20-System auf der Kopfhaut plaziert werden, werden die endogenen Hirnströme abgeleitet (technische Einzelheiten und Theorie s. *Martin 1991*). Die Auswertung erfolgt meist visuell. Automatische computergestützte Auswertungsmethoden, v.a. zur Spektralanalyse, werden bisher noch vorwiegend für wissenschaftliche Fragestellungen angewandt. Bei der EEG-Auswertung ist es unverzichtbar, die Ableitungsbedingungen, den Wachheitszustand und die Medikation zu kennen.

Mit zunehmendem Alter nimmt die Frequenz des EEG-Grundrhythmus bei Gesunden langsam ab (*Duffy et al. 1984*), aber weder die Amplitude noch die Frequenz zeigen eine deutliche Korrelation zum Alter (*Duffy et al. 1984*). Die spektralanalytische EEG-Auswertung zeigte eine Abnahme des Alpha-(8–12 Hz) und des Beta-(>12 Hz)Wellenanteils und eine Zunahme des Theta-(4–8 Hz) und des Delta(<3 Hz)Wellenanteils bei gesunden Normalpersonen mit steigendem Alter (>60 Jahre; *Matejcek 1980*). Grundsätzlich ist zu beachten, dass zahlreiche Psychopharmaka, teils auch schon in geringer Dosierung, EEG-Veränderungen hervorrufen können. Bei Intoxikationen können schwere Allgemeinveränderungen mit Frequenzverlangsamung bis zu Delta-Wellen auftreten. Fast immer sind die durch Psychopharmaka verursachten EEG-Veränderungen reversibel.

Anwendungsgebiete der Elektroenzephalografie
- **Routineverfahren zum Ausschluss bzw. Nachweis einer Epilepsie**
  (evtl. mit Tiefenelektroden und polysomnographischer Langzeitableitung)
- **»Screening-Verfahren« zum Ausschluss oder Nachweis einer zerebralen Raumforderung**
  (cave: häufig falsch-negative Ergebnisse; z.B. bei Mittellinien-nahen Tumoren → sicheres Untersuchungsverfahren: CT/MRT)
- **Verfahren zur Überwachung bzw. Verlaufsbeobachtung bei metabolisch, infektiös, toxisch oder medikamentös bedingter Störungen, v.a. Bewusstseinsstörung und Delir**
- **Differenzialdiagnose dementieller Abbauprozesse**
  (v.a. bei Verdacht auf Creutzfeldt- Jakob-Syndrom)

Evozierte Potenziale (EVP)

Elektrophysiologische Untersuchungsmethode, bei der durch Mehrfachreizung eines adäquaten normierten Reizes (optisch, akustisch oder sensibel) und Ableitung der Hirnstromaktivität über dem korrespondierenden Cortexareal durch elektronische Datenverarbeitung aus der Hirnstromkurve das evozierte Potenzial (EVP) herausgerechnet werden kann (Signal Averaging; Einzelheiten zur Ableitungstechnik s. *Maurer et al. 1999*). Nach der Zeit (Latenz), nach der die Signale abgeleitet werden können, können zwei Komponenten von EVP unterschieden werden:

1. Bis etwa 120 ms: frühe EVP. Diese entsprechen den primären Reizantworten (Afferenzen) über dem entsprechenden sensorischen Hirnareal.
2. Größer 120 ms: späte EVP. Diese Signale entstehen durch Umschaltung (Verarbeitung) in subkortikalen und kortikalen Strukturen. Sie lassen sich am besten durch Vorgabe einer bestimmten kognitiven Aufgabe bestimmen.

Die Schwierigkeit in der Beurteilung von EVP besteht darin, dass die Latenzen und auch die Amplitudenhöhe altersabhängig sind (*Duffy et al. 1984*), insbesondere auch die erlebniskorrelierten Potenziale (*Pfefferbaum et al. 1984a, b*). Bei gerontopsychiatrischen Patienten werden EVP vorwiegend für wissenschaftliche Fragestellungen abgeleitet.

Anwendungsgebiete der evozierten Potenziale

– bei degenerativer Demenz
– bei Verdacht auf multiple Sklerose, Neuro-Lues oder andere demyelinisierende Erkrankungen.

2.5
Bildgebende Verfahren

Computer-Tomografie (CT)

In der kranialen Computer-Tomografie (CT) wird der Kopf von Röntgenstrahlen durchstrahlt, die von einer um das Objekt (in diesem Fall: Kopf) rotierenden Röntgenröhre aus gesendet werden. Hochempfindliche Detektoren, die mitrotieren, zeichnen die Röntgen-Absorptionswerte auf. Mit einem Computer-Programm (*Hountsfield 1968*) wird daraus ein zweidimensionales koronares oder sagittales Schnittbild errechnet (technische Grundlage und Einzelheiten der Bilddarstellung s. *Radü et al. 1987; Martin et al. 1991b*). Die CT ist (neben dem MRT) das Verfahren der Wahl zur Darstellung von den nachfolgend aufgeführten strukturellen Hirnläsionen.

Hirnatrophie

Die mit Hilfe der Computer-Tomografie in vivo zu ermittelnde Weite der Ventrikel und der äußeren Liquorräume ist altersabhängig. Sie nimmt ab etwa dem 60. Lebensjahr deutlich zu (*Gado et al. 1982; Meese et al.1980; Nagata et al. 1987; Schwartz et al. 1985; Stafford et al. 1988*). Dies ist bei der Diagnose einer Hirnatrophie zu berücksichtigen. Spezielle Verfahren zur quantitativen Erfassung der Hirnatrophie im CT basieren auf der Bestimmung linearer Parameter (*Meese et al. 1980*) oder auf Berechnung der Volumen der Liquorräume (*Gado et al. 1982; Luxenburg et al. 1987*).

Hirninfarkte

Hirninfarkte sind etwa ab 24 h nach dem Insult im CT zu erkennen. Sie beginnen sich dann im weiteren Verlauf deutlich zu demarkieren (hypodense Areale). Die Lokalisation und die Konfiguration der Infarkte erlaubt häufig Rückschlüsse auf die Ätiologie (*Ringelstein et al. 1985*). Lakunäre Infarkte stellen sich im CT häufig nicht dar, da die Auflösung nicht ausreicht; der maximale Durchmesser sollte unter 2 cm betragen (*Fisher 1982*). Bei dem Nachweis von lakunären Infarkten ist die MRT dem CT überlegen (*Brown et al. 1988*).

Zerebrale Blutungen

Blutungen sind im CT daran zu erkennen, dass sie sich hyperdens darstellen. Die Dichte nimmt mit der Zeit auf Grund der fortschreitenden Resorption ab. Nach etwa drei Wochen weisen Blutungen die gleiche Dichte wie Hirngewebe auf. Später werden die Bezirke dann hypodens (Kolliquationsnekrose). Bei extrazerebralen Blutungen ist die Kontrastmittelgabe häufig hilfreich (*Wetterling et al. 1989*).

Hirntumoren

Hirntumoren stellen sich im CT als Raumforderung (Dichteanhebung), meist mit umgebendem Ödem (Dichteminderung) dar. Eine Artdiagnose von Hirntumoren ist anhand des CT nicht sicher möglich, wenngleich es charakteristische Bilder (Konfiguration und Lokalisation) gibt. Meist weisen Hirntumoren ein perifokales (im CT hypodenses) Hirnödem auf. Fast alle Hirntumoren nehmen verstärkt Konstrastmittel auf, so dass sie sich nach Kontrastmittelgabe besser erkennen und abgrenzen lassen.

Subdurale Ergüsse

Im CT können verschiedene Flüssigkeitsansammlungen, die zwischen der Schädelkalotte und dem Gehirnparenchym liegen, differenziert werden (s. *Wetterling et al. 1989*). Hyperdens stellen sich akute Blutungen (subdurale und epidurale) Hämatome dar. Die Differenzierung hypodenser Ergüsse ist schwierig (chronische subdurale Hämatome, Hygrome oder Liquor bei Atrophie).

Anwendungsgebiete der Computer-Tomografie

- Standardverfahren in der Diagnostik von gerontopsychiatrischen
Störungen zum Nachweis bzw. Ausschluss struktureller
Hirnläsionen/- veränderungen wie
- Atrophie
- Infarkten
- intrakranialen Blutungen
- Missbildungen und Verkalkungen
- Tumoren

Magnet-Resonanz-Tomografie (MRT)

Bei der Magnet-Resonanz-Tomografie wird die Dichte von Wasserstoff-Kernen oder anderer Atome mit einer ungeraden Protonenzahl in einer Probe (Gehirn) mit Hilfe eines sich ändernden Magnetfeldes gemessen. Aus den Messdaten errechnet ein Computer eine zweidimensionale Darstellung (analog dem CT) (Methodik und physikalische Grundlagen (s. *Roth 1984; Zeitler 1984*). Es ist aber auch eine dreidimensionale Darstellung möglich, insbesondere eine genaue Darstellung der Hals- und zerebralen Gefäße (Magnet-Resonanz-Angiografie MRA; *Fisher et al. 1992*). Das MRT ist dem CT in der Darstellung von einigen Läsionen deutlich überlegen.

Anwendungsgebiete der Magnet-Resonanz-Tomografie

- Verfahren zur Diagnose von strukturellen Hirnläsionen (wie CT)
Besonders geeignet zur Diagnose Schädelbasis- oder kalottennaher Läsionen, von Hirnstammläsionen sowie von Marklager-Veränderungen (Demyelinisierungen, lakunäre Infarkte etc.), daher ist bei Verdacht auf folgende Erkrankungen die MRT dem CT vorzuziehen:
- lakunäre Infarkte und Hirnstamminfarkte
- multiple Sklerose, demyelinisierende Erkrankungen
- (Herd)enzephalits, tuberkulöse Meningitis, Neursarkoidose
- Temporallappen-Epilepsie
- Gliome
- Gefäßmissbildung (AV-Angiom) bzw. -veränderung (→ MRA)

Die MR-Spektroskopie (MRS) (Methodik s. *Kauppinen et al. 1993*) ist zur Zeit v.a. wissenschaftlichen Fragestellungen vorbehalten (*Kauppinen et al., 1993*). Daneben ist es möglich, mit Hilfe des Perfusions-MR die zerebrale Perfusion zu überprüfen (*Fisher et al. 1992*).

Photonen-Emissions-Tomografie (SPECT)

Die SPECT ist eine Weiterentwicklung nuklearmedizinischer Verfahren (Gamma-Kamera), bei der das Messsystem rotiert. Mit Hilfe eines Computers wird aus den Messdaten eine räumliche Darstellung der Verteilung der γ-strahlenden Radionuklide errechnet (s. *Heede et al. 1986*). Das am häufigsten verwendete Radionuklid 99mTc-HMPAO verteilt sich entsprechend der Durchblutung im Gehirn und wird daher als indirekter Marker für die Hirnperfusion angesehen. Eine genaue Quantifizierung der Durchblutung ist aber im Gegensatz zum PET (s.u.) nicht möglich. Durch geeignete Marker-Substanzen wird versucht, bestimmte Rezeptortypen darzustellen (*Daniel et al. 1992*).

Anwendungsgebiete der Photonen-Emissions-Tomografie

- Differenzialdiagnose dementieller Abbauprozesse
- Nachweis fokaler Durchblutungsstörungen
- Nachweis epileptischer Herde v.a. Temporallappen-Epilepsie
- Nachweis von degenerativen Basalganglienaffektionen
  (Parkinson-Syndrom, Chorea Huntington, etc.)

Positronen-Emissions-Tomografie (PET)

Die Positronen-Emissions-Tomographie ist ein aufwendiges nuklearmedizinisches Verfahren (*Martin et al. 1991*), das mit einer komplizierten Messapparatur die Strahlung eines Positronen-Strahlers (meist ein leicht abgewandeltes und markiertes Glucose-Molekül mit einer kurzen Halbwertszeit) misst. Ein Computer errechnet aus den Daten – analog dem CT – ein zweidimensionales Schnittbild. Dieses Verfahren bietet den Vorteil, verschiedene entsprechend markierte Stoffwechselprodukte in vivo untersuchen zu können (*Daniel et al. 1992; Heede et al. 1986*).

Anwendungsgebiete der Positronen-Emissions-Tomografie

- (wegen der hohen Kosten und der geringen Verfügbarkeit fast ausschließlich für
  wissenschaftliche Fragestellungen, v.a.:)
  Differenzialdiagnose bei dementiellen Abbauprozessen

2.6
Sonstige apparative Verfahren

Doppler-Sonografie

Mit Hilfe der Doppler-Sonografie können durch Bestimmung der Strömungsgeschwindigkeit in den extrakaraniellen Arterien Stenosen bzw. Verschlüsse, z.B.

an der Carotisgabel, in der A. carotis interna oder einer A. vertebralis erkannt werden (technische Grundlagen und Ableitungstechnik s. *Widder 1999*). Mit Hilfe eines auf der Doppler-Sonografie basierenden bildgebendem Verfahrens (Duplex-scan) können Stenosen und Plaques in den hirnzuführenden Gefäßen sichtbar gemacht werden (technische Grundlagen und Anwendung s. *Widder 1999*).

Anwendungsgebiete der extrakraniellen Doppler-Sonografie
– Verdacht auf extrazerebrale Gefäßstenose (insbesondere der A. carotis interna)
– bei thrombembolisch oder hämodynamisch bedingtem Infarkt zum Nachweis einer Stenose bzw. eines Verschlusses der A. carotis interna bzw communis
  oder A. vertebralis

Transkranielle Doppler-Sonografie (TCD)

Bei der transkraniellen Doppler-Sonografie kann auf Grund einer relativ niedrigen Sendefrequenz (≤ 2 MHz) bei gleichzeitig höherer Sendeleistung Knochen durchstrahlt werden. So gelingt es, durch »Knochenfenster« die Strömungsgeschwindigkeit in den basalen Hirnarterien zu bestimmen (Grundlagen und Ableitungstechnik s. *Widder 1999*).

Anwendungsgebiete der transkraniellen Doppler-Sonografie
– Verdacht auf Affektion der A. basilaris (z.B. bei transitorisch globaler Amnesie)
– Verdacht auf intrazerebralen Gefäßprozess (bes. zerebrale Makroangiopathie, Angiom)

Elektrokardiografie (EKG)/Echokardiografie

Mit Hilfe der Elektrokardiografie können Herzrhythmusstörungen, wie Tachyarrhythmien etc., die zu einer verminderten Herzauswurfleistung führen, diagnostiziert werden. Diese hat eine zerebrale Minderperfusion und damit häufig eine gerontopsychiatrische Störung zur Folge. Mit Hilfe der Echokardiografie können Herzklappenfehler und meist auch Emboli in den Vorhöfen, im Herzohr und an den Klappen sichtbar gemacht werden.

Anwendungsgebiete der Elektrokardiografie

– Standardverfahren zum Nachweis von Herzrhythmusstörungen, z.B. Vorhofflimmern (häufig Emboli)
– Standardverfahren zum Nachweis ischämischer Herzerkrankungen

Anwendungsgebiete der Echokardiografie
– Suche nach Emboliequelle bei nachgewiesenen (multiplen) Hirninfarkten

2.7
Laborchemische Verfahren

Da zahlreiche internistische, insbesondere auch endokrinologische Erkrankungen zu einer gerontopsychiatrischen Störung führen können, ist eine ausgiebige Serumanalyse obligat (Grundprogramm s. Tabelle 2.4). Sie kann je nach Verdachtsdiagnose abgeändert bzw. erweitert werden.

Da eine Reihe von neurologischen Erkrankungen zu einer gerontopsychiatrischen Störung führen können, empfiehlt sich in vielen Fällen eine Liquoranalyse.

Tabelle 2.4. Laboruntersuchungen bei Verdacht auf eine gerontopsychiatrische Störung

Serumuntersuchungen:	Hinweis auf
– Elektrolyte, Hamatokrit	Exsikkose
– Blutzucker	Diabetes, Hypoglykämie, Hyperglykämie
– TSH	Hypothyreose, Hyperthyreose
– Cholesterin, Triglyzeride	Hyperlipidämie
– y-GT, MCV, CDT	Alkoholabusus
– MCV + Vitamin B_{12}	Funikuläre Myelose
– Kreatinin	(Chronische) Niereninsuffizienz
– BSG	Kollagnose; malignen Tumor
Zusatzprogramm:	
– TPHA, FTA-ABS	Lues
– Vitamin B_1	Wernicke-Enzephalopathie
Liquoruntersuchung:	
– Zellzahl, Albumin, IgG, IgM	Entzündliche ZNS-Prozesse

MERKSÄTZE

▶ Die Diagnostik von psychischen Störungen bei älteren Patienten sollte mehrschrittig erfolgen:

1. Psychopathologie + Verhaltensanalyse

2. Neuropsychologie → kognitive Störungen

3. Standardlabor → Stoffwechselstörungen, Risikofaktoren

4. Funktionsstatus (EEG)

5. Bildgebende Verfahren (CT, MRT)

6. Spezielle Untersuchungen (Labor, SPECT, PET etc.)

▶ Zur Diagnose von gerontopsychiatrischen Störungen müssen klare Kriterien (z.B. ICD-10 oder DSM-IV) benutzt werden.

3 Grundlagen der Therapie

3.1
Therapieziele

Die Definition von Therapiezielen ist in der Gerontopsychiatrie nicht einfach, da oft eine durchgreifende Besserung der Symptomatik, z.B. bei einer degenerativen Demenz, kaum zu erreichen ist. Therapieziele können sein:

- Sicherung des Überlebens
- Verhinderung von schweren körperlichen Schäden
- Erhalten der Alltagskompetenz
- Verhinderung einer sozialer Isolation
- Einsicht in die Grunderkrankung
- Akzeptanz des eigenen Behandlungs- bzw. Hilfebedarfs

Sicherung des Überlebens

Es ist immer eine vorrangige ärztliche Aufgabe, Leben zu erhalten. Da gerontopsychiatrische Patienten sich in vielfacher Weise schädigen können, kann unter Umständen zur Sicherung des Überlebens sogar eine zwangsweise Behandlung (nach Unterbringungsgesetzen des entsprechenden Bundeslandes) notwendig sein, z.B. bei
- akuter Suizidalität,
- Delir und Demenz (Selbstgefährdung durch Desorientiertheit),
- einer Schizophrenie,
  wenn eine Eigen- oder Fremdgefährdung besteht.

Das Überleben ist bei gerontopsychiatrischen Patienten oft aufgrund der im Alter häufigen Multimorbidität, d.h. des gleichzeitigen Bestehens schwerer körperlicher Erkrankungen neben der psychischen Störung, akut bedroht. In diesem Zusammenhang stellt sich v.a. bei Dementen die Frage, inwieweit diese noch einwilligungsfähig sind. Meist wird aber die Frage der Einwilligungsfähigkeit erst gestellt, wenn der Betreffende z.B. einer notwendigen Operation nicht zustimmt [→ Betreuungsrecht, Kap. 6.1]. Aufgrund der Möglichkeiten der modernen Medizin, insbesondere der Intensivmedizin ergeben sich bei gerontopsychiatrischen Patienten, v.a. bei Dementen, zahlreiche schwerwiegende ethische Fragen, die bisher kaum in der Ärzteschaft diskutiert worden sind (s. *Lauter 1997; Neubauer et al. 1994*).

Verhinderung von schweren körperlichen Schäden

Eine wichtige ärztliche Aufgabe ist es, Patienten vor weiteren gesundheitlichen Schädigungen zu schützen. So sind bei gerontopsychiatrischen Patienten häufig zum Vermeiden des Eintritts bzw. der Verschlechterung einer körperlichen Schädigung (z.B. aufsteigende Harnwegsinfekte bei Harninkontinenz etc.) ärztliche Maßnahmen auch vorbeugend notwendig. Auch in diesem Bereich ergeben sich häufig erhebliche ethische Probleme. Weiter ist an eine entsprechende Gestaltung der Umgebung zu denken [→ Milieutherapie]

Erhalten der Alltagskompetenz

Gerontopsychiatrische Patienten sind auf Grund ihrer psychischen und/oder kognitiven Störungen häufig nicht mehr in der Lage, sich selbst zu versorgen (z.B. waschen, anziehen, Essen zubereiten etc.). Da der Verlust dieser »Alltagskompetenz« zu schwerwiegenden Konsequenzen führt, z.B. Pflegebedürftigkeit oder Heimunterbringung, ist der Erhalt der Alltagskompetenz bei vielen gerontopsychiatrischen, insbesondere dementen Patienten das **zentrale Therapieziel**. Allgemein ist es ein wichtiges Ziel, noch vorhandene Fähigkeiten, auch wenn sie nicht direkt zur Alltagskompetenz beitragen, wie z.B. ein Musikinstrument zu spielen oder zu basteln, zu fördern, damit ein Stück Lebensqualität erhalten bleibt. Die Förderung dieser Fähigkeiten kann die Motivation des Patienten, bei der Behandlung mitzuarbeiten, verbessern und auch helfen, Aggressivität abzubauen [→ Kap. 5.1] und eine soziale Isolation zu verhindern.

Verhinderung einer sozialen Isolation

Gerontopsychiatrische Patienten vernachlässigen häufig durch ihre weitgehend zurückgezogene Lebensweise wichtige soziale Kontakte. Eine solche Entwicklung kann zur sozialen Isolation und schließlich bei Bestehen kognitiver Störungen auch zur Verwahrlosung (Stichwort: Vermüllung) führen. In entsprechenden Fällen gilt es, rechtzeitig einer solchen Entwicklung vorzubeugen, v.a. durch Einleitung sozialarbeiterischer Maßnahmen. Dabei kommt dem Arzt häufig die Aufgabe zu, entsprechende Bescheinigungen anzufertigen oder Anträge zu stellen. Auch Interventionen zur Stützung von Angehörigen können zur Verhinderung einer sozialen Isolation beitragen [→ Kap. 3.3].

Einsicht in die Grunderkrankung

Angesichts der oft fehlenden Krankheitseinsicht besteht ein wichtiges Ziel in der Therapie von gerontopsychiatrischen Patienten, insbesondere mit einer Demenz oder wahnhaften Störung, darin, die Betreffenden dahin zu bringen, dass sie einsehen, dass sie an einer Erkrankung leiden. Bis es zu einer Krankheitseinsicht kommt, vergeht häufig eine lange Zeit. In vielen Fällen kann eine Krankheitseinsicht nicht erreicht werden [→ Kap. 3.2].

Akzeptanz des eigenen Behandlungs- bzw. Hilfebedarfs

Vielen gerontopsychiatrischen Patienten fällt es schwer, Hilfe in Anspruch zu nehmen, da sie dies oft als Hinweis auf ihre mangelnde Selbstkompetenz ansehen und sich dadurch in ihrem Selbstwertgefühl verletzt fühlen. Sie reagieren daher oft auf Hilfsangebote abwehrend. Das Erleben eigener Hilfsbedürftigkeit (z.B. sich nicht mehr richtig orientieren, ohne Hilfe gehen zu können, etc.) wird häufig sehr schamhaft erlebt. Ablehnung von Hilfe und Verleugnung ist daher in der Frühphase einer gerontopsychiatrischen Erkrankung, besonders einer Demenz oder einer wahnhaften Störung, ein großes Hindernis für den Aufbau einer therapeutischen Beziehung. Daher ist es ein wichtiges Therapieziel, den Patienten dazu zu bringen, einzusehen, dass er behandlungsbedürftig ist und Hilfsangebote in Anspruch nehmen sollte.

3.2
Therapeutische Grundhaltung

Die therapeutische Arbeit mit gerontopsychiatrischen Patienten verlangt v.a. die Einhaltung bestimmter Grundhaltungen, um eine vertrauensvolle Atmosphäre zu erzeugen. Studien zur Wirksamkeit von verschiedenen Psychotherapieverfahren haben gezeigt (*Grawe 1995*), dass diese »therapeutische« Grundhaltung entscheidend für den Erfolg einer Therapie ist. Sie sollte charakterisiert sein durch:
- **Empathie (Einfühlungsvermögen),**
- **eine um Verstehen der Problematik bemühte Haltung,**
- **Glaubwürdigkeit und Echtheit** (v.a. in den gezeigten Gefühlen),
- **Fachkompetenz,**
- **einfache und für den Patienten verständliche, sachgerechte Interventionen.**

Eine entsprechende therapeutische Haltung ist in vielen Fällen nur schwer durchzuhalten, da in der Behandlung von gerontopsychiatrischen Patienten eine Reihe von schwerwiegenden Problemen auftreten können, wie fehlende Krankheitseinsicht und schwierige Kontaktaufnahme.

Fehlende Krankheitseinsicht

Im Umgang mit gerontopsychiatrischen Patienten fällt häufig auf, dass diese ihre Erkrankung nicht wahrhaben wollen. Dies wird meist als fehlende Krankheitseinsicht gedeutet. Oft ist auch eine abwehrende Haltung festzustellen, die den therapeutischen Umgang mit diesen Patienten erschweren kann. Die Abwehr kann sich z.B. bemerkbar machen als:
- **Verleugnung** (»Ich habe gar keine Probleme mit meinem Gedächtnis«, »Ich habe keine Probleme, ich komme alleine klar«);
- **Bagatellisierung** (»Alle älteren Menschen vergessen mal etwas«);
- **Verschiebung** (»Meine Nachbarn stehlen mir andauernd meine Sachen, so dass ich sie nicht wieder finde«).

Aus psychologischer Sicht ist Abwehr als ein wichtiger psychischer Selbstschutz-mechanismus anzusehen, mit dem der Patient versucht, auf die Bedrohung des Selbstwertes (z.B. des Eingestehen-Müssens kognitiver Defizite) zu reagieren.

Schwierige Kontaktaufnahme

Der Einstieg in eine therapeutische Beziehung ist oft sowohl für den Patienten als auch den Arzt mit Schwierigkeiten behaftet. Auf Seiten des Patienten bestehen häufig erhebliche Ängste, die Ausdruck einer ausgeprägten Selbstwertproblematik sind, denn viele gerontopsychiatrische Patienten sind sich in der Anfangsphase ihrer Erkrankung durchaus ihrer intellektuellen und/oder körperlichen Beeinträchtigungen bewusst und leiden massiv darunter [→ Depression bei Dementen]. Von Seiten der Behandler bestehen oft unbewusste Ängste, die sich aus dem Umgang mit älteren psychisch kranken Patienten ergeben. So können Konflikte mit den eigenen Eltern die Arzt-Patienten-Beziehung entscheidend beeinflussen. Auch kann es besonders bei dementen Patienten, die oft ähnlich abhängig sind wie Kinder und auch ähnliche Verhaltensweisen zeigen, zur Umkehr der Eltern-Kind-Rolle kommen, d.h. der jüngere Behandler übernimmt eine »Elternrolle« bei wesentlich älteren Patienten.

3.3
Hilfe für Angehörige

Der überwiegende Teil der pflegebedürftigen gerontopsychiatrischen Patienten wird von Familienangehörigen versorgt. Diese Pflegepersonen sind insbesondere bei Dementen andauernd gefordert (»24-Stunden-Tag«). Sie müssen den Kranken bei der Körperpflege, beim Essen etc. helfen und ständig aufpassen, dass er sich durch seine Orientierungsstörung nicht schädigt. Diese Pflege ist häufig für die Pflegepersonen so schwer, dass sie selbst psychisch erheblich darunter leiden und sich ständig überfordert fühlen (*Dura et al. 1991*). Dies gilt besonders für ältere pflegende Ehepartner. Hier besteht eine wichtige ärztliche Aufgabe darin, diese Pflegepersonen zu entlasten, z.B. durch:
- **psychologische Stützung der pflegenden Angehörigen** (»Motivation«),
- **Organisation von zusätzlichen Hilfen** (Gemeindeschwester, mobile Dienste, etc.),
- **Ermöglichung von Urlauben** (z.B. durch Einweisung in Tageskliniken oder Übernahme der Pflege durch andere),
- **Anregung, an Angehörigengruppen teilzunehmen**, um andere Erfahrungen im Umgang mit gerontopsychiatrischen Patienten kennenzulernen.

Untersuchungen von Programmen zur Unterstützung der Angehörigen bzw. Pflegepersonen haben gezeigt, dass solche Programme die psychische Belastung für die Pflegepersonen verringern und so die Verlegung in ein Pflegeheim herausschieben können (*Brodaty 1992; Mittelman et al. 1995, 1996; Teri et al. 1997*).

Obwohl die Partner(innen) von gerontopsychiatrischen Patienten oft stark unter der Erkrankung leiden, unternehmen sie häufig wenig, um ihre Situation zu ändern. Diese Angehörigen haben häufig ein niedriges Selbstwertgefühl und zeigen ein starkes Bedürfnis, gebraucht zu werden. Oft spielen erhebliche Schuldgefühle (z.B. sich früher nicht genügend um den Partner gekümmert zu haben oder den langjährigen Partner nicht in ein Pflegeheim »weg geben« zu können) eine wichtige Rolle.

Auch die Kinder und Schwiegerkinder von gerontopsychiatrischen Patienten sind besonders, wenn sie deren Pflege übernommen haben, extrem eingespannt, so dass sie kaum Zeit für ihre eigenen Interessen haben. Dies führt sehr häufig zu Konflikten. Auch hier spielen wie bei den Partnern der Patienten Schuldgefühle oft eine wesentliche Rolle. Häufig führt auch der Rollenwechsel: die ehemals dominierenden Eltern werden jetzt pflegebedürftig und damit von den Kindern abhängig, zu erheblichen Belastungen.

> Da viele Angehörige von gerontopsychiatrischen Patienten sich scheuen, über ihre psychischen Probleme bei der Pflege und auch über die körperlichen Verletzungen, z.B. durch die Aggression Dementer, zu sprechen, sollte bei einem entsprechenden Verdacht der Arzt das Problem ansprechen und Hilfe anbieten.

Möglichkeiten zur Unterstützung von Angehörigen

Der Angehörige, der sich um Hilfe an einen Arzt wendet, benötigt einen einfühlenden, verständnisvollen Berater. Wichtig ist also auch eine empathische Grundhaltung gegenüber dem Angehörigen. Er möchte meist eine konkrete Unterstützung. Für den niedergelassenen Arzt stehen hierzu einige Möglichkeiten zur Verfügung. Gemeinsam mit den Angehörigen sollten konkrete Lösungsperspektiven entsprechend den Erfordernissen und Möglichkeiten entwickelt werden. Dabei sind verschiedene Aufgaben zu unterscheiden [Tabelle 3.1].

Behandlung von Beeinträchtigungen der Angehörigen

Bei Partnern oder Kindern von gerontopsychiatrischen Patienten, die deren Pflege übernommen haben, liegen oft somatische und psychische Störungen vor. Hier sind entsprechende Behandlungsmaßnahmen einzuleiten. Auch sollte der Arzt Informationen für den Fall einer Bedrohung durch den Patienten bereit halten. Die Angehöri-

Tabelle 3.1. Möglichkeiten des Arztes zur Unterstützung von Angehörigen gerontopsychiatrischer Patienten

Problem	Maßnahme
Die Angehörigen fühlen sich mit ihren Problemen allein und unverstanden	Hausbesuch, um Lösungsmöglichkeiten vor Ort zu besprechen, Teilnahme an Selbsthilfegruppen empfehlen
Bestehen bei den Angehörigen körperliche Erkrankungen, psychosomatische Störungen oder psychische Beeinträchtigungen, die behandlungsbedürftig sind?	Gezielte Behandlungsplanung für Angehörige, Organisation von ambulanten Hilfen (s.unten)
Ist die körperliche oder psychische Gesundheit des Angehörigen akut gefährdet?	Notfallmaßnahmen initiieren, ambulante Hilfe (z.B. Sozialstation, ambulante Dienste, Tagepflege) oder vorübergehende stationäre Pflege (z.B. bei Urlaub der Pflegepersonen) organisieren

gen sollten angewiesen werden, sich ggf. rechtzeitig um entsprechende Hilfe (z.B. Polizei, Gesundheitsamt) zu kümmern. Dabei ist es wichtig, dem Angehörigen zu vermitteln, dass diesen keine Schuld für eine evtl. notwendige Heimeinweisung trifft. Pflegepersonen können sich oft nicht entschließen, ihre eigenen Erkrankungen adäquat behandeln zu lassen, da sie fürchten, dass im Falle ihrer Abwesenheit »etwas passiert« und der zu Pflegende zu Schaden kommt. Die Angehörigen sollten also bei entsprechender Indikation ermutigt werden, die notwendigen Maßnahmen in Anspruch zu nehmen bzw. durchführen zu lassen. In diesem Zusammenhang stellt sich häufig die Frage nach teilstationärer Tagespflege oder stationärer Kurzzeitpflege [→ Kap. 6.4 *Pflegeversicherung*].

Möglichkeiten der Angehörigen, die Patienten zur Therapie zu »motivieren«

Oft wenden sich Angehörige von älteren Menschen mit einer gerontopsychiatrischen Störung (v.a. Demenz, Depression oder Wahn) an den Arzt, um zu erreichen, dass sich dieser krankheitsuneinsichtige Angehörige in Behandlung begibt. Bei Ablehnung einer ärztlichen Behandlung gibt es nur für den Fall, dass der Betreffende sich (oder andere) schädigt, die Möglichkeit, den zuständigen sozialpsychiatrischen Dienst heranzuziehen. Manchmal kann ein »Hausbesuch« helfen, bei dem der Hausarzt zunächst einen anderen Familienangehörigen untersucht und dann versucht, mit dem gerontopsychiatrischen »Patienten« ins Gespräch zu kommen. Dies trägt häufig auch dazu bei, die häusliche Situation zu entspannen und so den Angehörigen zu entlasten. Von dem Arzt ist eine »Allparteilichkeit« zu fordern. Nur wenn der Arzt eine kooperative Grundhaltung auch dem Betroffenen gegenüber zeigt, kann dieser ihm und seinen Vorschlägen vertrauen.

Informationsquellen für Angehörige (s. Selbsthilfeorganistionen → Kap. 8),
im internet: www.nakos.de; www.alzheimerforum.de oder www.vetera.de
Bücher: *Alzheimer Europe 1999; Hirnliga; Kramer 1994*

MERKSÄTZE

▶ **Bei gerontopsychiatrischen Patienten besteht ein vorrangiges Therapieziel darin, die Alltagskompetenz der Patienten solange wie möglich zu erhalten.**
   → aber auch andere erhaltene Fähigkeiten fördern

▶ **Komplikationen durch altersbedingte Störungen, wie z.B. Stürze, orthostatische Dysregulation etc., sollten durch geeignete Behandlungsstrategien minimiert werden, z.B. durch ein geeignetes Umfeld (»Milieutherapie«).**

▶ **Bei nicht krankheitseinsichtigen Patienten Konfrontationen vermeiden und**
   → nur kurzfristige überschaubare Behandlungsziele formulieren
   → zur Unterstützung der Angehörigen Informationsblatt mit Adressen von sozialen Hilfsdiensten vorbereiten

4 Typische gerontopsychiatrische Krankheitsbilder

4.1
Normales Altern

Grundsätzlich besteht eine Hauptschwierigkeit in der Psychiatrie darin, ein Verhalten oder Erleben als so abweichend von der Norm zu erkennen, dass es Krankheitswert bekommt. Dieses Problem trifft auch für die Gerontopsychiatrie zu. Hier ergibt sich die Schwierigkeit, normales Altern zu definieren, denn es wird allgemein akzeptiert, dass sich mit zunehmendem Lebensalter wichtige Körper- und Hirnfunktionen physiologisch deutlich verändern. Zu den wichtigsten gehören:

- **Abnahme der sensorischen Fähigkeiten** (v.a. der Seh- und Hörfähigkeit),
- **hormonelle Veränderungen** (v.a. der Sexualhormone und des Wachstumshormons),
- **Veränderungen an Skelett und Muskulatur,**
- **Veränderungen des Anteil des Körperfett- und -wassergehalts.**

Auf die Schwierigkeiten, »normales Altern« zu definieren, weisen zahlreiche Autoren hin (s. *Oesterreich 1985*). So sind z.B. die Unterschiede der neuropsychologisch überprüfbaren Störungen zwischen »normalem« Altern und einer Demenz im Frühstadium nur graduell (*Flicker et al. 1985; Reischies 1997*).

Als psychisch normal wird von *Oesterreich et al.* (1983) »ein älterer Mensch bezeichnet, der sich weitgehend unauffällig verhält, weitgehend frei von Beschwerden ist, vorhandene leichtere Einbußen toleriert oder zu kompensieren vermag, zufrieden und angepasst an die sozialen Gegebenheiten sowie angstfrei ist und der sich in seinem Befinden und Verhalten dem Zustand der Mehrheit der Gleichalterigen annähert. Erhalt von Lernfähigkeit, Trainierbarkeit, Leistung, übertragen auch auf Auffassungsfähigkeit, Aufmerksamkeit, Interesse und intellektuelle Mobilität, ergeben brauchbare Parameter zur Kennzeichnung normalen psychischen Verhaltens im Alter«.

Andere Definitionen besagen, dass normales Altern durch einen Abbau sogenannter »fluider« Intelligenz bei gleichzeitig bis ins hohe Alter konstant bleibender »kristalliner« Intelligenz gekennzeichnet ist (*Baltes 1984*). Dies zeigt sich darin, dass Alte die Fähigkeit behalten, mit der Umgebung normal zu interagieren, obwohl sie in der Verarbeitung von Umwelteinflüssen und in der Reaktion auf Umweltreize ver-

langsamt sind (fluide Intelligenz), da sie über einen hohen im Laufe des Lebens ange-
eigneten Erfahrungsschatz (kristalline Intelligenz =Wissen) verfügen.

Differenzialdiagnose gerontopsychiatrischer Störungen

Die Differenzialdiagnose der verschiedenen gerontopsychiatrischen Störungen kann
anhand des psychopathologischen Befundes, der Verlaufsdynamik und evtl. vorhandenen körperlichen Symptomen vorgenommen werden. Eine große Schwierigkeit
besteht aber darin, dass eine klare Abgrenzung nicht immer möglich ist, da z.B. eine
Amnesie ein eigenständiges Krankheitsbild, aber auch nur ein (vorherrschendes)
Symptom einer Demenz sein kann. Weiter ist es durchaus möglich, dass ein Delir und
eine Demenz gleichzeitig bestehen, denn gerade Demente zeigen oft delirante
Zustände. In solchen Fällen ist die Anamnese von besonderer Bedeutung. Da neuroradiologische und in vielen Fällen auch die laborchemischen Befunde meist keinen
oder nur einen geringen Beitrag zur Differenzialdiagnose leisten, kommt der
genauen Erhebung des psychopathologischen Befundes besondere Bedeutung zu (s.
Entscheidungsbaum in Abb. 4.1).

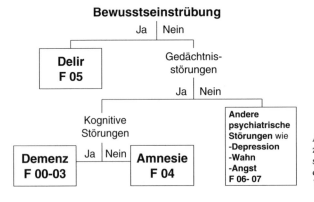

Abb. 4.1. Schema zur Differenzierung organischer Psychosyndrome in Anlehnung an
die ICD-10-Kriterien. (Nach
Wetterling 1994b)

4.2
Amnesie (Gedächtnisstörungen)

Terminologie

Die Definition eines amnestischen Syndroms ist schwierig, da verschiedene Ausprä-
gungsformen unter einem Oberbegriff zusammengefasst werden. Insbesondere ist
die Abgrenzung der Begriffe Amnesie (als Symptom) und dem amnestischen Syndrom unscharf (*Meltzer et al. 1991*). Unter dem Oberbegriff amnestischen Syndrom
werden zwei verschiedene Funktionsstörungen subsumiert: eine Störung der Merkfähigkeit (Speicherung neuer Informationen) und der Gedächtnisverlust (Unfähigkeit, vorhandene Informationen abzurufen).

Diagnostische Kriterien

Die im DSM-IV (*Saß et al. 1996*) angegebenen Kriterien für ein amnestisches Syndrom sind mit den unten aufgeführten ICD-10-Kriterien (*Dilling et al. 1993*) weitgehend identisch.

Diagnostische Kriterien der ICD-10 für ein amnestisches Syndrom

A. Gedächtnisstörungen in zwei Bereichen

1. Störungen des Kurzzeitgedächtnisses (beeinträchtigtes Lernen neuen Materials, zeitliche Orientierungsstörungen, anterograde Amnesie) und
2. verminderte Fähigkeit, vergangene Erlebnisse in ihrer chronologischen Reihenfolge zu erinnern (retrograde Amnesie). Diese kann weniger auffallen als die Kurzzeitgedächtnisstörung und kann sich im Verlauf bessern.

B. Fehlen

1. einer Störung des Immediatgedächtnisses (der unmittelbaren Wiedergabe) (geprüft z.B. durch Zahlennachsprechen),
2. von Bewusstseins- und Auffassungsstörungen,
3. von Beeinträchtigungen der allgemeinen intellektuellen Fähigkeiten (Demenz).

C.
Objektiver auf Grund körperlicher, neurologischer und laborchemischer Untersuchungen) und/oder anamnestischer Nachweis eines Insultes oder einer Gehirnerkrankung (die besonders bilateral dienzephale und mediotemporale Strukturen betrifft, außer einer Alkoholenzephalopathie), die für die unter A beschriebenen klinischen Manifestationen verantwortlich gemacht werden kann.

Zusätzliche Merkmale einschließlich Konfabulationen, affektive Veränderungen (Apathie, Entschlußlosigkeit) und Mangel an Einsichtsfähigkeit sind hilfreiche zusätzliche Hinweise auf die Diagnose, aber nicht immer **vorhanden**.

Epidemiologie

Über die Häufigkeit eines amnestischen Syndroms liegen keine zuverlässigen Daten vor. Am häufigsten ist es bei einem dementiellen Abbau anzutreffen. Aber hier stellt es nur ein – wenn auch häufig zu Beginn der Demenz herausragendes – Symptom dar (*Haupt et al. 1992a*). Die Zahl der Patienten mit einem alkohol-induzierten Korsakoff-Syndrom ist stark von dem Anteil der Alkoholiker in einer Population und sozialen Faktoren (wie v.a. Mangelernährung) abhängig.

Vorkommen (häufige Grunderkrankungen)

Ein amnestisches Syndrom kann bei einer Reihe von Erkrankungen auftreten. Bei älteren Menschen sind Gedächtnisstörungen sehr häufig. Die Prävalenz steigt mit dem Alter deutlich an (*Kratz et al. 1998*). Hierbei handelt es sich wahrscheinlich um einen normalen Alterungsprozess, der sich durch eine erhöhte Vergeßlichkeit auszeichnet (benigne senile Vergeßlichkeit) (*Reischies 1997*), die nicht mit anderen kognitiven Störungen einhergeht.

Tabelle 4.1. Mögliche Ursachen eines amnestischen Syndroms bei älteren Menschen

	Akut	Persistierend
Dementielle Abbauprozesse (z.B. Alzheimer Demenz)		+++
Durchblutungsstörungen	++ TGA	
Schädel-Hirn-Trauma (Commotio/Contusio)	+++	
Alkoholismus (»Filmriss«, »Black out«)	+++	
(Wernicke-)Korsakoff-Syndrom		+++
Intrazerebrale/Subarachnoidale Blutung	+	+
Hypoxie (z.B. Herzstillstand)	+++	
Epileptischer Anfall	++	
Hirntumor (nahe 3.Ventrikel)		+
Benzodiazepin-Behandlung/-überdosierung	++	
Intoxikationen	+	
Depression (Pseudodemenz)		

+ selten, ++ häufig, +++ sehr häufig (in Anlehnung an Wetterling 1995)

Pathogenese

Das Gedächtnis beruht auf dem Zusammenspiel neuroanatomisch sehr komplex verschalteter Hirnarealen (*von Cramon et al. 1989; Mesulam 1990*). In der Neuropsychologie werden meist drei Ebenen unterschieden (*Atkinson et al. 1968*):
- **Ultrakurzzeitgedächtnis**
  (mit großer Kapazität, Speicherdauer wenige 100 msec),
- **Kurzzeitgedächtnis**
  (mit begrenzter Kapazität, Speicherdauer bis zu einigen Minuten) und
- **Langzeitgedächtnis**
  (mit sehr großer Kapazität und langer Speicherdauer (>Jahre)).

Häufig wird das Gedächtnis auch nach der Art der Gedächtnisinhalte und der Zugriffsmöglichkeiten auf den Gedächtnisinhalt unterschieden in:
- **Deklaratives Gedächtnis**
  (direkter, reflektierter Zugriff auf Gedächtnisinhalt möglich) , bestehend aus semantischem Gedächtnis (gespeichertes Wissen, z.B. Namen, Formeln etc.),
- episodischem Gedächtnis (Erinnerung an persönlich Erlebtes=Erfahrung).
- **Nicht-deklaratives und implizites Gedächtnis**
  (nicht bewusst abrufbare Gedächtnisinhalte, z.B. motorische Fähigkeiten).

Die Lern-, Speicherungs-, Such- bzw. Wiedergabe- und Vernetzungsprozesse, die Voraussetzung sind für das Funktionieren des Gedächtnisses, sind komplex (s. *Baddeley*

1992; Klimesch 1990a; Markowitsch 1995; Mesulam 1990). Die Hypothesen zur Ursache für ein amnestisches Syndrom sind vielfältig (s. *Wetterling 1995a).* Die Ursache können sein (*Kopelman 1987):*

- **Fehler bei der Kodierung**
  (Umformung der sensorischen Information in eine für das Gedächtnis verwertbare Form),
- **Fehler bei der Einspeicherung**
  (Übergang Kurzzeitgedächtnis ins Langzeitgedächtnis),
- **Beschleunigtes Vergessen**
- **Fehler bei der Suche nach bestimmten Gedächtnisinhalten.**

Beim amnestischen Syndrom besteht wahrscheinlich vorwiegend eine Unfähigkeit, neue Inhalte im Langzeitgedächtnis zu speichern (s. *Kliemsch 1990b).*

Die **neuropathologischen Veränderungen**, die bei Patienten mit einem amnestischen Syndrom gefunden wurden, sind, da sehr verschiedene Erkrankungen zu Grunde liegen können, variabel [→ Tabelle 4.1]. In den meisten Fällen liegt eine bilaterale Läsion des limbischen und/oder des dienzephalen Systems vor (s. Übersicht *Markowitsch 1995).* Die Schädigungen betreffen v.a. den Hippocampus, die Corpora amygdala und basale Anteile des Temporallappens, aber auch bilaterale Thalamusläsionen können zu einem amnestischen Syndrom führen. Die Beeinträchtigungen sind wahrscheinlich abhängig von der Größe der Thalamusläsion (*Kritchevsky et al. 1987*) bzw. den geschädigten Bahnen (Tractus mamillothalamicus) (*von Cramon et al. 1989*). Thalamusschädigungen kommen besonders häufig bei einer alkoholbedingten Gedächtnisstörung (Korsakoff-Syndrom) vor (*Harding et al. 2000, Visser et al. 1999*).

Ob basale frontale Prozesse allein zu einer Amnesie führen können, ohne dass gleichzeitig (cholinerge) Verbindungsbahnen zum Hippocampus bzw. dem Corpus amygdala geschädigt sind, ist umstritten (*Damasio et al. 1985b*). Läsionen des dorsolateralen Frontalhirns können für Störungen in der zeitlichen Einordnung von Gedächtnisinhalten verantwortlich sein (*Hambrecht 1987; Shimamura et al. 1990*).

Bei dem meist durch chronischen Alkoholabusus bedingten Korsakoff-Syndrom sind v.a. bilaterale Schädigungen verschiedener Thalamuskerne (Nucleus ventralis und mediales sowie des Pulvinar), der Corpora mamillaria und des Endabschnitts des Fornix festzustellen (*Victor et al. 1989*).

Die **biochemischen Veränderungen**, die zu einem amnestischen Syndrom führen können, sind ebenfalls sehr vielfältig. Häufig kommt es zu hypoxischen Schäden des limbischen Systems auf Grund einer Hypoperfusion (z.B. Herzstillstand, Spasmus bei Subarachnoidalblutung, Schädel-Hirn-Trauma) oder einer Intoxikation (z.B. CO) (*Volpe et al. 1984*). Möglicherweise kommt es zu einer Schädigung des cholinergen Systems, denn die Acetylcholinsynthese ist gegen eine Hypoxie besonders empfindlich (*Gibson et al. 1981*). Mit der PET konnten bei Patienten mit Amnesie nach einer Hypoxie Hinweise für Stoffwechselstörungen im mediobasalen Temporallappen nachgewiesen werden (*Volpe et al. 1984*). Es gibt auch Hinweise dafür, dass anticholinerg wirksame Medikamente die Gedächtnisleistungen negativ beeinflussen können (*Fibiger 1991; Sunderland et al. 1987; Thienhaus et al. 1990*).

Benzodiazepine können eine (vorwiegend anterograde) Amnesie hervorrufen. Die Benzodiazepin-Wirkungen auf das Gedächtnis sind individuell stark unterschiedlich (*Netter 1988*). Benzodiazepine verstärken im Wesentlichen die GABAerge Wirkung im ZNS und haben eine sedierende Wirkung, so dass auch ein Aufmerksamkeitsdefizit für die Amnesie verantwortlich sein kann. Neuere Untersuchungen haben gezeigt, dass die Wechselwirkungen zwischen dem GABAergen System und Gedächtnisprozessen sehr komplex sind (*Poulsen et al. 1998*).

In tierexperimentellen Untersuchungen fanden sich Hinweise für eine wichtige Rolle des Neurotransmitters Glutamat bei der Bildung eines Gedächtnisengramms (*Ungerer et al. 1998*). Glutamat wirkt auf NMDA-Rezeptoren, denen eine wichtige Rolle bei der sogenannten langfristigen Potenzierung (long-term potentiation (LTP)) im Hippocampus zugeschrieben wird. Bei der LTP handelt es sich um eine durch kurze hochfrequente Reize angeregte langanhaltende veränderte Erregbarkeit der Synapse. Der hippocampalen LTP soll eine wichtige Rolle beim Lernen von neuen Inhalten zukommen (*Shimamura et al. 1992*).

Weiterhin sind komplexe Wechselwirkungen von anderen Neurotransmittern und Neuropeptiden mit bestimmten Gedächtnisprozessen möglich (s. *Khan 1986*). Ob beim Korsakoff-Syndrom auch das noradrenerge System beeinträchtigt ist, ist umstritten (*McEntee et al. 1990*).

Klinische Symptomatik und Verlauf

Zwei Formen der Amnesie lassen sich unterscheiden:

Als **anterograde Amnesie** wird die Unfähigkeit bezeichnet, sich nach Eintritt der die Amnesie verursachenden Schädigung neue Informationen für längere Zeit (>5 min) zu merken. Es besteht also eine weitgehende Lernunfähigkeit. Mitunter können jedoch bestimmte »prozedurale« oder sensomotorische Fertigkeiten erlernt werden (*Damasio et al. 1985a; Ewert et al. 1989*) Eine mögliche Erklärung hierfür könnte darin liegen, dass dem Kleinhirn, das meist nicht mitgeschädigt ist, beim Erlernen motorischer Abläufe eine wichtige Rolle zukommt (*Gilbert 1974*). Auch können bestimmte Inhalte doch noch erinnert werden, wenn sie anders abgerufen werden bzw. Hilfestellung geleistet wird (»priming« (*Shimamura 1989*)).

Eine **retrograde Amnesie** liegt dann vor, wenn Gedächtnisinhalte aus der Zeit vor der Schädigung nicht mehr erinnert werden können. Am stärksten betroffen sind im Allgemeinen die Erinnerungen an Geschehnisse unmittelbar vor dem schädigenden Ereignis. Das Erinnerungsvermögen nimmt meist mit dem Abstand zur Schädigung wieder zu, so dass mitunter Sachverhalte aus der Kindheit und Jugend gut erinnert werden können.

Meist liegt neben einer anterograden Amnesie eine, wenn häufig auch eine geringer ausgeprägte, retrograde Amnesie vor. Wenn das amnestische Syndrom sich zurückbildet, kann auch die Erinnerung für bestimmte Ereignisse zurückkehren, für andere jedoch nicht (»Gedächtnisinseln«).

Akut auftretende Amnesie

Eine akut auftretende anterograde Amnesie im Alter kommt v.a. vor bei:

- **Durchblutungsstörung im Basilarisstromgebiet**
  → transitorische globale Amnesie (Rückbildung innerhalb von 24 h).
- **Schädel-Hirn-Trauma**
  Eine Amnesie kann bei älteren Menschen akut auch nach Bagatelltraumen des Kopfes auftreten.
- **längerem Alkoholmißbrauch oder Intoxikationen**
  Die Erinnerungslücke betrifft in der Regel nur wenige Stunden und bleibt im allgemeinen dauerhaft bestehen.

Subakute oder langsam progrediente amnestische Störung

Viel häufiger als akut auftretende Gedächtnisstörungen sind sich langsam entwickelnde Beeinträchtigungen. Sie kommen v.a. vor:

- als führendes Symptom eines **dementiellen Abbauprozesses** [→ Kap. 4.3]
- als Folge einer **chronischen Alkoholabhängigkeit** (Korsakoff-Syndrom (*Korsakoff 1891*))

Im Vordergrund stehen dabei v.a. eine Störung der Merkfähigkeit und des Neugedächtnisses. Weiter zurückliegende Ereignisse und früher Gelerntes können zumindest zu Beginn einer amnestischen Störung meist noch gut erinnert werden, d.h. das Altgedächtnis ist noch nicht gestört.

Beim reinen amnestischen Syndrom gibt es unterschiedliche Verlaufsformen mit folgenden Extremen [→ Tabelle 4.1]:

- **Persistierend:** (lebens-) lang andauerndes amnestisches Syndrom (z.B. bei ungünstigem Verlauf bei Korsakoff-Syndrom oder bei Zustand nach Kohlenoxidvergiftung, Hypoxie etc.).

- **Akut auftretend und kurz andauernd:**
  (z.B. eine transitorische globale Amnesie von wenigen Stunden Dauer).

Im Falle einer leichteren Schädigung bildet sich die Gedächtnisstörung schrittweise zurück, so dass »Gedächtnisinseln« bleiben können. Die häufig als typisch für ein amnestisches Syndrom angesehenen Konfabulationen dienen meist dazu, Gedächtnislücken zu füllen. Konfabulationen sind aber kein obligates Symptom bei einem amnestischen Syndrom (*Kopelman 1987*). Diese sind stark von der Situation abhängig und können auch durch entsprechende Fragen provoziert werden. Spontane Konfabulationen (mit teils phantastischen Inhalten) beruhen wahrscheinlich auf einer Schädigung des Frontalhirns (*Baddeley et al. 1986*). Besonders bei dem meist alkoholbedingten Korsakoff-Syndrom treten Konfabulationen auf.

Diagnostik

Die Diagnose eines amnestischen Syndroms erfolgt klinisch anhand des charakteristischen neuropsychologischen Befundes. Standardisierte **neuropsychologische Tests** zur Diagnostik eines amnestischen Syndroms gibt es bisher nicht. Es können aber die gebräuchlichen Gedächtnistests Verwendung finden. Globale Gedächtnistests überprüfen gleichzeitig mehrere Funktionen (wie Speicherung, Abruf), z.B.: Berliner Amnesietest (*Metzler et al. 1992*), Wechsler Memory Scale (*Wechsler 1945*). Modalitäts-spezifische Tests sind z.B. visuell: Benton-Test (*Benton 1963*), und auditorisch-verbal: AVLT (*Rey 1964*). Das Zahlennachsprechen (vorwärts und rückwarts) ist kaum beeinträchtigt, da es sich bei einer Amnesie **nicht** um eine Störung des Ultrakurzzeitgedächtnisses handelt. Deutlich gestört oder ganz aufgehoben ist hingegen die Fähigkeit, sich Namen, Adressen, Zahlen, kurze Geschichten etc. über 5 min zu merken.

Eine retrograde Amnesie kann mit verschiedenen Untersuchungsverfahren erfaßt werden (s. Übersicht *Markowitsch 1992*). Mit Hilfe dieser Tests konnte gezeigt werden, dass teilweise auch mehrere Jahre zurückliegende Ereignisse nicht erinnert werden können. Im Allgemeinen sind die Gedächtnisinhalte um so schlechter erinnerlich je kürzer sie vor Schädigung gebildet wurden. Bei den Tests können aber eine Anzahl von intervenierenden Variablen (Schulbildung, soziale Schicht, etc.) stören. Daher wurde auch versucht, Tests zu entwickeln, die sich auf autobiographische Daten beziehen (*Baddeley et al. 1986; Kopelman et al. 1989*).

Risikofaktoren

Als Risikofaktoren für ein amnestisches Syndrom sind anzusehen:
– chronischer Alkoholmissbrauch und
– Mangelernährung (Vitamin-B$_1$-Mangel).

Differenzialdiagnose

Ein amnestisches Syndrom ist klinisch oft schwierig von einer Demenz abzugrenzen. Bei der Demenz bestehen neben den für das amnestische Syndrom pathognomischen Gedächtnisstörungen noch weitere kognitive Störungen. Eine psychopathologische Differenzierung eines amnestischen Syndroms von einer Demenz und einem Delir kann anhand der in Tabelle 4.2 zusammengestellten Symptome vorgenommen werden. Häufig sind auch die Initialsymptome [→ Tabelle 4.3] differenzialdiagnostisch wegweisend.

Da dem amnestischen Syndrom meist eine bilaterale Schädigung des limbischen und/oder des dienzephalen Systems sowie von basalen Anteilen des Temporallappens zu Grunde liegt (s.oben), sind *neurologische Symptome* nur zu erwarten, wenn die Schädigung ausgedehnter ist. Daher sind differenzialdiagnostisch verwertbare neurologische Befunde nicht regelhaft zu finden.

Laboruntersuchungen können v.a. beim substanzbedingtem amnestischen Syndrom, also bei Intoxikationen bzw. bei Alkohol- oder Benzodiazepinmissbrauch,

Tabelle 4.2. Differenzierung amnestisches Syndrom-Demenz – Delir

	Amnesie	Demenz	Delir
Beginn	Plötzlich/schleichend	Schleichend	Plötzlich
Bewusstsein	Klar	Klar	Getrübt
Affektivität			
– Angst	Meist keine	Meist keine	Häufig
– depressive Stimmung	Meist keine	Häufig	Meist keine
Aufmerksamkeit	Normal/reduziert	Normal → reduziert	Deutlich reduziert
Auffassung	Reduziert	Reduziert	Reduziert
Orientierung	Oft beeinträchtigt	Oft beeinträchtigt	Gestört, v.a zeitl.
Gedächtnis			
– Kurzzeitgedächtnis	Stark gestört	Gestört	Gestört
– Langzeitgedächtnis	Oft beeinträchtigt	Oft beeinträchtigt	Gestört
Halluzinationen	Keine	Meist keine	Häufig optisch und akustisch
Wahn	Kein	Meist kein	Häufig
Sonstige psychopatholog. Symptome	Oft Konfabulationen	–	Schlaf/wach-Umkehr
Psychomotorik	Meist kaum beeinträchtigt	Meist normal → verringert/gesteigert	Verringert/gesteigert (stark wechselnd)
Sprache	Unauffälig	Wortfindungs-störungen → Aphasie	Inkohärent
Körperliche Symptome	Meist keine	Meist keine → extra-pyramidale Störungen	Häufig: Tremor, Schwitzen

→ in späteren Krankheitsphasen bzw. bei schwerer Ausprägung

Tabelle 4.3. Differenzialdiagnose der möglichen Ursachen einer Amnesie anhand der Initialsymptome

Initialsymptom	Mögliche Ursache
Bewusstlosigkeit	Schädel-Hirn-Trauma
	Basilaris-Insult
	Herz-Kreislauf-Stillstand
	Hypoxie
Krampfanfall	Schädel-Hirn-Trauma
	zerebrale Hypoxie
	Hypoglämie
	Herpes simplex Enzephalitis
Keins	Alkoholabusus → Korsakoff-Syndrom
	Degenerative Demenz

wichtige diagnostische Hinweise geben. Bei anderen differenzialdiagnostisch zu erwägenden Erkrankungen finden sich kaum charakteristische Laborbefunde [→ Tabelle 4.4].

Bildgebende Verfahren (cCT/MRT) zeigen bei Patienten mit einem amnestischen Syndrom meist keine Auffälligkeiten außer einer vorwiegend subkortikal betonten leichten Hirnatrophie. Relativ charakteristisch sind die Kolliquationsnekrosen nach Schädel-Hirn-Traumen, Herpes simplex-Enzephalitis und Hypoxie, die durch ihre unterschiedliche Lokalisation meist gut zu differenzieren sind. Im cCT können auch bilaterale Thalamusinfarkte nachgewiesen werden, allerdings scheint die MRT dem

Tabelle 4.4. Differenzialdiagnose von häufig einer Amnesie zu Grunde liegenden Erkrankungen

Differenzialdiagnostisch zu erwägende Ursache der Amnesie	Weiterführende Untersuchung
Demenz	Anamnese zusätzliche kognitive und Verhaltensstörungen
Vaskulärer Prozess	Zerebrovaskuläre Risikofaktoren: Hypertonus, Herzerkrankung, Diabetes mellitus, Hyperlipidämie
Alkohol-/Benzodiazepinmissbrauch	Anamnese Laboruntersuchung: γ-GT, MCV, CDT, Benzodiazepin-Nachweis im Urin
Wernicke-Korsakoff-Syndrom	Alkoholanamnese, Neurol. Befund: Ataxie, Polyneuropathie
Hirntumor (v.a. im Bereich 3. Ventrikel) Herpes-simplex-Enzephalitis	CT/MRT: Hirntumor + Ödem Liquor: Antikörper-Nachweis or CT/MRT: Temporallappen

cCT im Nachweis von Thalamusinfarkten überlegen zu sein. Mit der MRT können häufig bilaterale Hippocampus-Läsionen bei Patienten mit einer Amnesie nachgewiesen werden (*Press et al. 1989*). Weiter fanden sich Hinweise für eine frontale Minderperfusion, deren Ausprägung mit der Amnesie korrelierte in SPECT-Untersuchungen (*Hunter et al. 1989*).

Elektrophysiologische Verfahren wie das EEG ergeben bei Patienten mit einem amnestischen Syndrom meist nur uncharakteristische Befunde wie Allgemein-Veränderungen (Frequenzverlangsamung). Differenzialdiagnostisch wichtige Hinweise kann das EEG bei Benzodiazepin-Missbrauch (Nachweis von hochgespannten und hochfrequenten frontalen ß-Wellen) geben.

Therapie

Eine spezifische Therapie für ein amnestisches Syndrom gibt es nicht. Die Therapie richtet sich nach der nachgewiesenen bzw. vermuteten Grunderkrankung. Bei Verdacht auf eine medikamenten-induzierte bzw. unterstützte Amnesie ist ein Absetzen der Medikamente anzuraten. Auch ist zu empfehlen, falls Unruhezustände etc. bei Patienten mit einem amnestischen Syndrom auftreten, möglichst keine Medikamente zu verordnen, die selbst eine Amnesie verursachen können (s.o.).

Allgemeine Verhaltensregeln

Die Umgebung ist so zu gestalten (z.B. große Uhr, Fenster), dass ein Patient mit einem amnestischen Syndrom viele Orientierungshilfen hat. Große Veränderungen der Umgebung sind zu vermeiden. Es sollten auch immer die gleichen Bezugs- und Pflegepersonen zugegen sein, um dem Patienten eine Reorientierung zu ermöglichen. Fragen nach dem augenblicklichen Aufenthaltsort, Zeit etc. sollten immer wieder geduldig beantwortet werden.

Medikamentöse Therapieansätze

Bisher existieren keine Medikamente, die die Gedächtnisleistungen verbessern können bzw. zur Behandlung von Gedächtnisstörungen erfolgversprechend eingesetzt werden können. Eine geringfügige Verbesserung ist in Gedächtnis-Tests bei der Behandlung von Alzheimer-Patienten mit Acetylcholinesterase-Hemmern wie Donezepil und Rivostigmin in vielen Fällen erkennbar [→ *Therapie der Demenz vom Alzheimer Typ*].

> **Bei Patienten mit Verdacht auf oder nachgewiesenem Thiaminmangel (Alkoholiker, Mangelernährung etc.) ist eine i.m. Therapie mit Vitamin B₁ 100 mg/Tag indiziert.**
>
> ***Cave:* Überempfindlichkeitsreaktion bis zum Schock!**
> **Nach einer Woche umsetzen auf 20 mg/Tag für 4 Wochen.**

Neuropsychologisches Training

Ob eine Gedächtnisschulung möglich ist, ist in der Literatur umstritten (*Berrol 1990; Miller 1992; Rak 1998*). Patienten mit einem schweren amnestischen Syndrom können bestimmte »prozedurale« oder sensomotorische Fertigkeiten erlernen (*Damasio et al. 1985a; Ewert et al. 1989*). Meist gelingt es ihnen jedoch nicht, diese sinnvoll im täglichen Leben einzusetzen.

Komplikationen

Da Gedächtnisstörungen ein wichtiges Symptom einer Demenz sind, stellt sich die Frage, inwieweit Gedächtnisstörungen im Alter ein früher Hinweis auf eine beginnende Demenz sein können. In Verlaufstudien (s. *Bowen et al. 1997; Copeland et al. 1992; Devanand et al. 1997a; Kral 1962; O'Brien et al. 1992; O'Connor et al. 1992; Rubin et al. 1989; Tierney et al. 1996*) hat sich gezeigt, dass ältere Personen mit Gedächtnisstörungen nur zu einem geringen Prozentsatz später eine Demenz entwickeln. Dennoch sind Gedächtnisstörungen im Alter als Risikofaktor für eine Demenz vom Alzheimer Typ anzusehen (*Bowen et al. 1997*).

Sonderformen einer Amnesie

Transitorische globale Amnesie (TGA) (Synonym: amnestische Episode)
Das Krankheitsbild der transitorisch globalen Amnesie ist durch folgende Merkmale gekennzeichnet:

- plötzliches Auftreten,
- vorwiegend anterograde Amnesie,
- wenige Stunden Dauer (maximal 24 h) danach rasche vollständige Rückbildung,
- keine Bewusstseinstrübung,
- Patient ist während der Attacke in der Lage zu kommunizieren,
- Orientierung zur Person bleibt erhalten,
- kein gleichzeitiges Auftreten von fokalen neurologischen Symptomen oder epileptischen motorischen Entäußerungen,
- gehäuftes Auftreten zwischen 50. und 80. Lebensjahr.

Klinisch fallen die Patienten dadurch auf, dass sie sich z.B. in einem normal geführten Gespräch immer wieder nach Ort, Zeit etc. erkundigen (»Wie komme ich hier her?, Wo bin ich?«). In einigen Fällen können sich die Patienten jedoch auch scheinbar völlig unauffällig verhalten (*Riedmann et al. 1988*). Nach dem Wiedererlangen der vollen Gedächtnisleistung bleibt eine Erinnungslücke für die Zeit der TGA und häufig auch wenige Stunden davor bestehen. Dies beunruhigt die Patienten häufig sehr und führt zu Angst vor neuen Attacken. In den meisten Fällen bleibt eine TGA aber ein einmaliges Ereignis (>75%). Einer TGA geht mitunter eine besondere Anstrengung oder Anspannung voraus (schwere körperliche oder seelische Belastung) (*Fisher 1982a; Hodges et al. 1990a, Riedmann et al. 1988*). Nach Berechnungen von *Hodges et al.* (1990b) beträgt die Inzidenz für eine TGA mindestens 3,4/100.000/Jahr.

Die Ursache einer TGA ist in der Literatur noch umstritten. Von den meisten Autoren wird eine Durchblutungsstörung im Basialarisstromgebiet als Ursache der TGA für wahrscheinlich gehalten (s. *Caplan 1985*). Ob eine transitorisch globale Amnesie epileptischer Genese sein kann, wird kontrovers diskutiert (s. *Kapur 1993; Riedmann et al. 1988*). In einem geringen Prozentsatz (~5%) kann sich hinter ein TGA eine Epilepsie verbergen bzw. eine TGA die Erstmanifestation einer Epilepsie darstellen. *Kapur* (1993) hat für diese Fälle Kriterien erarbeitet und die Bezeichnung transitorische epileptische Amnesie vorgeschlagen.

Differenzialdiagnose
Eine TGA muß differenzialdiagnostisch abgegrenzt werden von:
- epileptischen Dämmerattacken,
- einem Zustand nach Schädelhirn- oder Halswirbelsäulen-Trauma (s.unten),
- einer funktionellen (psychogenen) Amnesie (s.unten),
- Benzodiazepin-Intoxikation bzw. Überempfindlichkeit,
- Alkohol-Intoxikation (»Filmriss, black out, rum fits«) oder Drogen-Missbrauch.

Charakteristische Befunde in den elektrophysiologischen und bildgebenden Untersuchungsverfahren finden sich bei Patienten mit einer TGA meist nicht.

Posttraumatische Amnesie

Die posttraumatische Amnesie ist gesondert zu betrachten, da bei ihr einige Besonderheiten bestehen:

1. auslösendes Ereignis (Schädel-Hirn-Trauma) meist bekannt,
2. anterograde Amnesie,
3. kurze retrograde Amnesie,
4. mit der Erholung von dem Trauma wird die amnestische Lücke immer kürzer, meist können auch einzelne Ereignisse aus dieser Zeit erinnert werden (»Gedächtnisinseln«).

Die Dauer der posttraumatischen Amnesie wird auch als Kriterium zur Klassifizierung des Schweregrades eines Schädel-Hirn-Traumas herangezogen.

Psychogene Amnesie

Die Abgrenzung einer organisch bedingten von einer psychogenen Amnesie ist v.a. forensisch wichtig, oft aber sehr schwierig (*Kopelman 1987*). Eine psychogene Amnesie ist im Alter eher selten. Für eine psychogene Genese sprechen ein weitgehender Verlust der persönlichen Identität (Biografie), die bei einer organischen Amnesie meist erhalten bleibt. Einer psychogenen Amnesie liegen häufig extreme emotionale Anspannungen zu Grunde (z.B. Trennung vom Partner, suizidale Krise, Begehung einer Straftat).

MERKSÄTZE

▶ Eine Amnesie (Gedächtnisstörung) kann isoliert auftreten oder ein Symptom eines komplexeren Syndroms (z.B. einer Demenz) sein.
→ Daher sollte immer eine genaue psychopathologische und neuropsychologische Abklärung erfolgen.

▶ Da ältere Patienten häufig über Gedächtnisstörungen klagen, immer genau nachfragen und möglichst auch Grad der Gedächtnisstörung genau bestimmen.

→ Dabei ist zu achten auf:

1. Merkfähigkeit (z.B. 3 Begriffe über 5 min) gestört?
2. Neugedächtnis gestört?
3. Altgedächtnis gestört?

Wortfindungsstörungen weisen auf eine Demenz hin.

4.3 Delir

Terminologie

Der Terminus Delir wurde in der Vergangenheit sehr unterschiedlich gebraucht. In der Literatur wurden bis in die jüngste Zeit hinein zahlreiche Synonyme benutzt. Im deutschen Sprachraum wurde besonders der Begriff Verwirrtheitszustand häufig synonym mit Delir benutzt. Der Begriff Delir wurde schon im Altertum zur Beschreibung von psychischen Veränderungen bei körperlichen Erkrankungen (z.B. Fieber) verwendet. *Bonhoeffer* (1917) zählte das Delir zu den akuten exogenen Reaktionstypen, darunter verstand er charakteristische psychopathologische Symptomkomplexe, die durch unterschiedliche Schädigungen des Gehirns verursacht werden können. Nach dem Konzept eines Delirs im DSM-IV (*Saß et al.* 1996) und in der ICD-10 (*Dilling et al.* 1993) werden mit dem Terminus Delir **alle** akuten psychischen Störungen bezeichnet, die eine organische Ursache haben und mit einer Bewusstseinstrübung und kognitiven Störungen einhergehen.

Diagnostische Kriterien

Zur Diagnose können die Kriterien der ICD-10 oder des DSM-IV für ein Delir herangezogen werden (s.u.). Sie unterscheiden sich durch die Bewertung der einzelnen Symptome (als essentiell bzw. nur fakultativ für die Diagnose). Ein weiterer Unterschied ist die Angabe über die mögliche Dauer (bis zu einem halben Jahr) in der ICD-10. Allgemein wird die Dauer eines Delirs aber mit unter 14 Tagen, meist nur wenigen Tagen angegeben. Bei älteren Menschen kann ein deliranter Zustand jedoch auch wesentlich länger andauern, in diesen Fällen ist die Abgrenzung zu einer Demenz besonders schwierig.

Im deutschsprachigen Raum wurde der Begriff Delir bisher meist nur gebraucht, wenn Halluzinationen oder/und Wahngedanken bestehen. Unter dem Einfluss der amerikanischen Psychiatrie, besonders den Vorläufern des DSM-IV hat eine Ausweitung des Begriffs Delir stattgefunden. So stellen Halluzinationen in der ICD-10 und in dem DSM-IV nur fakultative Symptome eines Delirs dar. Ein Wahn ist nach dem DSM-IV kein typisches Symptom für ein Delir. Im deutschsprachigen Raum wurde und wird, falls keine Halluzinationen oder kein Wahn besteht, meist die Bezeichnung *Verwirrtheitszustand* gebraucht.

Die Symptomatik eines Delirs kann sehr vielgestaltig sein und wechselt häufig innerhalb kurzer Zeit. Die Definition eines Delirs ist daher schwierig, da die diagnostischen Kriterien in der ICD-10 und auch im DSM-IV in einem gewissen Gegensatz zur bisher im deutschsprachigen Raum benutzten Terminologie stehen (s.o.). Nach diesen Kriterien ist eine Bewusstseinstrübung das entscheidende Kriterium für ein Delir.

Entscheidendes Kriterium für das Vorliegen eines Delirs ist eine Einschränkung der kognitiven Fähigkeiten, insbesondere der Aufmerksamkeit. Ob eine Bewusstseinsstörung ein Leitsymptom (ICD-10) oder nur ein fakultatives Symptom eines Delirs (DSM-IV) ist, ist umstritten, denn Bewusstsein ist ein komplexer Begriff, der unterschiedlich definiert werden kann (s. *Scharfetter 1997; Spittler 1992*) und auch verschieden in der Umgangssprache gebraucht wird. Grundbedingungen für ein ungestörtes Bewusstsein sind (*Wetterling 1994b*):

- **Wachheit** (Fähigkeit zur Aufnahme von Umweltreizen und zur Reaktion darauf (Kommunikation mit Außenwelt)),
- **Fähigkeit, die Aufmerksamkeit** auf ein bestimmtes Objekt **zu richten** und **zu halten,**
- **Selbstwahrnehmung** (Erkennen der eigenen Existenz und des eigenen Verhaltens als »Selbst«-Ich-Bewusstsein),
- **Fähigkeit zur Reflexion** (Erarbeiten von Konzepten zur Verhaltensänderung z.B. auf bestimmte Außenreize hin).

Diagnostische Kriterien der ICD-10 für ein Delir

Bewusstseinstrübung mit
- verminderter Aufmerksamkeit,
- Orientierungsstörungen,
- Wahrnehmungsstörungen,
- Unfähigkeit, die Aufmerksamkeit zu richten, halten etc.

Globale Störung der Kognition mit
- Fehlwahrnehmungen wie Illusionen und Halluzinationen (meist optisch),
- Beeinträchtigung des abstrakten Denkens und der Einsicht, mit oder ohne, Wahn (wenig systematisiert) und inkohärenter Sprache,
- Merkfähigkeitsstörungen bei weitgehend erhaltenem Altgedächtnis,
- Desorientiertheit hinsichtlich Zeit, in schweren Fällen auch für Ort und zur Person.

Psychomotorische Störungen (mindestens 1 der 4 folgenden)
- abrupter Wechsel zwischen erhöhter oder verringerter psychomotorischer Aktivität,
- verlängerte Reaktionszeit,
- vermehrter oder verminderter Redefluss,
- verstärkte Schreckreaktion.

Störung des Schlaf-Wach-Rhythmus (mindestens 1 der 3 folgenden)
- Schlafstörung, in schweren Fällen Schlaflosigkeit mit Störung des Schlaf-/Wachrhythmus,
- nächtliche Verschlechterung der Symptome,
- Alpträume, die nach Erwachen als Halluzinationen oder Illusionen fortbestehen können.

Alle Symptome können im Verlauf eines Delirs stark wechseln oder verschwinden.

Plötzlicher Beginn und Tagesschwankungen der Symptomatik.

Eine Bewusstseinsstörung kann als eine Beeinträchtung der bewussten Aufnahme von Außenreizen und die Reaktion darauf angesehen werden. Sie muß von anderen Formen einer gestörten Reaktion auf Außenreize (Kommunikationsstörung: z.B. sensorische Aphasie oder Autismus und Stupor) abgegrenzt werden.

Operationalisierte Kriterien für einen *Verwirrtheitszustand* existieren nicht. Im deutschsprachigen Raum wird dieser Terminus gebraucht, wenn vorwiegend Orientierungsstörungen und nur gering ausgeprägte Wahrnehmungsstörungen (Verkennungen) bestehen, sowie Halluzinationen, ein Wahn, eine inkohärente Sprache oder Erregung nicht auftreten. Der Begriff Verwirrtheitszustand wird v.a. für kurzzeitig (vorwiegend nachts) auftretende Phasen von Desorientiertheit und Bettflüchtigkeit (z.B. bei zerebralen Gefäßerkrankungen oder auch nach Operationen) benutzt.

Epidemiologie

Die Angaben zur Häufigkeit von Delirien sind stark abhängig von der verwendeten Definition eines Delirs (*Liptzin et al. 1991*) und der Stichprobe (s. Übersicht *Levkoff et al. 1991; Wetterling 1994b*). In allen Studien ist der Anteil der Deliranten bei über 65-Jährigen besonders groß. Die Angaben zur Häufigkeit eines Delirs bei geriatrischen Patienten schwanken stark (von 0,8% bis 16% (s. Übersicht *Wetterling 1994b*). In einigen angloamerikanischen Arbeiten, die sehr hohe Prävalenzzahlen bei älteren in ein Krankenhaus aufgenommenen Patienten angeben, wird nicht zwischen Verwirrtheitszustand und Delir unterschieden (*Francis et al. 1990; Schor et al. 1992*).

Vorkommen (häufige Grunderkrankungen)

Ein Delir tritt v.a. bei metabolischen Störungen des Gehirns auf, z.B. bei

- **Stoffwechselstörungen (z.B. Elektrolytstörungen),**
- **Medikamenteneinnahme (oder -entzug),**
- **Infekten, v.a. bei einer Sepsis.**

Bei älteren Patienten können einem Delir eine Vielzahl von Erkrankungen zu Grunde liegen [Tabelle 4.5], besonders oft treten Delire im Rahmen einer dementiellen Entwicklung auf. Daneben sind bei geriatrischen Patienten auf Grund der erhöhten Empfindlichkeit medikamentös induzierte sowie durch Infekte, v.a. Harnwegsinfekte, verursachte Delire häufig. »Hypoaktiv« verlaufende Delire treten besonders bei Gabe von anticholinerg wirksamen Medikamenten auf. Ältere Patienten können auch durch eine Krankenhaus- oder Heimaufnahme so stark psychisch belastet werden, dass sie dekompensieren und ein Delir ausbilden können (*Francis et al. 1990, Johnson et al. 1990*). Bei dementen Patienten besteht häufiger ein Delir als bei nichtdementen Alterskontrollen (*Koponen et al. 1989*). In einer finnischen Studie waren 41,4% der Dementen delirant (= bewusstseinsgetrübt) und umgekehrt 24,9% der Deliranten dement (*Erkinjuntti et al. 1986*).

Tabelle 4.5. Vorkommen eines Delirs bei älteren Patienten

Erkrankung/Störung	hypoaktiv	hyperaktiv
Demenz vom Alzheimer Typ	++	+
Andere Demenzformen	++	+
Exsikkose/Elektrolytstörungen	++	+
Infekte (bes. Harnwegsinfekte, ZNS-Infekte) /Fieber	++	+
Schlaganfall	++	++
Zerebrale Hypoxie (z.B. kardial oder pulmonal bedingt)	++	++
Metabolische Störungen (z.B. Hypo-/Hyperglykämie)	++	++
Alkohol-/Benzodiazepinentzug	+	+++
Schädel-Hirn-Trauma	++	++
Postoperativ (bes. nach Herzoperationen)	+	+++
Medikamente [Tabelle 4.6]	++	++

+ selten ++ häufig +++ sehr häufig (in Anlehnung an *Wetterling,1994b*)

Zahlreiche Medikamente können zu einem Delir führen [→ Tabelle 4.6], besonders anticholinerg oder dopaminerg wirksame Medikamente, wie z.B. niedrigpotente Neuroleptika, trizyklische Antidepressiva und Parkinson-Medikamente. Ein Delir kann bei älteren Menschen schon in therapeutischen Dosen auftreten.

Tabelle 4.6. Medikamente, die ein Delir auslösen können

	Häufigkeit
Anticholinerg wirksame Medikamente	
- Antihistaminika	++
- Anti-Parkinson-Mittel (Biperiden, Trihexylphendyl, etc.)	+++
- Neuroleptika (Phenothiazine und Thioxanthene, auch Clozapin)	+++
- Trizyklische Antidepressiva	+++
Dopaminerge Medikamente (Anti-Parkinson-Medikamente)	
- Amantadin	++
- Bromocriptin	+
- L-DOPA	++
Antibiotika, Tuberkulostatika, Virostatika, Fungizide etc.	
- Acyclovir	+
- Amphotericin B	+
- Chloroquin	+
- Gyrase-Hemmer	++
- Isoniazid	+
- Nitrofuran	+
- Rifamipicin	+
Antikonvulsiva	
- Benzodiazepine (Entzug)	++
- Phenytoin	+
- Valproat	+
Verschiedene	
- Aminophyllin/Theophyllin	+
- Anticholinerg wirksame Spasmolytika	+
- Corticosteroide und ACTH	+
- Digitalis-Derivate/ Herzglykoside	+
- Histamin H2-Antagonisten, v.a. Cimetidin	+
- Lithium	+
- Lidocain/Procain	+
- Mexiletin	+

+ selten ++ häufig +++ sehr häufig (in Anlehnung an *Wetterling,1997a*)

Pathogenese

Bei Patienten mit einem Delir findet man nur selten (z.B. intrazerebrale Blutung, Wernicke-Enzephalopathie (*Wernicke 1891*), Infarkten in Hippocampus und Gyrus cinguli) neuropathologische Veränderungen, denn es ist davon auszugehen, dass die dem Delir zu Grunde liegenden Störungen meist diffus in Hirnarealen repräsentiert sind (*Lipowski 1990, Taylor et al. 1993*).

Die klassischen Arbeiten von *Romano und Engel* (1944) zeigten, dass einem Delir eine (generalisierte) zerebrale Stoffwechselstörung zu Grunde liegt. Diese kann z.B. durch eine Exsikkose, Elektrolytstörungen, Medikamente oder Drogen induziert werden. Die Hypothesen zur Delirentstehung basieren v.a. auf biochemischen (verringerter oxidativer Metabolismus und Neurotransmitter- sowie Elektrolytstörungen) und neurophysiologischen Veränderungen (v.a. bei alkohol- oder sedativainduzierten Delirien) (s. Übersicht *Wetterling 1994b*). Eine Reihe von Arbeiten (*Flacker et al. 1999; Mach et al. 1995; Mussi et al. 1999*) weisen daraufhin, dass einer erhöhten anticholinergen Aktivität im Serum bei Delir eine wichtige Rolle zukommt.

Klinische Symptomatik und Verlauf

Ein Delir entwickelt sich meist innerhalb weniger Stunden. Frühsymptome für ein Delir sind häufig psychomotorische Unruhe, Angst, Schlafstörungen und erhöhte Reiz- und Erregbarkeit. Das Vollbild ist meist schon in den ersten Tagen erreicht. Falls keine Komplikationen auftreten bzw. die Grunderkrankung unverändert bleibt, klingt ein Delir innerhalb einer bis zwei Wochen ab. Danach bestehen meist noch kognitive Ausfälle, die sich dann langsam zurückbilden. Eine Restschädigung kann bleiben. In ungünstigen Fällen (bei z.B. nicht behandelbarer Grunderkrankung) stellt ein Delir oft den Übergang in ein Finalstadium dar (*Francis et al 1990*). Die Mortalität deliranter älterer Patienten ist gegenüber nicht-deliranten Gleichaltrigen deutlich erhöht (s. Übersicht *Wetterling 1994b*). Auch benötigen delirante Patienten intensivere Pflege und verursachen durch eine längere Verweildauer im Krankenhaus hohe Kosten (*Francis et al. 1990; Levkoff et al. 1988; Thomas et al. 1988*). Ein Delir kann bei älteren Menschen auch zu länger andauernden Beeinträchtigungen im Alltag führen (*Murray et al. 1993*).

Die Angaben über die Häufigkeit verschiedener Symptome beim Delir schwanken stark je nach Stichprobe und Untersuchungsmethode, insbesondere hinsichtlich des Auftretens von (meist paranoiden) Wahnvorstellungen (19%–100%) und (meist optischen) Halluzinationen (35%–75%) (s. Übersicht *Wetterling 1994b*). Oft sind Delirante psychomotorisch agitiert (55%) und zeigen affektive Auffälligkeiten (43%) (*Sirois 1988*). Ausgeprägte Angstzustände treten bei Patienten mit kardiopulmonalen Störungen auf (*Smith et al. 1989*).

In der Literatur besteht keine Einigkeit darüber, ob eine Differenzierung des Delirs in hyperaktives (z.B. Delirium tremens) und hypoaktives Delir sowie eine Abgrenzung von einem Verwirrtheitszustand sinnvoll ist.

Merkmale des **hypoaktiven Delirs:**

- »scheinbare« Bewegungsarmut
- Patient nimmt keinen Kontakt zu Untersucher auf,
- Halluzinationen und Desorientiertheit werden erst durch Befragung deutlich,
- wenig vegetative Zeichen.

Merkmale des **hyperaktiven Delirs:**

- psychomotorische Unruhe (bis zum Erregungszustand),
- erhöhte Irritierbarkeit (durch äußere Reize),
- Halluzinieren (häufig Sprechen mit Nicht-Anwesenden),
- ungerichtete Angst,
- starke vegetative Zeichen (Schwitzen, Zittern, Tachykardie, Hypertonus).

Eine Unterscheidung ist klinisch häufig nicht möglich, denn ein Kennzeichen des vollausgebildeten Delirs ist gerade der rasche Wechsel der Symptomatik von einem »hyperaktiven« zu einem »hypoaktiven« Bild und umgekehrt. In zwei Studien von älteren Deliranten waren 15–20% nur hyperaktiv und 24%–29% nur hypoaktiv, während 43–52% ein Mischbild aus beiden Formen hatten und 7–14% nicht eingeordnet werden konnten (*Liptzin et al. 1992; O'Keeffe et al. 1999*). »Hypoaktiv« verlaufende Delire treten besonders bei Medikamentenüberdosierungen auf. Sie werden häufig v.a. bei älteren Patienten nicht erkannt und nicht therapiert.

Diagnostik

Die Diagnose eines Delirs erfolgt immer klinisch anhand der charakteristischen psychopathologischen Symptome. Zur Erfassung des psychopathologischen Befundes und zur Abschätzung des Schweregrades eines Delirs wurden verschiedene Skalen entwickelt (s. *Wetterling 1994b*). Das häufig gebrauchte Mini-Mental State Exam (*Folstein et al. 1975*) eignet sich nur eingeschränkt zur Abgrenzung eines Delirs von einer Demenz (*Anthony et al 1982*).

Bildgebende Untersuchungsverfahren wie z.B. cCT zeigen meist (abgesehen von einer häufig nachweisbaren leichten Atrophie) keine wegweisenden Befunde. Da es sich bei einem Delir um eine metabolische Funktionsstörung des Gehirns handelt, zeigen dagegen Funktionsuntersuchungen, v.a. das EEG sehr häufig Veränderungen (Frequenzverlangsamung mit hohen theta- und auch delta-Wellen-Anteil im EEG). Wegweisend für die zu Grunde liegende metabolische Störung sind oft Laboruntersuchungen [→ Tabelle 4.7] sowie die Medikamentenanamnese.

Risikofaktoren

Als Risikofaktoren für ein Delir bei älteren Menschen werden angesehen (*Inouye 1996; Inouye et al. 1993; Marcantonio et al. 1994; Schor et al. 1992*):

- hohes Alter (besonders >80 Jahre),
- schon vor der akuten Erkrankung bestehende kognitive Störungen,
- Sehstörungen,
- schwere körperliche Erkrankungen, insbesondere Infektionen und Frakturen,
- Elektrolytstörungen,
- Blutzuckerentgleisungen,
- Behandlung mit anticholinerg wirksamen Medikamenten,
- Behandlung mit dopaminerg wirksamen Medikamenten,
- hypoxische Zustände (z.B. kardiales Low-output-syndrome),
- schwerwiegende metabolische Störungen (Urämie etc.),
- Narkose,
- Herzoperationen,
- Alkohol- bzw. Benzodiazepinabhängigkeit (plötzlicher Entzug),
- Vorbehandlung mit »klassischen« Neuroleptika (Phenothiazine und Thioxanthene).

Differenzialdiagnose

Psychopathologisch muß ein Delir von anderen organischen Psychosyndromen abgegrenzt werden [→ Abb 4.1]. Besonders schwierig kann die Differenzierung zu einer Demenz sein (*Lipowski 1989*). Anhaltspunkte zur Differenzialdiagnose sind in der Tabelle 4.7 zusammengestellt. Ein Delir kann eine Demenz verschleiern, da beide Syndrome durch zum Teil identische Symptome definiert sind. Daher wird in der ICD-10 ein Delir bei Demenz von einem ohne Demenz abgegrenzt. Verglichen mit Dementen weisen delirante Patienten häufiger vegetative Symptome wie Tachykardie, Hyperthermie und erniedrigte Blutdruckwerte auf (*Rabins et al. 1982*).

Ein Delir ist psychopathologisch auch von anderen Störungen des Bewusstseins abzugrenzen, von den quantitativen Bewusstseinsstörungen (Störungen der Vigilanz): Benommenheit, Somnolenz und Sopor sowie von den qualitativen Bewusstseinsstörungen (Bewusstseinstrübung), Dämmerzustand und Stupor. Bei den quantitativen Bewusstseinsstörungen steht eine Störung der Vigilanz, also der Wachheit im Vordergrund. Die Patienten sind, wenn mitunter auch nur kurzzeitig, erweckbar. Die Übergänge zum Delir sind oft fließend, da häufig eine Reorientierungsphase nach dem Erwecken auftritt, in der die Orientierung kurz gestört sein kann. Weitere Symptome wie Halluzinationen etc. fehlen im Allgemeinen.

Außerdem ist ein Delir von einem amnestischen Syndrom abzugrenzen, da die Patienten auf Grund ihrer Gedächtnisstörung oft desorientiert wirken. Insbesondere wenn Konfabulationen auftreten, kann die Differenzialdiagnose Schwierigkeiten bereiten. Die Differenzierung einer akuten transitorischen globalen Amnesie (TGA)[→ Kap. 4.1] von einem Delir gelingt nur bei genauer Befunderhebung.

Tabelle 4.7. Differenzierung Delir – Wahnsyndrom – Demenz

	Delir	Wahnsyndrom	Demenz
Beginn	Plötzlich	Häufig Schleichend	schleichend
Bewusstsein	Getrübt	Klar	Klar
Affektivität			
– Angst	Häufig	Häufig	Meist keine
– depressive Stimmung	Meist keine	Meist keine	Häufig
Aufmerksamkeit	Deutlich reduziert	Normal	Normal → reduziert
Auffassung	Reduziert	Normal	Reduziert
Orientierung	Gestört, v.a. zeitlich	Normal	Oft beeinträchtigt
Gedächtnis			
– Kurzzeitgedächtnis	Gestört	Normal	Gestört
– Langzeitgedächtnis	Gestört	Normal	Oft beeinträchtigt
Halluzinationen	Häufig optisch u. akustisch	Sehr häufig	Meist keine
Wahn	Häufig	Obligat	Meist kein
sonstige psycho-patholog. Symptome	Schlaf/wach-Umkehr	Ausgeprägtes Misstrauen	Schlaf/wach-Umkehr
Psychomotorik	Verringert/gesteigert (stark wechselnd)	Normal	Meist normal → verringert/gesteigert
Sprache	Inkohärent	Unauffällig	Wortfindungsstörungen →Aphasie
Körperliche Symptome	Häufig: Tremor, Schwitzen, Tachykardie	Keine	Meist keine → extrapyramidale Störungen

→ in späteren Krankheitsphasen bzw. bei schwerer Ausprägung

Tabelle 4.8. Differenzialdiagnose von häufig einem Delir zu Grunde liegenden Erkrankungen

Differenzialdiagnostisch zu erwägende Ursache des Delirs	Weiterführende Untersuchung
Demenz	Anamnese zusätzliche kognitive und Verhaltensstörungen
Induktion durch Medikamente	Anamnese
- anticholinerge Medikamente	Klinische Zeichen: weite Pupillen, warme, trockene Haut und Schleimhäute
- Digitalis	Serumspiegel
Metabolische Störung:	
- Exsikkose/Elektrolytstörung	Na^+, K^+, Ca^{++} und Cl^- im Serum, Hämatokrit
- Hypo-/Hyperglykämie	Blutzucker
- Hyperthyreose	TSH
- Hepato-/Nephropathie	γ-GT, GOT, GPT, Bilirubin, Kreatinin, NH_3
Infektionen/Sepsis	Fieber, BSG, Leukozyten, Urin-/Blutkultur ev. Lumbalpunktion
Vaskulärer Prozess	Zerebrovaskuläre Risikofaktoren: Hypertonus, Herzerkrankung, Diabetes mellitus, Hyperlipidämie
Alkohol-/Benzodiazepin-missbrauch	Anamnese Laboruntersuchung: γ-GT, MCV, CDT, Benzodiazepinnachweis im Urin
Wernicke-Korsakoff-Syndrom	Alkoholanamnese, Neurol. Befund: Ataxie, Polyneuropathie
Schädel-Hirn-Trauma	Anamnese, Neurostatus CT/MRT
Hypoxie	pO_2, EKG

in Anlehnung an Wetterling *1994b*

Bei einem Delir sollte immer versucht werden, die Ursache zu ermitteln, da es sich hierbei um einen lebensbedrohlichen Zustand handelt. Leider gelingt es in etwa 20% nicht, einen Grund für das Delir zu ermitteln (*Lipowski 1990*). Differenzialdiagnostisch wichtige Hinweise aus Anamnese, neurologischer, internistischer und laborchemischer Untersuchung sind in Tabelle 4.8 zusammengestellt. Da eine Vielzahl von Medikamenten ein Delir induzieren kann, sollte die Medikamentenanamnese stets genau erhoben werden.

Therapie

Eine spezifische Therapie für ein Delir gibt es nicht. Zunächst ist – wenn möglich – die Ursache zu ermitteln. Eine somatische Grunderkrankung ist vorrangig zu behandeln. Anticholinerg oder dopaminerg wirksame Medikamente sollten, da sie ein Delir verursachen oder verstärken können, wenn möglich sofort abgesetzt werden. Gleiches gilt für die anderen oben genannten Medikamente.

Verhaltensregeln

Die Umgebung ist so zu gestalten, dass der delirante Patient viele Orientierungshilfen (z.B. große Uhr, Fenster) hat. Weiter sollten möglichst immer die gleichen Bezugs- und Pflegepersonen zugegen sein. Orientierende Fragen (z.B. wo bin ich?) sollten geduldig, auch bei ständiger Wiederholung, beantwortet werden. Ferner sollte versucht werden, verbal beruhigend auf den Patienten einzuwirken. Plötzliche und laute Geräusche sollten vermieden werden. Die betreuenden Personen sollten auf eventuell plötzlich auftretende Erregungszustände vorbereitet sein.

Medikamentöse Therapie

Grundsätzlich empfiehlt sich bei jedem ätiologisch nicht geklärtem Delir die Gabe von

- **Vitamin B1 (100 mg/Tag i.m.)**

da eine Wernicke-Enzephalopathie häufig im akuten Stadium nicht von einem Delir anderer Genese sicher zu differenzieren ist.

Außerdem ist immer ein Ausgleich einer Exsikkose bzw. evtl. bestehender Elektrolytstörungen vorzunehmen (*Wetterling 1994b*):

- **Bei Exsikkose: Ringerlösung (bis zu 3000 ml/Tag)**
  Cave: bei zu schneller Aufsättigung Gefahr kardialer Komplikationen.
- **Bei Hyponatriämie: langsame Aufsättigung**
  (Serum-Na um maximal 5 mmol/Tag anheben)
  Cave: eine zu schnelle Normalisierung kann eine pontine Myelinolyse induzieren.
- **Bei Hypokaliämie: langsame Aufsättigung**
  Cave: bei zu schneller Aufsättigung Gefahr kardialer Komplikationen.

Bei ungeklärter Ursache ist eine Behandlung mit einem stark antipsychotisch, aber nicht anticholinerg oder kardial bzw. pulmonal wirkenden Medikament sinnvoll. Dem geforderten Profil kommt Haloperidol am nächsten. Dieses hat sich in der Behandlung deliranter Zustände gut bewährt (*Wise et al. 1992*). Bei älteren Patienten sollte einschleichend aufdosiert werden, da häufiger paradoxe Wirkung und v.a. extrapyramidale Nebenwirkungen auftreten, beginnend mit

- **3-bis 4mal Tropfen (=0,5 mg) Haloperidol** [Haldol]/**Tag oral** (max. Dosis 10 mg/Tag, i.v.-Gabe nur in akuten Fällen).

Ist eher ein sedierender Effekt gewünscht, können bei älteren Patienten die Butyrophenon-Derivate Pipamperon oder Melperon verordnet werden. Diese führen nur selten zu extrapyramidalen Nebenwirkungen. Allerdings ist die antipsychotische Wirkung wesentlich geringer als bei Haloperidol. Daher ist auch eine Kombination von Haloperidol und Pipamperon bzw. Melperon zu erwägen.

- **Pipamperon** [Dipiperon-Saft] **3mal 10 ml/Tag oral** (= 3mal 40 mg) (einschleichen! max. 360 mg/Tag) oder
- **Melperon** [z.B. Eunerpan-Liquidum] **3mal 5 ml/Tag oral** (= 3mal 25 mg) (einschleichen! max. 300 mg/Tag) auch i.m.-Gabe ist möglich [Eunerpan] 3mal 1 Amp./Tag i.m. (= 3mal 50 mg).

Atypische Neuroleptika wie z.B. Risperidon sind bisher nur in Einzelfällen bei älteren Patienten mit einem Delir eingesetzt worden, so dass über ihre Wirksamkeit noch keine sichere Aussage möglich ist.

Nach Ausschluss einer pulmonalen bzw. kardialen Erkrankung (mit verringertem zerebralen Sauerstoff-Angebot) kann bei starker Unruhe auch Clomethiazol (Saft oder Kapseln) gegeben werden. (Dies wird v.a. für das Alkoholentzugsdelir empfohlen, das bei gerontopsychiatrischen Patienten selten ist (*Wetterling 2000a*).

- **4mal 10 ml/Tag Clomethiazol** [Distraneurin-Mixtur] **oral** *Cave:* Atemdepression, erhöhte Bronchialsekretproduktion

Bei einem anticholinerg induziertem Delir wird von verschiedenen Autoren als Antidot Physostigmin empfohlen. Allerdings können schwerwiegende Nebenwirkungen wie bradykarde Herzrhythmusstörungen, Asthma bronchiale, zerebrale Krampfanfälle, Schwitzen und Hypersalivation auftreten, so dass die Gabe von Physostigmin bei älteren Patienten nur als Ultima ratio gelten kann.

MERKSÄTZE

▶ Ein Delir ist immer als eine lebensbedrohliche Erkrankung anzusehen.

▶ Meist liegt eine schwere metabolische Störung zu Grunde.
  → Daher sollte immer eine genaue internistische und neurologische Abklärung erfolgen.
  → Immer an eine Exsikkose denken.
  → Immer genaue Medikamentenanamnese.

Neben der symptomatischen Behandlung der deliranten Symptomatik ist immer eine Therapie der körperlichen Grunderkrankung anzustreben.

4.4
Demenz

Terminologie

Als Demenz bezeichnet man den Verlust erworbener Fähigkeiten durch organische Hirnkrankheiten. Bei der Demenz ist der Mensch »als vernünftiges Wesen« in seiner Intellektualität verändert: logisches Denken, Wissen, Urteils- und Anpassungsfähigkeit an neue Situationen und an das soziale Milieu werden progredient beeinträchtigt (*Peters 1984*). In den letzten 20 Jahren ist unter dem Einfluss der angelsächsischen Psychiatrie, v.a. des DSM-III bzw. DSM-IV (*Saß et al. 1996*), der Begriff Demenz – ähnlich wie der des Delirs – deutlich ausgeweitet worden.

Diagnostische Kriterien

In der älteren deutschsprachigen Psychopathologie verstand man unter Demenz einen irreversiblen Prozess mit zunehmender intellektueller Beeinträchtigung. Dagegen wird in den ICD-10-Kriterien (*Dilling et al. 1993*) nur gefordert, dass die Beeinträchtigungen mindestens 6 Monate bestehen sollen.

Anmerkung: In der ICD-10-Definition der Demenz wird im Gegensatz zum DSM-IV keine Zeitangabe über die Entwicklung (akut oder langsam progredient) und den Verlauf der Demenz (reversibel oder irreversibel) gemacht, so dass auch einmalige Ereignisse wie ein Schädel-Hirn-Trauma oder eine schwere Enzephalitis Ursache einer Demenz sein können. Im Gegensatz zu der klassischen deutschen Psychopathologie wird eine Demenz also nicht als chronisch progredienter irreversibler Prozess angesehen.

Diagnostische Leitlinien für eine Demenz nach ICD-10

A1. **Nachweis einer Abnahme des Gedächtnisses** von einem solchen
Ausmaß, dass die Funktionsfähigkeit im täglichen Leben beeinträchtigt ist.
Die Beeinträchtigung des Gedächtnisses betrifft vornehmlich das
Neugedächtnis.

A2. **Abnahme der intellektuellen Möglichkeiten**
– Beeinträchtigung des Denkvermögens
– Beeinträchtigung der Urteilsfähigkeit

B. **Es besteht nicht gleichzeitig ein Delir**

C. **Verminderung der Affektkontrolle**
Vergröberung des Sozialverhaltens und Verminderung des Antriebs

D. Für eine sichere Diagnose sollten die obigen Symptome und Beeinträchtigungen mindestens sechs Monate bestanden haben

Ob eine psychopathologische Unterteilung der Demenz in verschiedene Ausprä-
gungsformen sinnvoll ist, ist bisher kaum diskutiert worden (*Chui 1989; Cummings
1986; Neary et al. 1988, 1998*). Eine Einteilung in folgende Unterformen erscheint
denkbar:

– **kortikale Demenz** (z.B. Demenz bei Alzheimer-Erkrankung),
– **frontale Demenz** (z.B. Demenz bei Morbus Pick),
– **subkortikale Demenz** (z.B. Demenz bei Chorea Huntington),
– **fokale (vaskuläre) Demenz** (z.B. bei Multiinfarkt-Demenz).

Kortikale Demenz

Die kortikale Form der Demenz (häufigste Form: senile Demenz vom Alzheimer-Typ
(SDAT)), weist meist die vom DSM-IV (*Saß et al. 1996*) und ICD-10 (*Dilling et al. 1993*)
für eine Demenz geforderten Symptome auf:

intellektueller Abbau mit insbesondere
– **Gedächtnisstörungen,**
– **Störung der höheren kortikalen Funktionen** wie Aphasie, Amnesie, Agnosie,
Akalkulie und Apraxie.

Frontale Demenz

Als klassische Form der frontalen Demenz wird vielfach die Pick-Erkrankung angesehen. Hierbei handelt es sich aber um ein sehr heterogenes Krankheitsbild, das in seiner Entität umstritten ist (s. *Förstl et al. 1994*). Die frontale Form der Demenz ist durch folgende Symptome gekennzeichnet durch (*Gustafson 1987; Neary et al. 1998*):

- nur leichte Gedächtnisstörung,
- Änderung der Persönlichkeit,
- Enthemmung mit sozialem Fehlverhalten,
- mangelnde Einsichtsfähigkeit (häufiger auch Wahn),
- Antriebsmangel,
- stereotype Verhaltensmuster.

Subkortikale Demenz

Obwohl die ICD-10, im Gegensatz zum DSM-IV, zumindest bei der vaskulär bedingten Demenz, zwischen einer vorwiegend kortikalen und einer subkortikalen Form unterscheidet, werden keine klaren neuropsychologischen oder psychopathologischen Kriterien zur Differenzierung in der ICD-10 angegeben. Die subkortikale Form der Demenz soll durch folgende Symptome gekennzeichnet sein durch (*Cummings 1986*):

- Störungen der Motivation, Stimmung, Affektivität und Emotionalität,
- Aufmerksamkeits- und Merkfähigkeitsstörungen,
- psychomotorische Verlangsamung,
- Schwierigkeiten in Lösung komplexer Aufgaben,
- meist gleichzeitig neurologische Ausfälle, v.a. extrapyramidale Bewegungsstörungen.

Von einigen Arbeitsgruppen (*Chui 1989; Kuzis et al. 1999; Mayeux et al. 1983; Whitehouse et al. 1986*) wurde bezweifelt, dass eine Differenzierung in kortikale und subkortikale Demenz klinisch möglich und sinnvoll ist, da in den meisten Fällen sowohl kortikale als auch subkortikale Hirnareale betroffen sind.

Fokale (vaskuläre) Demenz

Der dementielle Abbau bei einer vaskulärer Demenz (VD) soll nach den Kriterien des DSM-IV oder der ICD-10 anfangs nur eine oder wenige kortikale Funktionen betreffen (je nach Lokalisation der zerebrovaskulären Schädigung, z.B. Aphasie), während andere Funktionen im Anfangsstadium intakt bleiben. Der typische Verlauf soll stufenförmig mit sukzessivem Hinzukommen neuer Hirnleistungsstörungen sein. Dieses Konzept einer Multiinfarktdemenz (MID) ist bisher nicht hinlänglich bewiesen worden (*Almkvist et al. 1994; Erkinjuntti et al. 1986b; Wetterling 1997*).

Die *Abgrenzung* der verschiedenen Demenzformen auf Grund von psychopatho-logischen Kriterien ist dadurch erschwert, dass es kaum pathognomische Symptome gibt. Die Unterformen unterscheiden sich v.a. durch die Ausprägung der verschiede-nen Symptome. Die neuropathologischen Befunde (s.unten) sprechen gegen eine strenge lokalisatorische Einteilung der Demenz, denn bei fast allen »subkortikalen« Demenztypen (z.B. Parkinson-Demenz) finden sich auch Veränderungen in den zum Kortex ziehenden Bahnen oder im Kortex selbst. Umgekehrt sind bei kortikalen Demenzformen (z.B. Alzheimer-Demenz) sehr häufig auch subkortikale Strukturen betroffen (Nucleus basalis Meynert, weiße Substanz (*Brun et al. 1986*). Meist besteht auch eine frontale Mitbeteiligung (*deKosky et al. 1990*). Eine vaskuläre Demenz wird fast ausschließlich durch bilaterale vaskuläre Schädigungen hervorgerufen (*Erkin-juntti et al. 1988*), daher liegt also keine rein fokale Störung vor.

Epidemiologie

Da die Inzidenz für dementive Abbauprozesse ab dem 65. Lebensjahr deutlich ansteigt, ist auf Grund der steigenden Lebenserwartung mit einer zunehmenden Zahl Dementer zu rechnen [→ Tabelle 4.2]. Die Prävalenz für Demenz liegt nach Feld-studien in der BRD bei über 65-Jährigen zwischen 8,5 und 13,0%. An einer mittel-schweren oder schweren Demenz leiden 3,5–7,6%. Daten für andere Industrieländer zeigen vergleichbare Prävalenzraten (Übersicht s. *Bickel 1997*).

Der Anteil von Dementen in der Bevölkerung hängt deutlich von den angewand-ten Diagnosekriterien ab, denn die Anzahl der nach den DSM-IV-Kriterien als dement Diagnostizierten ist höher als die mit ICD-10-Kriterien ermittelte (*Erkin-juntti et al. 1997; Wetterling et al. 1996a*). Verglichen mit der in Feldstudien ermittelten Häufigkeit dementieller Erkrankungen ist der Anteil Dementer bei den Aufnahmen in Akutkrankenhäuser erhöht (*Anthony et al. 1982; Arolt et al. 1996; Erkinjuntti et al. 1986a*). Auf Grund der bei dementen Patienten häufig anzutreffenden Multimorbi-dität und des durch die Demenz behinderten Genesungsprozesses (mangelnde Mitar-beit) sind im Vergleich zu nichtdementen Alten längere Krankenhausaufenthalte und damit auch hohe Kosten bedingt. Sehr hoch ist auch der Anteil der leicht dementen Patienten (17% der über 65-Jährigen) in den Allgemeinarzt-Praxen (*Cooper et al. 1992*). Die meisten Dementen befinden sich nur in allgemeinärztlicher Behandlung.

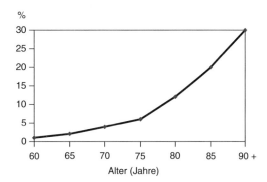

Abb. 4.2. Anstieg der Prävalenz
dementielle Abbauprozesse mit steigendem Alter (nach verschiedenen
Feldstudien).

Vorkommen (Häufige Grunderkennungen)

Der zur Demenz führende pathologische Prozess kann das Gehirn selbst betreffen (auch als primäre Demenz bezeichnet) oder erst sekundär das Gehirn z.B. im Rahmen schwerer internistischer Krankheiten befallen. Eine Vielzahl von Erkrankungen kann zur Demenz führen. Eine Reihe der Grunderkrankungen ist prinzipiell therapierbar (s. Übersicht *Wetterling 1994a*) [→ Tabelle 4.9], während für andere noch keine Behandlungsmöglichkeiten bestehen [→ Tabelle 4.10].

Die dementiellen Abbauprozesse unterscheiden sich häufig hinsichtlich ihres klinischen Querschnittsbildes nur wenig (s. unten), so dass oft die endgültige Diagnose erst neuropathologisch sicher gestellt werden kann, denn viele dementielle Abbauprozesse sind durch neuropathologische Veränderungen definiert. Anhand von Autopsiestudien, bei denen keine Vorselektion vorausgegangen war (s. Übersicht *Wetterling 1994a*), lässt sich die Häufigkeit der verschiedenen zur Demenz führenden Erkrankungen bei älteren Patienten abschätzen:

- **Demenz vom Alzheimer-Typ** (45,6%),
- **Vaskulär bedingte Demenzen** (24,2%; auch als Multiinfarkt-Demenz bezeichnet),
- **Misch-Typ aus Alzheimer- und vaskuläre Demenz** (16,5%).

Eine Demenz tritt außerdem häufig bei einem Parkinson-Syndrom, bei Lewy body Disease und bei chronischem Alkoholismus auf. Auch raumfordernde Prozesse (Hirntumoren, v.a. Meningeome), ein Normaldruck-Hydrozephalus und eine Hypothyreose führen zu einer Demenz. Bei etwa 12–15% der Demenzpatienten findet sich kein neuropathologisch adäquates Korrelat. Daraus ist zu schließen, dass ein erheblicher Anteil der Demenzen nicht auf eine primäre Erkrankung des Zentralnervensystems zurückzuführen ist.

In Zusammenfassungen von mehreren Arbeiten (*Mumenthaler 1987; Weytingh et al. 1995*) lag bei 14–23% der Demenzpatienten eine Demenz vor, die auf eine grundsätzlich behandelbare Grunderkrankung zurückzuführen war. Aber mit zunehmendem Alter nimmt der Anteil der potentiell reversiblen Demenzformen deutlich ab. Er beträgt etwa 4% bei über 65-Jährigen (*Smith et al. 1981*). Die häufigsten Ursachen für eine behandelbare Demenz sind:
- kardiovaskuläre Erkrankungen,
- Normaldruck-Hydrozephalus,
- depressives Syndrom,
- raumfordernde Prozesse (Hirntumoren, v.a. Meningeome),
- Schilddrüsenerkrankungen (Hypo- und Hyperthyreose),
- Medikamente oder toxische Substanzen,
- zerebrale Arteritiden (Kollagenosen),
- chronische Enzephalitiden (z.B. HIV- und Neuro-Lues),
- pulmonale Erkrankungen.

Pathogenese

Eine einheitliche Pathogenese der Demenz ist bei der Vielzahl der Erkrankungen, die zur Demenz führen können [s. Tabellen 4.9 und 4.10], unwahrscheinlich. Die zu Grunde liegenden *neuropathologischen Befunde* sind sehr vielgestaltig. Makroskopisch werden am häufigsten eine kortikal und/oder subkortikal betonte Atrophie angetroffen. Daneben sind oft komplette und inkomplette Infarkte nachweisbar. Bisher ist nicht hinreichend geklärt, wieviel Hirngewebe zerstört bzw. geschädigt sein muß, damit eine Demenz auftritt (*Schwellenwert-Theorie*).

Tabelle 4.9. Erkrankungen, die zu einer Demenz führen können und *prinzipiell* behandelbar sind

---

1. *Neurochirurgisch behandelbar:*
- normotensiver Hydrozephalus
- chronisch subdurales Hämatom / subdurales Hygrom
- Hirntumoren (z.B. frontale Meningeome)
- Hirnabzesse / Hirnmetastasen[a]
- arteriovenöse Missbildungen[a]

2. *Medikamentös behandelbar:*
Mit Neurotransmitterderivate/Neurotransmitter-Abbauhemmer:
- Demenz vom Alzheimer-Typ
- Mischtyp aus Demenz vom Alzheimer-Typ und vaskulärer Demenz
- Demenz bei Parkinson-Syndrom
Antibiotisch, antimykotisch oder antiviral:
- Neurolues
- Neuro-AIDS (HIV-Enzephalitis)
- tuberkulöse Meningitis[b]
- parasitäre Hirnerkrankungen (z.B. Zystizerkose)[b]
- Pilzinfektionen[b]
- chronische Herpes-simplex-Enzephalitis[a]
Hormonell:
- Hypo-/Hyperthyreose
- Hypo-/Hyperparathyreodismus[a]
- Hypophyseninsuffizienz/Cushing-Syndrom[a]
- Nebenniereninsuffizienz[a]
Mit Vitaminen:
- funikuläre Myelose
- Wernicke-Enzephalopathie /Pellagra[b]
Mit Kortikoiden oder/und Zytostatika:
- Kollagenosen/Angiitiden (z.B. Lupus erythematodes)
- Neurosarkoidose[a]
- zerebrale Lymphome[a]
Mit Chelatbildern oder Penicillinamin:
- chronische Schwermetallvergiftungen[a]
- M. Wilson[a]
Diätetisch:
- chronische Leber-/Niereninsuffizienz[a]
Symptomatisch:
- chronische Lungenerkrankungen,chronische Herzinsuffizienz[a]
- Epilepsie[a]
Entzug der schädigenden Substanz:
- organische und anorganische Chemikalien (Painter's disease)
- Medikamente/Alkohol

(nach *Wetterling 1994a*)
[a] sehr selten bzw. selten Ursache für eine Demenz
[b] in Europa selten, häufiger in Entwicklungsländern.

Tabelle 4.10. Bisher therapeutisch nicht sicher beeinflussbare Demenzformen

Degenerative Erkrankungen:
– Lewy body-disease
– idiopathische Stammganglienverkalkung (M. Fahr)
– Chorea Huntington[a]
– Morbus Pick[a]
– Progressive supranukleäre Lähmung (PSP)[a]
– Friedreichsche Ataxie[a]
– zerebelläre Heredoataxie[a]
– olivo-ponto-zerebelläre Atrophie[a]
– Demenz bei Down-Syndrom[a]
Vaskuläre Demenz:
– Multiinfarkt-Demenz
– zerebrale Mikroangiopathie (Leuko-Araiose und lakunäre Infarkte)
– zerebrale Amyloid-Angiopathie[a]
– neoplastische Angioendotheliose[a]
Entzündliche Erkrankungen:
– Prion-Erkrankungen (z.B. Creutzfeldt-Jakob-Krankheit Erkrank.)[a]
– Multiple Sklerose[a,b]

(nach *Wetterling 1994a*)
[a] sehr selten bzw. selten Ursache für eine Demenz
[b] möglicherweise durch Interferon-Behandlung vermeidbar

Weiter ist nicht bekannt, ob der Lokalisation der Schädigung eine entscheidende Rolle zukommt (*Brun et al. 1988; Erkinjuntii et al. 1988; Loeb 1989; Tomlinson et al. 1970*). Vorherrschende neuropathologische Schädigungen können sein:

1. *Neuronale Schädigung* (mit Verringerung der Synapsen und Dendritenbaum) z.B. Demenz vom Alzheimer-Typ, Demenz bei Parkinson-Syndrom.
   Klinische Zeichen: Neuropsychologische Störungen (wie z.B. Aphasie), extrapyramidale Störungen.
2. *Glia-Schädigung* (mit sekundärer Schädigung der neuronalen (Signalübertragung) z.B. subkortikaler vaskulärer Demenz.
   Klinische Zeichen: Verlangsamung, Apathie (Leitungsstörung-disconnection-syndrome, d.h. ein ungenügender Informationsfluss zwischen den Hirnarealen durch eine Demyelinisierung; *Poeck 1988, 1989; Roman 1987*).
3. *Spongiöse Degeneration* (z.B. Creutzfeldt-Jakob-Krankheit).
   Klinische Zeichen: rasch progrediente Demenz (bis zu einem mutistischen Bild) mit neurologischen Störungen (Myoklonien und Rigor).

Im Alter (etwa ab dem 75. Lebensjahr) sind v.a. Mischformen zu finden, wie z.B. die senile Demenz vom Alzheimer-Typ (SDAT), bei der sowohl neuronale als auch Glia-Veränderungen nachgewiesen werden können. Die neuropathologischen Veränderungen sind meist nicht pathognomisch für eine bestimmte Grunderkrankung (s. *Jellinger 1989*). So findet sich bei fast allen dementiellen Abbauprozessen eine Hirnatrophie mit Abnahme des Hirngewichts und Reduzierung der Neuronenzahl. Diese Veränderungen sind auch beim »normalen« Altern, wenn auch in geringerem

Ausmaß, anzutreffen (*Jellinger et al. 1997*). Die histopathologischen Veränderungen (wie Neurofibrillary tangles, senile Plaques, Lewy bodies etc.) sind ebenfalls nicht spezifisch für eine bestimmte Grunderkrankung (*Jellinger et al. 1989; Ulrich et al. 1986*). Die diagnostische Klassifizierung hängt weitgehend von der Wertigkeit ab, die den einzelnen histopathologischen Veränderungen für eine bestimmte Erkrankung zugeordnet wird (*Alafuzoff et al. 1987; Joachim et al. 1988; Kokmen et al. 1987; Tierney et al. 1988; Ulrich et al. 1986*). Insbesondere die zur Abgrenzung einer vaskulären von einer degenerativen Demenz benutzten neuropathologischen Kriterien sind bisher noch nicht allgemeingültig definiert. Entsprechende Bemühungen haben zu Empfehlungen von Consensus-Konferenzen geführt (*McKeith et al. 1996; Mirra et al. 1991*). Es bleibt aber ein erheblicher Anteil von dementen Patienten, die die typischen neuropathologischen Veränderungen zweier Demenzformen aufweisen. Besonders häufig werden Veränderungen einer Alzheimer-Erkrankung und zerebrovaskuläre Läsionen oder Lewy bodies kombiniert gefunden (*Heyman et al. 1998; Ince et al. 1995; Mirra 1997*).

Klinische Symptomatik und Verlauf

Häufig wird der Beginn des dementiellen Abbaus von den Betroffenen und ihren Angehörigen kaum bemerkt, da die Symptomatik sich schleichend ausbildet und eine anfänglich häufig geklagte Vergesslichkeit oft als altersgemäß angesehen wird. In einigen Fällen, v.a. bei der vaskulären Demenz und bei der Demenz bei Parkinson-Syndrom, fallen zunächst neurologische Symptome (Herdsymptome, Aphasie oder extrapyramidale Bewegungsstörungen) auf. Erste klinische Hinweise auf das mögliche Vorliegen einer Demenz können sein:

- Gedächtnisstörungen,
- Orientierungsstörungen (z.B. nächtliche Verwirrtheitszustände),
- Wortfindungsstörungen, häufiges Benutzen von Floskeln (»Sie wissen schon«),
- Verlangsamung der kognitiven Funktionen,
- Wahn, bestohlen oder hintergangen zu werden,
- Schlafstörungen mit nächtlicher Unruhe (Tag/Nacht-Umkehr),
- Verhaltensänderungen (Ausbildung »sinnloser« stereotyper Verhaltensmuster),
- Veränderungen der Persönlichkeit im Sinne einer Akzentuierung oder Entdifferenzierung der Primärpersönlichkeit.

Die klinische Symptomatik, insbesondere zu Beginn der demenziellen Entwicklung ist sehr variabel. Sie ist von der zu Grunde liegenden Erkrankung abhängig. Sehr häufig stehen zu Beginn des demenziellen Abbaus zunehmende Merkfähigkeitsstörungen im Vordergrund. Hieraus resultieren eine weitgehende Unfähigkeit, sich Neues zu merken, und damit oft auch Orientierungsstörungen. Meist treten auch frühzeitig Wortfindungsstörungen und apraktische Störungen (Durchführung von mehrschrittigen Handlungen, z.B. Ankleiden, Kaffee kochen etc.) auf. In einer ganzen Reihe von Fällen sind zu Beginn des demenziellen Abbaus jedoch ein hochgradiger Antriebsverlust und eine psychomotorische Verlangsamung oder Verhaltensveränderungen (meist Stereotypien) feststellbar.

Verlaufsuntersuchungen zeigen, dass auch der Verlauf, insbesondere die Progredienz einer Demenz, sehr variabel und von der zu Grunde liegenden Erkrankung abhängig ist (*Barclay et al. 1985; Devanand et al. 1997b; Haupt et al. 1992b; Katzman et al. 1988; Mölsa et al. 1986; Olichney et al. 1998; Tatemichi et al. 1992; Thal et al. 1988*). Auch der schon erreichte Schweregrad gestattet nur bedingt eine Vorhersage über den weiteren Verlauf. Der Verlauf bei einer Demenz vom Alzheimer-Typ (DAT) und auch bei der Lewy-body-Demenz ist meist relativ einförmig progredient (*Katzman et al. 1988; Olichney et al. 1998*), während der Verlauf bei der vaskulären Demenz sehr variabel ist. Die durchschnittliche Krankheitsdauer beträgt (vom Beginn der ersten Symptome einer Demenz bis zum Tod) bei der DAT ungefähr 7–8 Jahre und bei vaskulären Demenzen etwa 4–5 Jahre (*Barclay et al. 1985; Bracco et al. 1989; Martin et al. 1987; Mölsa et al. 1986*).

Diagnostik

Eine wesentliche Schwierigkeit in der Diagnostik der Demenz besteht darin, den dementiellen Abbau als eine über die Norm des normalen Alterns hinausgehende Störung zu erkennen. In einigen Studien (in verschiedenen Ländern) wird die Kompetenz von Allgemeinärzten, eine Demenz zu diagnostizieren, sehr unterschiedlich beurteilt (*Cooper et al. 1992; O'Connor et al. 1988; Steinberg et al. 1980; Stoppe et al. 1994*). 58–75% der Patienten, die nach den testpsychologischen Ergebnissen bzw. dem Expertenurteil eine Demenz hatten, wurden in diesen Studien durch die behandelnden Ärzte als dement diagnostiziert. Aber in Vergleichsuntersuchungen (*Erkinjuntti et al. 1997; Wetterling et al. 1996a*) zeigte sich, dass sich in derselben Stichprobe die Zahl der nach den diagnostischen Kriterien des DSM-IV (*Saß et al. 1996*) als dement Diagnostizierten deutlich von der nach ICD-10-Kriterien (*Dilling et al. 1993*) als dement klassifizierten unterscheidet. Daher ist immer die Angabe der herangezogenen Kriterien wichtig.

Verfahren zur Sicherung der Diagnose einer Demenz

In der Literatur sind zahlreiche Instrumente zur Absicherung der Diagnose einer Demenz veröffentlicht worden (s. Übersicht *Frölich et al. 1997*). Die meisten Tests sind nur geeignet, schwere Ausprägungsgrade eines dementiven Abbauprozesses zu diagnostizieren und quantitativ im Verlauf zu erfassen. Sie basieren v.a. auf der Erfassung von kognitiven Beeinträchtigungen und der Einschränkungen der alltäglichen lebenspraktischen Tätigkeiten sowie der Beurteilung von Verhaltensabweichungen. Veränderungen des psychischen Befindens werden meist nicht erfasst.

Instrumente, die auch eine Differenzialdiagnose der Ursachen einer Demenz gestatten, sind das CAMDEX (*Roth et al. 1986*), GMS-AGECAT (*Copeland et al. 1986*) und das SIDAM (*Zaudig et al. 1990*). Letztere enthalten v.a. Items aus dem Mini-Mental State Exam MMSE (*Folstein et al. 1975*), das trotz vielfältiger Kritik sehr verbreitet ist und schon als eine Art Standardinstrument zur Minimaldiagnostik (Untersuchungsdauer etwa

10 min) bei Verdacht auf Demenz angesehen werden kann. Dieser Test überprüft die Orientierung, Merkfähigkeit, Rechenfähigkeit, das Sprachverständnis, die Ausführung einer dreischrittigen Handlungsanweisung und das räumliche Vorstellungsvermögen. Bei unter 24 von 30 möglichen Punkt besteht der dringende Verdacht auf eine Demenz.

Zur Schweregradeinteilung der Demenz werden meist die Beeinträchtigung der kognitiven Fähigkeiten herangezogen, die mit dem schon erwähnten MMSE (*Folstein et al. 1975*), der Demenz-Skala (*Blessed et al. 1968*) oder mit der ADAS-cog (*Mohs et al. 1983*) schnell und zuverlässig eingeschätzt werden können. Die von GDS- und BCRS-Skalen (*Reisberg et al. 1982;1983*) sowie die CDR-Skala (*Hughes et al. 1982*) gestatten eine rasche klinische Einstufung des Schweregrads der Demenz.

Eine große Bedeutung für die Diagnose einer Demenz hat der Nachweis einer Beeinträchtigung der alltäglichen lebenspraktischen Tätigkeiten (»activities of daily living« ADL) wie Anziehen, Körperhygiene, Essen zubereiten etc. Diese Fähigkeiten können mit dem entsprechenden Teil der Demenz-Skala (*Blessed et al. 1968*), der B-ADL (*Hindmarch et al. 1998*), dem Functional Assessment Staging (FAST) (*Reisberg 1988*) der Nürnberger Alters-Alltagsaktivitäten (NAA) und -Beobachtungsskala (NAB)(*Oswald et al. 1995*) genauer erfasst werde [→ Tabelle 2.2].

Neuropsychologische Verfahren zur Sicherung der Diagnose Demenz

Die herkömmlichen neuropsychologischen Tests überprüfen häufig nur eine bestimmte Funktion, die im Gehirn meist in einem Areal repräsentiert sind (z.B. motorische Aphasie – 3. Schläfenwindung links). Bei der Demenz ist aber die Lokalisation der Schädigung entweder diffus über mehrere Areale verteilt (z.B. DAT oder M. Pick) oder die Lokalisation der Herde (z.B. MID oder vaskuläre Demenz) ist so variabel, dass die herkömmlichen neuropsychologischen Methoden nicht ausreichen (*Poeck 1988*).

Häufige in der Literatur verwendete Tests zur Feststellung eines dementiven Abbaus sind der Information-Memory-Concentration Test (IMCT), ein Teil der Demenz-Skala (*Blessed et al. 1968*) und das Mini-Mental State Exam (MMSE) (*Folstein et al. 1975*). Beide Tests weisen eine hohe Korrelation in ihren Ergebnissen auf (*Wetterling et al. 1994a*). Diese beiden Tests enthalten auch die in der Definition der Demenz vom DSM-IV (*Saß et al. 1996*) und der ICD-10 (*Dilling et al. 1993*) erwähnten Items. In den NINCDS-ADRDA Kriterien für eine DAT (*McKhann et al. 1984*) [→ Tabelle 4.12] sind sie explizit aufgeführt. In neuerer Zeit werden neben diesen Tests der ADAS (*Mohs et al. 1983*) und der SKT (*Erzigkeit 1989*) zunehmend für die Demenzdiagnostik eingesetzt. In Deutschland wird auch das ausführliche Nürnberger Altersinventar (NAI) (*Oswald et al. 1995*) häufig verwendet. Zur Erfassung der Verhaltensauffälligkeiten bei Dementen [→ Kap. 5] wurden mehrere Skalen entwickelt (s. Übersicht *Ferris et al. 1997*).

Differenzialdiagnose

Die Differenzialdiagnose der Demenz von anderen organischen Psychosyndromen (wie Amnesie, Delir, etc.) und der verschiedenen zur Demenz führenden Erkrankungen sollte schrittweise erfolgen, da die häufigste Form einer Demenz, die Demenz vom Alzheimer-Typ eine Ausschlussdiagnose ist und behandelbare Demenzformen rechtzeitig erkannt werden sollten. Ein entsprechendes Schema findet sich in Abbildung 4.3. (Beschreibung der Charakteristika seltener Demenzformen s. *Heun 1997*).

Psychopathologische Differenzierung

Eine Demenz muß psychopathologisch von einem Delir und auch von einer depressiven Störung differenzialdiagnostisch abgegrenzt werden, da beide Störungen mit deutlichen kognitiven Beeinträchigungen einhergehen können [→ Tabelle 4.11].

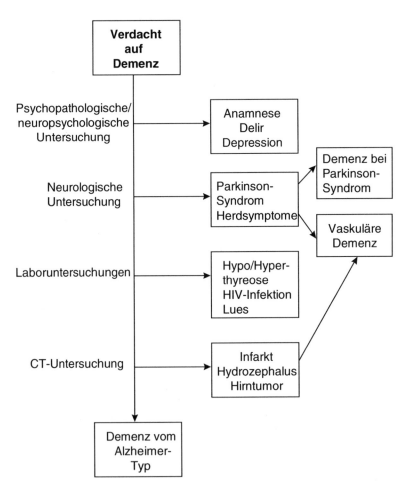

Abb 4.3. Stufenweise klinische Differenzierung bei Patienten mit Verdacht auf eine Demenz mit Ausschluss der häufigsten behandelbaren Demenzformen. Weitere apparative Untersuchungen (z.B. MRT, SPECT und EEG) können die Differenzierung ergänzen und absichern

Tabelle 4.11. Differenzierung Demenz – Delir – Depression

	Demenz	Delir	Depression
Beginn	Schleichend über Monate	Plötzlich	Schleichend über einige Tage
Bewusstsein	Klar	Getrübt	Klar
Affektivität			
– Angst	Meist keine	Häufig	Sehr häufig
– depressive Stimmung	häufig	meist keine	obligat
Aufmerksamkeit	Normal→ reduziert	deutlich reduziert	Normal → reduziert
Auffassung	Reduziert	Reduziert	Normal → reduziert
Orientierung	Oft beeinträchtigt	Gestört, v.a. zeitlich	Normal
Gedächtnis			
– Kurzzeitgedächtnis	Gestört	Gestört	Kaum gestört
– Langzeitgedächtnis	Oft beeinträchtigt	Gestört	Oft beeinträchtigt
Halluzinationen	Meist keine	Häufig optisch und akustisch	Meist keine
Wahn	Meist kein	Häufig	Meist kein
Sonstige psychopathologische Symptome	Schlaf-Wach-Umkehr	Oft Schlaf-Wach-Umkehr	Ein- und Durch-schlafstörungen
Psychomotorik	Meist normal→ verringert/gesteigert	Verringert/gesteigert (stark wechselnd)	Meist normal→ verringert/gesteigert
Sprache	Wortfindungsstörungen → Aphasie	Inkohärent	Normal.
Körperliche Symptome	Meist keine→ extra-pyramidale Störungen	Häufig: Tremor, Schwitzen, Tachykardie	Obstipation, Müdigkeit

Differenzierung einer Demenz von einem Delir

Bei dementen Patienten besteht häufiger gleichzeitig ein delirantes Bild als bei nicht-dementen Alterskontrollen (*Koponen et al. 1989*). Ein Delir kann in vielen Fällen klinisch eine Demenz maskieren. Besonders bei Fällen, die längere Zeit (>14 Tage) delirant bleiben, ist an das gleichzeitige Vorliegen einer Demenz zu denken. Delirante Patienten weisen häufiger als Demente vegetative Symptome wie Tachykardie, Fieber und niedrige Blutdruckwerte auf (*Rabins et al. 1982*).

Differenzierung einer Demenz von einer Depression

In Verlaufsuntersuchungen von ursprünglich als dement klassifizierten Patienten wurden später 8–15% als depressive Verstimmung diagnostiziert (*Alexopoulos et al. 1993; Marsden et al. 1972; Ron et al. 1978*). Umgekehrt hatten alte Depressive, insbesondere diejenigen, die kognitive Beeinträchtigungen aufwiesen, im Verlauf ein deutlich erhöhtes Risiko, dement zu werden (*Buntinx et al. 1996; Devanand et al. 1996; Kral 1982; Rabins et al. 1984; Sachdev et al. 1990*). Diese Ergebnisse zeigen die Notwendigkeit, aber auch die Schwierigkeiten der Differenzierung zwischen einer Demenz und einer Depression.

Oft ist bei leicht ausgeprägter Demenz und gleichzeitiger depressiver Verstimmung die Differenzialdiagnose sehr schwierig. In solchen Fällen wird mitunter die

Diagnose *depressive Pseudodemenz* gestellt. Dieser Begriff ist nur deskriptiv und in der Literatur sehr umstritten (s. *Wetterling 1997b*). Nur wenn die kognitiven Defizite sehr stark ausgeprägt sind und die Diagnose einer Demenz rechtfertigen würden, ist differenzialdiagnostisch an eine depressive Pseudodemenz zu denken [→ Abschn. 4.4.4: *Sonderformen*].

Klinische Untersuchungen zur Differenzierung Demenz/Depression existieren nur in geringer Zahl (z.B. *Copeland et al. 1985; Grayson et al. 1987; Forsell et al. 1993; Gurland et al. 1984*). Eine psychopathologische Unterscheidung führt nur bei Anwendung mehrdimensionaler Ansätze zu zufriedenstellenden Resultaten.

Bei einer Reihe von zur Demenz führenden Erkrankungen kann im Verlauf eine depressive Verstimmung auftreten. Besonders häufig ist eine Depression bei einer vaskulären Demenz (*Cummings 1987*), einer Demenz vom Alzheimer-Typ (*Wragg et al. 1989*) und einer Demenz bei Parkinson-Syndrom (*Cummings 1992*).

Neurologische Untersuchung

Zahlreiche neurologische Krankheiten können zur Demenz führen [→ Tabellen 4.10 und 4.11]. Meist treten bei diesen Erkrankungen die neurologischen Symptome (z.B. Rigor, Hypokinese, zerebelläre Ataxie, Augenmuskelstörungen) vor dem dementiellen Abbau auf, so dass in diesen Fällen die Differenzialdiagnose der zur Demenz führen-

Tabelle 4.12. Differenzialdiagnose von häufig einer Demenz zu Grunde liegenden Erkrankungen

Differenzialdiagnostisch zu erwägende Ursache der Demenz	Weiterführende Untersuchung
Vaskuläre Demenz bzw. gemischte Demenz	Zerebrovaskuläre Risikofaktoren: Hypertonus, Herzerkrankung, Diabetes mellitus, Hyperlipidämie Neurologischer Befund: oft Herdzeichen, Gangstörung EEG: häufig Herdhinweise CT/MRT: Infarkt und/oder Marklager-Veränderungen (Leuko-Araiose)
Parkinson-Syndrom	Neurologischer Befund: Hypokinese, Rigor, Tremor (Auftreten vor Demenz)
Normaldruck-Hydrozephalus	Neurologischer Befund: Gangstörung CT/MRT: erweitere Ventrikel
Hirntumor (v.a. Meningeom)	Neurologischer Befund: oft Herdzeichen EEG: meist Herdhinweis CT/MRT: Hirntumor + Ödem
Hypothyreose	TSH <0,05 U/ml
Hyperthyreose	TSH >3,5 U/ml
Andere Hormonstörungen	Cortisol, Parathormon
Wernicke-Korsakoff-Syndrom	Alkoholanamnese, Neurologischer Befund: Ataxie, Polyneuropathie
Chronische Enzephalitis	Lumbalpunktion: Eiweiß, IgG, Zellen, evtl. spezifische Tests, z.B. HIV, TPHA, Kultur
Creutzfeldt-Jakob-Syndrom	Anamnese: rasch progredienter Verlauf, Neurologischer Befund: früh Myoklonien, Rigor EEG: periodische sharp-wave-Komplexe
Demenz vom Alzheimer-Typ	Anamnese, Ausschluss anderer Ursachen CT/MRT: Atrophie (Hippocampus) Lumbalpunktion: Tau-Protein

den Erkrankung kaum Schwierigkeiten macht. Für die Differenzialdiagnose Demenz vom Alzheimer-Typ vs. Parkinson-Syndrom mit Demenz ist der Zeitpunkt des Auftretens der extrapyramidalen Symptome ein wesentliches Kriterium. Neurologische Herdzeichen weisen auf eine vaskuläre Erkrankung hin.

Laboruntersuchungen

Für die meisten Demenzformen mit Ausnahme der seltenen entzündlich, immunologisch oder metabolisch bedingten Demenzen gibt es keine hinweisenden laborchemischen Parameter. Relativ häufig wird bei Hormonbestimmungen eine Hypo-/Hyperthyreose als Ursache der Demenz gefunden (*Haupt et al. 1990*). Von dem DSM-IV, ICD-10 und auch den NINCDS-ADRDA Kriterien (*McKhann et al. 1984*) für eine Demenz vom Alzheimer-Typ wird eine umfangreiche Labordiagnostik, z.B. HIV- und TPHA-Test, sowie eine Liqouranalyse zum Ausschluss einer behandelbaren Demenz (z.B. einer chronischen Enzephalitis) gefordert. Besonders der Nachweis von oligoklonalen IgG-Banden spricht für das Vorliegen einer multiplen Sklerose, Neuro-Lues oder chronischen Enzephalitis. Eine HIV-Enzephalitis kann durch den Virustiter diagnostiziert werden. Tests für die Alzheimer-Erkrankung sind noch in Erprobung (s.unten).

Elektroenzephalografie (EEG)

Da mit zunehmendem Alter die Frequenz des EEG-Grundrhythmus auch bei Gesunden langsam abnimmt, ist eine Frequenzabnahme differenzialdiagnostisch von nur geringem Wert. Sehr häufig (89%) wurde bei neuropathologisch verifizierten DAT-Patienten eine Frequenzverlangsamung gefunden (*Müller et al. 1978*). Bei vaskulärer Demenz, besonders bei der MID, wurden im EEG häufig Herde (theta- und seltener auch delta-Foci) gefunden. Daneben sind bei MID-Patienten mitunter paroxysmale Dysrhythmien im EEG zu beobachten. Bei 53% der autopsierten gesicherten Fälle mit zerebrovaskulären Läsionen konnten fokale EEG-Veränderungen nachgewiesen werden (*Müller et al. 1978*). Schlaf-EEG-Ableitungen sollen helfen, die schwierige Differenzialdiagnose: Demenz- depressive Pseudodemenz zu erleichtern (*Reynolds et al. 1986, 1988*).

Bildgebende Verfahren (CT/MRT)

In einigen Fällen kann anhand des CT-/MRT-Befundes eine prinzipiell behandelbare Ursache der Demenz (meist intrakranielle Raumforderungen, wie z.B. ein frontales Meningeom oder ein Normal-pressure-Hydrozephalus) festgestellt werden. Extrazerebrale Raumforderungen (chronisch subdurale Hämatome und subdurale Hygrome), die im CT hypodens abgebildet werden, treten häufig bilateral frontal auf und können daher zu Schwierigkeiten in der Abgrenzung zu einer frontal betonten Hirnatrophie führen (*Wetterling et al. 1989*).

Hirnatrophische Veränderungen im CT/MRT geben keinen sicheren Hinweis auf einen dementiellen Abbauprozess. Im Alter, etwa ab dem 60. Lebensjahr, nimmt die Variationsbreite der Größe der inneren und äußeren Liquorräume deutlich zu. So fand sich in größeren CT/MRT-Studien bei einem hohen Prozentsatz älterer Gesunder (*Nagata et al. 1987*) und älterer Depressiver (*Soares et al. 1997*) eine Hirnatrophie. Eine im CT/MRT nachgewiesene Hirnatrophie bei neuropsychologisch gesicherter Demenz lässt keinen Hinweis auf den zu Grunde liegenden neuropathologischen Prozess zu, denn bei einer Reihe von Demenzformen konnte im CT gehäuft eine Hirnatrophie nachgewiesen werden. Fakultativ kann eine Hirnatrophie bei fast allen dementiellen Abbauprozessen auftreten.

Bei dementen Patienten werden im CT und MRT gehäuft Marklager-Veränderungen, häufig Leukoaraiose genannt, gefunden (s. Übersicht *Schmidt et al. 1997; Wetterling 1992*). Die Häufigkeit dieser Veränderungen nimmt mit dem Lebensalter deutlich zu (*George et al. 1986a, b*). Sie sind unspezifisch, denn sie kommen bei einer Reihe von Erkrankungen vor. Im Zusammenhang mit einer Demenz werden diese CT/MRT-Veränderungen im Marklager oft als Hinweis auf ein vaskuläre (Mit)-Verursachung angesehen (*Wetterling 1992b*) [→ *vaskuläre Demenz*]. Mitunter wird auch anhand der bildgebenden Verfahren eine neuropathologische Diagnose gestellt: M. Binswanger bzw. Demenz vom Binswanger-Typ oder subakute arteriosklerotische Enzephalopathie. Dies ist angesichts der verschiedenen neuropathologischen Korrelate für diese neuroradiologisch festgestellten Veränderungen im Marklager (Gliose, Aufweitung der Rubin-Virchow-Räume um die Arteriolen; s. *Wetterling 1998a*) nicht zulässig.

Multiple Infarkte werden als zweithäufigste Ursache einer Demenz angesehen. Aber der Nachweis von multiplen Hirninfarkten kann nicht als sicheres Zeichen für eine MID gewertet werden, da sich sogar bei Patienten ohne klinische Hinweise auf einen Hirninfarkt im CT multiple Infarkte nachweisen ließen (*Ladurner et al. 1982; Loeb et al. 1988*). Der Nachweis von einem oder mehreren ischämischen Infarkten im CT/MRT schließt eine reine DAT aus. Wahrscheinlich liegt dann eine Demenz vom Mischtyp vor. Bei MID-Patienten sind meist bilaterale Infarkte, vorzugsweise im Bereich des Thalamus und subkortikal in der weißen Substanz (*Ladurner et al. 1982; Loeb et al. 1988*), nachweisbar.

Bilaterale Stammganglien-Verkalkungen kommen bei dementen Patienten gehäuft vor. Sie konnten aber bei über 20 Erkrankungen nachgewiesen werden, so dass sie als unspezifisch anzusehen sind (*Harrington et al. 1981*). Bei sehr ausgedehnten Verkalkungen, die auch das Kleinhirn betreffen können, liegt mit hoher Wahrscheinlichkeit ein M.Fahr vor (*Taxer et al. 1986*). In diesen Fällen sollte der Kalziumstoffwechsel genauer untersucht werden (Parathormon, Serum-Ca^{++}).

Risikofaktoren

Da bei älteren Menschen häufig leichte kognitive Störungen nachweisbar sind und die Zahl der Betroffenen in epidemiologischen Studien hoch ist (*Kratz et al. 1998*), stellt sich die Frage, ob leichte kognitive Störungen im Alter als Risikofaktor für einen dementiellen Abbau zu werten sind. Verwirrend sind die zahlreichen verschiedenen Termini, die in der Literatur zur Beschreibung dieser Störung gebraucht wurden (s. *Rieschies 1997*), die in der ICD-10 als leichte kognitive Störung bezeichnet wird. Subjektiv stehen meist Gedächtnisstörungen im Vordergrund. In einer Reihe von Verlaufsstudien (*Bowen et al. 1997; Copeland et al. 1992; Devanand et al. 1997a; Kral 1962; O'Brien et al. 1992; O'Connor et al. 1992; Rubin et al. 1998; Tierney et al. 1996*) konnte nachgewiesen werden, dass innerhalb weniger Jahre ein erheblicher Teil der Menschen mit leichten kognitiven Störungen dement wird. Eine leichte kognitive Störung ist daher als Risikofaktor für eine Demenz anzusehen. Daher sollten diese Patienten hinsichtlich möglicher behandelbarer Risikofaktoren genau abgeklärt werden. In einigen Studien fanden sich Hinweise darauf, dass eine geringe Ausbildung ein

Risikofaktor für einen dementiellen Abbau (*Bowler et al. 1998; Stern et al. 1995*) dargestellt.

Therapie

Bei der Planung einer Therapiestrategie für demente Patienten sind zu berücksichtigen:
1. **Behandlung der Grunderkrankung des Patienten,**
2. **Behandlung der Komplikationen der Demenz (symptomatische Therapie),**
3. **Unterstützung bei der Bewältigung von demenz-bedingten Störungen,**
4. **Unterstützung der Angehörigen bei der Betreuung dementer Angehöriger.**

Zur Therapie von Dementen stehen eine Reihe von Behandungsmaßnahmen zur Verfügung:

> – **Medikamente (Antidementiva, evtl. auch Nootropika),**
> – **Medikamente zur Behandlung einer psychiatrischen Begleiterkrankung (Depression, Wahn),**
> – **Behandlung der körperlichen Grunderkrankung,**
> – **psychotherapeutische Verfahren/ psychosoziale Aktivierung (v.a. Milieutherapie).**

Häufig ist angesichts der Komplexität der Erkrankung eine Kombination der genannten Therapieverfahren erforderlich, z.B. eine medikamentöse Behandlung mit supportiver Psychotherapie sowie einer psychosozialen Aktivierung. Leider unterbleibt bei Dementen sehr häufig eine adäquate Behandlung, da sie als aussichtslos angesehen wird [→*Therapieerfolg*]. Der Zeitpunkt der therapeutischen Maßnahme richtet sich weitgehend nach dem Stadium des dementiellen Abbaus [Abb. 4.4].

Therapieerfolg

Ein Therapieerfolg ist bei chronisch progredient verlaufenden Erkrankungen wie einer Demenz schwer zu bestimmen. Schon eine Abschwächung der Progression ist als wichtiger therapeutischer Erfolg zu bewerten [Abb. 4.5]. Kriterien für Therapiestudien bei dementen Patienten wurden von mehreren Consensus-Konferenzen (z.B. *Amaducci et al. 1990; BGA 1991; Kanowski et al. 1990; Kern et al. 1992*) erarbeitet. Neben der Forderung nach einer eindeutig (nach Möglichkeit nach ätiologischen Gesichtspunkten) diagnostisch definierten Stichprobe wird ein Nachweis der Befundänderung auf mehreren Ebenen verlangt: klinische Gesamteindruck (meist CGI), psychopathometrisch (meist MMSE und ADAS), Alltagsaktivitäten und deskriptiver psychopathologischer Befund. Auch sind Behandlungsversuche über mehrere Monate erforderlich, denn erst diese können zeigen, ob die Progredienz des Leidens unterbrochen werden kann und damit die häusliche Pflege länger möglich ist und sich so eine Einweisung in ein Heim oder eine gerontopsychiatrische Krankenhausabteilung hinausschieben lässt [Abb. 4.5]. Diese Therapieziele sind auch aus volkswirtschaftlichen Gründen [→ Kap. 1] als sehr wichtig einzuschätzen.

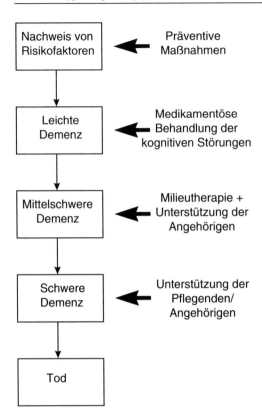

Abb. 4.4. Die in den verschiedenen Stadien der Demenz im Vordergrund stehenden therapeutischen Maßnahmen, die durch weitere individuell angepasste Maßnahmen ergänzt werden sollten

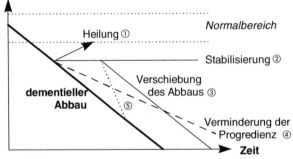

Abb. 4.5. Verschiedene durch eine Therapie (theoretisch) zu erreichende Veränderungen des Verlaufs einer Demenz:
① Heilung (Wiederereichen der alten Leistungsfähigkeit)
② Stabilisierung (Erhalt der noch vorhandenen Leistungsfähigkeit)
③ Verschiebung des dementiellen Abbaus um eine gewisse Zeit
④ Verminderung der Progredienz des dementiellen Abbaus
⑤ Verschiebung des Abbaus mit nachfolgend schnellerer Progredienz

Therapieziele

Als zur Zeit realistische Therapieziele in der Behandlung Dementer sind anzusehen:

1. **Erhalt der noch vorhandenen intellektuellen Leistungsfähigkeit,**
2. **Verminderung der Progredienz des dementiellen Abbaus bzw. Verschiebung des dementiellen Abbaus um einen längeren Zeitraum,**
3. **Entlastung der Pflegepersonen (Angehörigen) durch Verminderung der Komplikationen** (Wahn, Aggressivität, »Wandering«, etc.).

Behandlung der Grunderkrankung

Eine Therapie der Grunderkrankung ist v.a. bei sekundären Demenzen sinnvoll, denn bei einer frühzeitigen Behandlung kann der dementielle Abbau noch (teil-) reversibel sein. Die dazu notwendigen Behandlungsstrategien können vielfältig sein [→ Tabelle 4.10].

Symptomatische Behandlung

Vor allem die psychiatrischen Störungen wie depressive Verstimmung und Wahn, die häufig bei einer Demenz auftreten, können medikamentös behandelt werden. Zu empfehlen sind Medikamente mit einem günstigen Nebenwirkungsspektrum (*Katz et al. 1999*).

Beispiele:

Zur antidepressiven Behandlung: **Serotonin-Wiederaufnahmehemmer** wie z.B.
- **Citalopram** [z.B. Cipramil] oder **Paroxetin** [z.B. Tagonis] **20 mg/Tag.**

Zur Behandlung der Wahnsymptomatik: **Neuroleptika** wie z.B.
- **Risperidon** [Risperdal Lsg] **0,5–2 mg/Tag.**

Auch zur medikamentösen Therapie von Verhaltensauffälligkeiten existiert eine Reihe von Behandlungsansätzen [→ Kap. 5].

Nicht-medikamentöse Ansätze

Kognitive Therapie (Aktivierung)
Demenzkranke sollten kognitiv aktiviert werden, um noch vorhandene Fähigkeiten besser nutzen zu können. Eine Leistungsverbesserung ist kein adäquates Ziel, denn die zu erwartenden Misserfolge führen sehr oft zu Enttäuschungen. Ziel muß es vielmehr sein; durch die verbesserte Nutzung vorhandener Fähigkeiten eine Stärkung der Selbstsicherheit zu erreichen. Die kognitive Therapie kann bei leicht Dementen in Gedächtnistraining und dem Üben praktischer Fähigkeiten bestehen.

Angehörige und Pflegepersonen können Demente z.B. durch Gespräche über Tagesereignisse, gemeinsame Spiele etc. kognitiv aktivieren.

Milieutherapie
Bei der Behandlung von Dementen kommt es neben der medikamentösen Therapie auch entscheidend darauf an, die Umwelt so zu gestalten (**Milieu-Therapie**), dass der Demente sich besser orientieren kann und die Verletzungsmöglichkeiten möglichst minimiert werden. Hierzu sind oft nur kleine Umbau- oder Vorsichtsmaßnahmen notwendig. Weiter ist ein Orientierungstraining erforderlich. Auch ist es sehr wichtig, den Demenzkranken immer wieder zu aktivieren und so noch vorhandene Ressourcen zu nutzen. Zu diesen Aufgaben sollten auch die Betreuer der Demenzkranken motiviert werden. Nach Möglichkeiten sollten die Bezugspersonen konstant bleiben.

Stützung der Angehörigen von Dementen
Die Angehörigen Dementer leiden oft sehr unter der Erkrankung des Angehörigen und fühlen sich überfordert (*Dura et al. 1991*). Auch kommt es nicht selten zu aggressiven Auseinandersetzungen (*Pillemer et al. 1992*). Daher sollten die Hilfspersonen, die häufig bei der Betreuung von Dementen Schwerstarbeit leisten und daher einer Entlastung bedürfen, unterstützt werden. Einige Programme, die zur Unterstützung der Angehörigen bzw. Pflegepersonen entwickelt wurden, können die psychische Belastung, z.B. reaktive Depressionen, für die Pflegepersonen verringern und so die Verlegung in ein Pflegeheim herausschieben (*Brodaty 1992; Mittelman et al. 1995, 1996; Teri et al. 1997*). Die Elemente von Unterstützungsmaßnahmen, die auch der Hausarzt vornehmen bzw. veranlassen kann, werden in Abschn. 3.3. ausführlich dargestellt.

MERKSÄTZE

▶ Die Zahl der Demenz-Kranken steigt mit dem Alter stark an.

▶ Die Diagnose einer Demenz sollte möglichst frühzeitig erfolgen.
    → Immer nach behandelbaren Ursachen suchen.
    → Für die klinische Diagnose sollten die operationalisierte Kriterien wie die der ICD-10 herangezogen werden, denn die Demenz ist ein Syndrom, bei dem die psychopathologischen Symptome unterschiedlich ausgeprägt sind.

▶ Bei einer leichten Demenz nicht-medikamentöse Therapieansätze (z.B. kognitive Aktivierung, Milieutherapie) nutzen.

▶ Bei einer Demenz sollten auch die psychischen und Verhaltensauffälligkeiten [→ Kap. 5] behandelt werden, hierfür eignen sich:
    – zur Behandlung der Wahnsymptomatik:
      Risperidon (Risperdal),
    – zur Behandlung einer depressiven Verstimmung:
      Serotonin-Wiederaufnahmehemmer.

4.4.1
Demenz vom Alzheimer-Typ

Terminologie

Die »Demenz vom Alzheimer-Typ« (DAT) ist die häufigste Demenzform. In vielen Arbeiten wird nach dem Krankheitsbeginn zwischen zwei Unterformen unterschieden. Bei Beginn vor dem 65. Lebensjahr wird die Erkrankung nach dem Erstbeschreiber Alois Alzheimer 1907 als Alzheimer-Krankheit (*Maurer et al. 1997a*), bei ersten Symptomen nach dem 65. Lebensjahr als »senile Demenz vom Alzheimer-Typ« bezeichnet. Im internationalen Schriftum wird die erstere mit AD und letztere mit SDAT abgekürzt. Im Folgenden wird nur die allgemeinere Abkürzung DAT benutzt. Genau genommen müsste man von einer Demenz bei Alzheimer-Erkrankung sprechen, denn eine Demenz ist ein ätiologisch unspezifisches, psychopathologisch definiertes Krankheitsbild und die Alzheimer-Erkrankung ist neuropathologisch (s.unten) definiert.

Die Frage, ob anhand der bisherigen Erkenntnisse über die DAT eine Unterteilung nach Erkrankungsbeginn sinnvoll ist, wird kontrovers diskutiert. Einige Untersuchungsergebnisse sprechen gegen eine Einteilung nach dem Krankheitsbeginn. So zeigen die Inzidenzraten mit zunehmendem Alter einen langsamen Anstieg (s. *Bickel 1997*). Psychopathometrische Untersuchungen zeigen nur geringe Unterschiede. Auch die neuropathologischen Befunde deuten auf kontinuierliche Übergänge zwischen der früh und spät auftretenden DAT hin. Aber bei früh auftretenden Fällen besteht oft eine familiäre Häufung von Alzheimer-Demenz. Genetische Untersuchungen [→ *Pathogenese*] haben gezeigt, dass in diesen Fällen häufig genetische Veränderungen vorliegen. Bei der senilen DAT handelt es sich nach den augenblicklichen Erkenntnissen ganz überwiegend um sporadisch auftretende Fälle.

Diagnostische Kriterien

Für die Demenz vom Alzheimer-Typ sind verschiedene diagnostische Kriterien vorgeschlagen worden (z.B. DSM-IV (*Saß et al. 1996*) und ICD-10 (*Dilling et al. 1993*). Häufig werden zur Diagnose einer DAT die detaillierten NINCDS-ADRDA-Kriterien benutzt (*McKhann et al. 1984*).

Epidemiologie

Da die Diagnose einer Alzheimer-Krankheit als Ursache einer Demenz auch bei Anwendung strenger Kriterien (z.B. NINCDS-ADRDA) klinisch nur mit einer Sicherheit von etwa 85–96% richtig gestellt werden kann (*Gearing et al. 1996; Kosunen et al. 1996; Mirra 1997; Tierney et al. 1988*), sind epidemiologische Studien, die auf der klinischen Diagnose beruhen, mit Unsicherheitsfaktoren behaftet. Die Prävalenz- und die Inzidenzrate nimmt mit dem Alter, besonders ab dem 65. Lebensjahr kontinuierlich zu (s. *Bickel 1997*) [→ Abb. 4.2].

NINCDS-ADRDA-Kriterien für die klinische Diagnose einer Demenz vom Alzheimer-Typ (DAT)[a]

1. **Befunde, die die klinische Diagnose DAT wahrscheinlich machen:**
   - Demenz (nachgewiesen im Mini-Mental State Exam, Blessed Demenz Skala)
   - Störungen in 2 oder mehr kognitiven Funktionen
   - progrediente Verschlechterung des Gedächtnisses und anderer kognitiver Funktionen
   - Beginn der Erkrankung zwischen dem 40. und 90. Lebensjahr, meist nach dem 65. Lebensjahr
   - Fehlen systemischer oder Hirnerkrankungen
2. **Die klinische, wahrscheinliche Diagnose wird unterstützt durch folgende Befunde:**
   - progressive Verschlechterung spezifischer kortikaler Funktionen
   - Störungen in alltäglichen Tätigkeiten und Verhaltensänderungen
   - anamnestisch und besonders neuropathologisch gesicherte Fälle in der Familie
   - normaler Liquorbefund
   - unauffälliges Elektroenzephalogramm (EEG) oder unspezifische Veränderungen wie z.B. Allgemeinveränderung
   - Hinweise auf eine Hirnatrophie im CT, die bei Verlaufsuntersuchungen zunimmt
3. **Befunde, die die Diagnose einer DAT unwahrscheinlich machen:**
   - plötzlicher, apoplektiformer Beginn
   - neurologische Herdsymptome oder Koordinationsstörungen früh im Verlauf
   - zerebrale Krampfanfälle oder Gangstörungen in einem sehr frühen Krankheitsstadium

---

[a] Im dritten Abschnitt der NINCDS-ADRDA-Kriterien werden Befunde erwähnt, die mit einer Demenz vom Alzheimer-Typ vereinbar, aber nicht diagnostisch wegweisend sind.

Pathogenese

Die Alzheimer-Krankheit ist durch folgende neuropathologischen Befunde charakterisiert:

Makroskopisch:
- Hirnatrophie, die meist hippocampal, temporal und frontal am stärksten ausgeprägt ist, mit Verschmächtigung der Hirnrinde und Aufweitung der Sulci.

Mikroskopisch:
- Rarifizierung von Neuronen,
- Verringerung der Anzahl der Dendriten,

- Verminderung der Anzahl der Synapsen,
- in den Neurone vorwiegend in den Perikarya, aber auch in den Dendriten und Axonen eingelagerte Neurofibrillen-Knäuel (»neurofibrillary tangles«, NFT),
- intrazelluäre granuläre Vakuolenbildung,
- Bildung von senilen Plaques aus den Enden degenerierter Neuronen,
- Einlagerung eines Polypeptids (β-Amyloid) in senilen Plaques, in den Gefäßwänden der Arteriolen und auch diffus,
- reaktive Gliose.

Quantitative Messungen haben gezeigt, dass bei der Alzheimer-Krankheit ganz überwiegend Zellen mit einem Querschnitt von 90 µmm² degenerieren. Verglichen mit Alterskontrollen gehen etwa 40–60% dieser Neuronen bei Alzheimer-Patienten zu Grunde. Kleinere Neurone mit einem Querschnitt von 40–90 µmm² werden kaum zerstört. Keine Änderung konnte bei der Zahl der Zellen mit einem Querschnitt von unter 40 µmm² (ausschließlich gliäre Zellen) nachgewiesen werden (*Terry et al. 1981*). Es finden sich deutliche Zeichen einer reaktiven astrozytären Gliose (*Delacourte 1990*). Aber bei bis zu 60% der Alzheimer-Patienten fanden sich symmetrische »Aufweichungen« der weißen Substanz (*Brun et al. 1986; Englund et al. 1988*). Histopathologisch ließen sich v.a. inkomplette ischämische Infarkte mit Untergang von Oligodendrogliazellen und Axonen sowie partiellem Verlust von Myelin nachweisen (*Brun 1994*).

Die deutlichsten und meist auch die frühesten Veränderungen finden sich im limbischen System, v.a. im Hippocampus und im temporo-parietalen Cortex (*Braak et al. 1994*). Besonders betroffen sind aufsteigende cholinerge Bahnen, die vom Nucleus basalis Meynert ausgehen (*Whitehouse et al. 1982*). Aber auch in anderen Hirnarealen lassen sich gehäuft senile Plaques und eine Rarifizierung großkalibriger Neuronen nachweisen, so z.B. in Nucleus raphe dorsalis (serotonerge Bahnen; *Yamamoto et al. 1985*).

Außerdem ließ sich eine Abnahme der Neurone im Locus coeruleus (aufsteigende noradrenerge Bahnen (*Bondareff et al. 1987*) und im dopaminergen System (ventrales Tegmentum) nachweisen (*Mann et al. 1987*). Patienten mit einer Alzheimer-Krankheit entwickeln bei Fortschreiten der Erkrankung häufig extrapyramidale Symptome. Bei einem hohen Prozentsatz der Alzheimer-Patienten mit einem Parkinson-Syndrom ließen sich die dafür typischen neuropathologischen Veränderungen in der Substantia nigra (Neuronenverlust und Lewy Körperchen) nachweisen (*Hulette et al. 1995*).

Es bleibt aber ein erheblicher Anteil von dementen Patienten, die die typischen neuropathologischen Veränderungen zweier Demenzformen aufweisen. Besonders häufig werden Veränderungen einer Alzheimer-Erkrankung und zerebrovaskuläre Läsionen oder »Lewy bodies« kombiniert gefunden (*Heyman et al. 1998; Ince et al. 1995; Mirra 1997; Ulrich et al. 1986*).

Die neuropathologischen Veränderungen (Neurofibrillen-Knäuel, senile Plaques, Amyloidablagerungen, etc.) sind *nicht spezifisch*, denn sie werden auch bei einigen anderen Erkrankungen und v.a. in geringerer Ausprägung auch bei nicht-dementen älteren Menschen gefunden (*Jellinger 1998*). Die entscheidende Frage ist daher, bei welchen neuropathologischen Veränderungen ein Zusammenhang zwischen dem Auftreten bzw. der Häufigkeit und dem Schweregrad der Demenz besteht. Senile Plaques und Neurofibrillen-Knäuel zeigen eine deutliche Korrelation zum Schweregrad der Demenz (*Nagy et al. 1995; Neary et al. 1986*). Eine noch deutlichere Korrelation fand sich bei den histopathologisch nachweisbaren Veränderungen der großen Neurone (Zellverlust, Zellkern-Volumenreduktion und RNA-Gehalt im Cytoplasma) (*Neary et al. 1986*). Entscheidender für die Ausbildung einer Demenz ist aber wahrscheinlich eine Verringerung der Dendriten und der Synapsenzahl.

Die Pathogenese der Alzheimer-Krankheit ist noch nicht hinreichend geklärt. Eine wesentliche Rolle spielen wahrscheinlich:

- **Veränderungen im Energiestoffwechsel,**
- **Veränderungen im Neurotransmitter-Stoffwechsel,**
- **Amyloid-Bildung (Hauptkomponente der Plaques),**
- **Bildung von Neurofibrillen-Knäueln (intrazellulär),**
- **Immunologische Reaktionen,**
- **Apoptose.**

Veränderungen im Energiestoffwechsel

Stoffwechsel-Untersuchungen bei DAT-Patienten zeigen zahlreiche metabolische Veränderungen (Übersicht s. *Frölich 1997; Bowen et al. 1986; Wetterling 1989a*), neben Veränderungen im Protein-Stoffwechsel und im Membranstoffwechsel v.a.:
- **einen reduzierten Sauerstoffverbrauch**
  (abhängig vom Demenzgrad, aber nur entsprechend der verminderten regionalen zerebralen Durchblutung, denn die regionale Sauerstoffextraktionsrate ändert sich nur unwesentlich (*Frackowiak et al. 1981*),
- **lokal betonte Reduktion der Glukoseumsatzrate** (*Duara et al. 1986*), später generalisiert (post-mortem sind zahlreiche Enzyme des Glukose-Abbaus in der Aktivität gemindert (s. *Frölich 1997*).

Veränderungen im Neurotransmitter-Stoffwechsel

Untersuchungen über Neurotransmitter bei Alzheimer-Patienten zeigten vielfältige Störungen (v.a. des cholinergen, noradrenergen und serotonergen System) (s. Übersicht *Bigl 1997; Wetterling 1992a*). Eine Korrelation zum Schweregrad der Demenz und/oder der neuropathologischen Veränderungen ließ sich v.a. für die Cholin-Acetyltransferase (das Enzym, das Acetylcholin synthetisiert) bzw. Acetylcholin-Produktion nachweisen (*Neary et al. 1986*). Die Neurotransmitter-Veränderungen bei Alzheimer-Patienten sind unspezifisch, da auch bei anderen neurodegenerativen Erkrankungen wie dem Parkinson-Syndrom oder der Multiinfarktdemenz häufig vergleichbare Veränderungen nachgewiesen wurden.

Amyloid-Bildung

Der Hauptbestandteil der senilen Plaques ist ein β-Amyloid, ein kurzkettiges Peptid mit 40–43 Aminosäuren, das auch diffus und in den Gefäßwänden abgelagert wird (*Beyreuther 1997*). Es entsteht durch Spaltung aus einem größeren Vorläuferprotein APP, das auf Chromosom 21 kodiert ist und ubiquitär, d.h. nicht nur im ZNS vorkommt. Die genaue Funktion von APP ist noch nicht bekannt. Wahrscheinlich hat APP eine wichtige Funktion im synaptischen Spalt (*Beyreuther 1997*). Bei einigen Familien, in denen gehäuft eine DAT auftritt, wurden Genmutationen für APP gefunden. Beim normalen Abbau von APP fällt kein β-Amyloid, das weitgehend unlöslich ist und sich daher in Plaques ablagert, an. An der pathologischen Spaltung sind Presenilin 1 und 2 beteiligt. Diese sind auf Chromosom 14 und 1 kodiert. Entsprechende Genmutationen sind bei familär gehäuften Alzheimer-Fällen in einem hohen Prozentsatz zu finden (*McGeer et al. 1998*).

Bildung von intrazellulären Neurofibrillen-Knäueln (NFT)

Die intrazellulären Neurofibrillen-Knäuel (NFT) bestehen aus gepaarten helikalen Filamenten (umeinander gewundenen langen Proteinketten), die sich aus Neurofilamenten, mikrotubulären assoziierten Protein und Tau-Protein zusammensetzen. An der Bildung von NFT sind pathologische Phosphylierungsvorgänge, möglicherweise Folge eines gestörten Energiestoffwechsels, beteiligt (*Iqbal et al. 1998*).

Immunologische Reaktionen

Eine Reihe von Hinweisen spricht dafür, dass bei der Alzheimer-Erkrankung auch immunologische Reaktionen eine wichtige pathogenetische Rolle spielen (*Maes et al. 1999; McGeer et al. 1999*); dabei haben Mikroglia- und Astrogliazellen eine wichtige Funktion (*Johnstone et al. 1999*). Im ZNS übernehmen Mikrogliazellen viele Aufgaben von Lymphozyten. Sie können z.B. durch APP aktiviert werden. Diese Reaktion wird wahrscheinlich durch Apolipoprotein E4 moduliert (*Bargar et al. 1997*).

Apoptose

Als Apoptose bezeichnet man den genetisch vorprogrammierten Tod einer Zelle. Dieser Prozess spielt z.B. in der Embryonalentwicklung und bei der Regulation von Leukozyten eine wichtige Rolle. Eine apoptische Zelle wird von körpereigenen »Freßzellen« eliminiert. Bei sporadischen Alzheimer-Patienten finden sich Hinweise für eine vermehrte Apoptose von Neuronen (*Cotman 1998*).

Genetik

In einigen Familien tritt eine Demenz vom Alzheimer-Typ gehäuft und mit meist früherem Beginn auf. In genetischen Untersuchungen hat sich gezeigt, dass in einem erheblichen Teil dieser Fälle eine Veränderung bestimmter Genorte auf verschiedenen Chromosomen nachweisbar ist (s. Übersicht *Maier et al. 1997; McGeer et al. 1998*). Bisher konnten bei Alzheimer-Patienten Veränderungen auf folgenden Chromosomen nachgewiesen werden:

Tabelle 4.13. Bisher indifizierte Genorte, die im Zusammenhang mit der Demenz vom Alzheimer-Typ stehen

Chromosom	Verändertes Gen für	Häufigkeit bei DAT-Patienten	Funktion/Wirkung
1	Presenilin 1	4%	»Pathologische« Spaltung von APP → β-Amyloid
14	Presenilin 2	<1%	»Pathologische« Spaltung von APP → β-Amyloid
21	APP	<1%	Mutationen bewirken vermehrte Produktion von pathologischen β-Amyloid
18	α²-Macro-globulin	?	Protease-Hemmer

Die genaue Funktion der durch die Genmutation betroffenen Proteine ist noch nicht bekannt. Alle scheinen eine vermehrte Bildung von unlöslichem β-Amyloid (s.oben) zu fördern (s. *Beyreuther 1997*). Da aber die meisten Alzheimer-Fälle sporadisch auftreten, kann durch die genetischen Veränderungen (bisher) nur ein Teil der pathogenetisch bedeutsamen Veränderungen bei der DAT erklärt werden.

Das intensiv untersuchte Apolipoprotein E4 (kodiert auf Chromosom 19) ist nur als Risikofaktor für einen früheren Beginn anzusehen (*Beffert et al. 1998; Lopez et al. 1997*). Es kommt auch bei der vaskulären Demenz, der Lewy-body-Demenz oder beim schweren Korsakoff-Syndrom gehäuft vor (*Hofman et al. 1997; Muramatsu et al. 1997; Slooter et al. 1997; St.Clair 1997*). Es ist im ZNS wahrscheinlich an Reparatur- und Regenerationsvorgängen beteiligt. Inwieweit weitere nachgewiesene Risikofaktoren für die DAT (s. unten) einen direkten Einfluss auf den pathogenetischen Prozess haben, ist noch nicht hinreichend geklärt.

Klinische Symptomatik und Verlauf

Die Demenz vom Alzheimer-Typ verläuft meist schleichend progredient [→ Abb. 4.1], wobei der Beginn meist kaum bemerkt wird. Häufig ist auch nach genauer Befragung der Angehörigen der Beginn der Erkrankung nur annähernd zu ermitteln. Die Patienten selbst klagen anfangs häufig über Vergesslichkeit. Klinische Untersuchungen von DAT-Patienten zeigten eine Vielfalt von Symptomen, die in sehr unterschiedlicher Häufigkeit auftreten.

Neuropsychologische Störungen, v.a.
– Gedächtnisstörungen,
– Störungen des Raumempfindens → Orientierungsstörungen,
– Aphasie (zu Beginn v.a. Wortfindungsstörungen),
– apraktische Störungen.
Psychopathologische Auffälligkeiten, v.a.
– depressive Verstimmung,
– Wahn (meist Wahn bestohlen oder hintergangen zu werden).

Verhaltensauffälligkeiten [→ Kap. 5] wie
- Starrköpfigkeit/fehlende Kooperation,
- Agitiertheit mit stundenlangem ziellosem Umhergehen (»wandering«),
- Schlafstörungen (Tag-Nacht-Umkehr).
Veränderungen der Persönlichkeit.

Verlaufsuntersuchungen zeigten, dass die Progredienz der Demenz vom Alzheimer-Typ sehr variabel ist (*Devanand et al. 1997a; Haupt et al. 1992b, 1998; Katzman et al. 1988; Thal et al. 1988*). Der schon erreichte Schweregrad gestattet nur bedingt eine Vorhersage über den weiteren Verlauf. Verlaufsstudien zeigen, dass die DAT im Mittel und über längere Zeit gesehen zu einer einförmigen Verschlechterung der kognitiven Leistungen führt (*Katzman et al. 1988*). Eindeutige Prädiktoren für eine schnelle Progredienz der DAT bzw. für den Verlauf konnten bisher nicht gefunden werden (s. *Mortimer et al. 1992*).

Bei aller Unsicherheit, den Krankheitsbeginn bei DAT-Patienten genau zu bestimmen, konnte eine durchschnittliche Krankheitsdauer (*Barclay et al. 1985; Martin et al. 1987; Mölsa et al. 1986*) (von Beginn der ersten Symptome einer Demenz bis zum Tod) von ungefähr 7–8 Jahren ermittelt werden (*Barclay et al. 1985; Bracco et al. 1989*). Im Vergleich zur Normalbevölkerung weisen DAT-Patienten unabhängig vom Alter eine erhöhte Sterblichkeit auf (*Martin et al. 1987*). Daraus folgt, dass die Lebenserwartung durch die DAT gesenkt ist (abhängig von dem Schweregrad der Demenz; *Mölsa et al. 1986*). Todesursache ist häufig nicht die Alzheimer-Krankheit, sondern meist führen inkurrente Infekte wie Bronchopneumonien zum Tode. Diese sind oft Folge der durch die Demenz verursachten Inmobilität (*Chandra et al. 1986; Mölsa et al. 1986; Stern et al.1995*).

Nach Verlaufsuntersuchungen kann die durchschnittliche Progredienz bei der DAT abgeschätzt werden: die durchschnittliche jährliche Verschlechterung beträgt etwa 4 Punkte (*Katzman et al. 1988*) in dem Information-Memory-Concentration-Test, einem Teil der Demenz Skala (*Blessed et al. 1968*; max. Punktzahl 34), etwa 4 ± 3 Punkte im Mini-Mental-State Exam (*Olichney et al. 1998; Reisberg et al. 1996*) und 4,5 Punkte im ADAS-cog (*Knapp et al. 1994*). Allerdings tritt zu Beginn meist eine geringe Progredienz auf. Leichte Beeinträchtigungen in Tests zu Anfang der Erkrankung sagen also wenig über den weiteren Verlauf aus (*Berg et al. 1984*).

Psychiatrische Symptome

Bei vielen DAT-Patienten kann gleichzeitig ein *Wahn* (v.a. bestohlen oder hintergangen zu werden) oder eine *Depression* bestehen. Die Häufigkeit wird sehr unterschiedlich (je nach verwendeten Kriterien) angegeben (s. Zusammenfassung bei (*Burns et al. 1990a, b; Wragg et al.1989*). Für solche Fälle sieht das ICD-10 die Diagnose Demenz mit Wahn vor. Es besteht kein klarer Zusammenhang zwischen dem Schweregrad der intellektuellen Beeinträchtigung und dem Auftreten eines Wahns oder einer depressiven Verstimmung (*Burns et al. 1990a, b; Marin et al. 1997*).

Neurologische Symptome

Neurologische Symptome wie extrapyramidale, Gang- und Koordinationsstörungen können im Verlauf hinzukommen. In fortgeschrittenen Stadien treten auch Myoklonien und Greifreflexe auf. Ein frühzeitiges Auftreten von extrapyramidalen Störungen sowie eines Wahns sollen für einen stark progredienten Verlauf sprechen (*Stern et al. 1994*). Hier ergibt sich aber die Schwierigkeit der Abgrenzung zu einer Lewybody-Demenz [→ Kap. 4.4.2].

Verhaltensauffälligkeiten wie z.B. zielloses, stundenlanges Umherlaufen (»Wandering«), Aggressivität und Verkennenungen sowie Persönlichkeitsveränderungen treten meist erst im Verlauf einer DAT auf (*Devanand et al. 1997b*). Eine psychopathologische Symptomatik wie eine depressive Verstimmung oder ein Wahn (z.B. bestohlen zu werden) kann dagegen sehr frühzeitig auftreten und das erste Symptom einer DAT darstellen.

Diagnose

Die Diagnose einer Alzheimer-Krankheit als Ursache einer Demenz ist klinisch mitunter schwierig zu stellen. Bei dem Vergleich der klinischen Diagnose, die anhand der NINCDS-ADRDA (*McKhann et al. 1984*) oder der CERAD-Kriterien (*Mirra et al. 1991; Small et al. 1997*) gestellt wurde, und der post-mortem gefundenen neuropathologischen Diagnose fanden mehrere Autoren eine Übereinstimmung von bis zu 96% (*Blacker et al. 1994; Gearing et al. 1996; Kosunen et al. 1996; Mirra 1997; Tierney et al. 1988*). Die Diagnostik beruht v.a. auf dem Ausschluss anderer Ursachen für einen dementiellen Abbau (s. DSM-IV, ICD-10, NINCDS-ADRDA).

Für eine frühe Erkennung einer DAT eignen sich besonders Nacherzählen einer Geschichte (Überprüfung des deklarativen Gedächtnisses; *Locascio et al. 1995; Small et al. 1997*) und die Überprüfung des visuell-räumlichen Gedächtnisses (z.B. mit dem Benton-Test (*Benton 1965*) und eine Überprüfung der Wortflüssigkeit (*Förster 1999*).

Neurologische Untersuchung

Die neurologische Untersuchung trägt kaum zur Diagnose von DAT-Patienten bei, denn der überwiegende Teil der Patienten zeigt in früheren Stadien kaum neurologische Symptome.

Laboruntersuchungen

Trotz zahlreicher Bemühungen ist bisher kein in-vivo messbarer Laborparameter, der pathognomisch für die DAT ist, bekannt. Apolipoprotein E4 weist nur auf das Risiko eines früheren Beginns hin, erhöht aber nicht die Sicherheit der Diagnose DAT (*Mayeux et al. 1998; Lautenschlager et al. 1999*). *Liquoruntersuchungen* zeigten, dass der Nachweis von Tau-Protein im Liquor als Hinweis auf das Vorliegen einer DAT zu werten ist (*Buch et al. 1998*). Größere Studien müssen die klinische Anwendbarkeit und die differenzialdiagnostische Wertigkeit dieses Tests noch bestätigen (s. *Tapiola et al. 1998*).

Elektrophysiologische Untersuchungen (EEG, EVP)

EEG-Veränderungen sind bei DAT-Patienten häufig, aber nicht regelhaft anzutreffen. Sie können im Krankheitsverlauf auftreten, meist als unspezifische Allgemeinverlangsamung, wobei die Lokalisation (meist temporo-parietal) der Veränderung aber als diagnostisch hilfreich angesehen wird (*Ihl et al. 1992*). In Verlaufsuntersuchungen konnte eine Korrelation zwischen dem Schweregrad der EEG-Veränderungen und dem psychometrischen Befund bzw. dem Neuronenverlust bei der Autopsie ermittelt werden (*Rae-Grant et al. 1987*). Die Bestimmung der P300-Welle zeigt eine deutliche Latenzverlängerung und Amplitudenreduktion bei DAT-Patienten, aber diese Veränderungen sind unspezifisch.

Bildgebende Verfahren (CT und MRT)

Die bildgebenden Verfahren CT und MRT dienen v.a. der Differenzialdiagnose (*Hampel et al. 1999*). Quantitative CT-Untersuchungen zeigen bei Alzheimer-Patienten abhängig vom Schweregrad der Demenz eine deutliche Aufweitung des 3. Ventrikels und auch der Seitenventrikel (s. *Hentschel et al. 1997*). Eine Hippocampusatrophie ist bei DAT-Patienten meist (im CT bei entsprechend geänderten Schnittebenen) schon frühzeitig im CT/MRT nachweisbar (*George et al. 1990*).

Der Nachweis von ischämischen Insulten im CT/MRT schließt reine Demenz vom Alzheimer-Typ weitgehend aus (*Erkinjuntti et al. 1988*). Ob der Nachweis einer diffusen Dichteminderung der weißen Substanz im CT als typisch für einen vaskulären Prozess als Ursache der Demenz angesehen werden kann, wird sehr kontrovers diskutiert (*Schmidt et al. 1997; Wetterling 1992b*). Denn bei der Autopsie ließen sich in einigen Fällen die typischen neuropathologischen Veränderungen eines Morbus Binswanger (*Zeumer et al. 1982*), in anderen jedoch die einer Alzheimer-Krankheit nachweisen (*Rezek et al. 1987*).

Photonenemissions Computer-(SPECT)-Untersuchungen

SPECT-Untersuchungen zeigen, dass verglichen mit Normalpersonen oder Patienten mit einer Multiinfarktdemenz bei DAT-Patienten bilateral im temporo-parietalen Kortex eine verminderte Anreicherung auftritt. Dies weist auf einen verringerten Blutfluss in dieser Hirnregion hin. Auch konnte eine Korrelation zwischen dem Schweregrad des dementiven Abbaus und der temporoparietalen Aktivitätsminderung, verglichen mit der Gesamtaktivität, nachgewiesen werden (*Jagust et al. 1987*). Aber in Frühstadien der DAT sind die SPECT-Befunde inkonsistent und daher nur eingeschränkt aussagekräftig (*Johnson et al. 1998*).

Positronen-Emissionstomografie (PET)

Die PET, bei der mit Fluordesoxyglukose der Glukose-Stoffwechsel untersucht werden kann, zeigt bei schon geringgradig ausgeprägter Demenz eine wechselnd lokalisierte Reduktion des Glukose-Metabolismus, v.a. parietal, temporal und auch frontal (*Herholz 1995*). PET-Untersuchungen können auch die klinisch schwierige Differenzialdiagnose Morbus Alzheimer – frontale Demenz erleichtern (*Herholz 1995*). Die PET-

Untersuchungen sind sehr aufwändig und teuer und daher nicht zur Routinediagnostik geeignet.

Risikofaktoren

Faktoren, die eine DAT verursachen oder deren Ausbildung fördern könnten, waren Gegenstand mehrerer Studien zur Erforschung von Risikofaktoren. Ein erhöhtes Erkrankungsrisiko konnte ermittelt werden (*Launer et al. 1999; Maier et al. 1997*):

- bei vielen, v.a. früh auftretenden Fällen mit DAT in der Familie (familiäre Belastung),
- bei Verwandten 1. Grades von DAT-Patienten (auch von Parkinson-Patienten),
- bei vielen Fällen mit Down-Syndroms in der Familie,
- wenn das Alter der Mutter bei Geburt >40 Jahre ist,
- beim weiblichen Geschlecht,
- bei Schädel-Hirn-Trauma in der Anamnese (uneinheitliche Ergebnisse).

Sehr komplex ist der Zusammenhang zwischen Zigarettenrauchen und dem Risiko, an einer DAT zu erkranken (s. *Ott et al. 1998*). Es gibt einige Studien, die darauf hinweisen, dass eine geringe Ausbildung mit einem erhöhten Risiko, an einer DAT zu erkranken, verbunden ist (z.B. *Letenneur et al. 1999; Stern et al. 1995*). Es wird aber in der Literatur diskutiert, inwieweit testabhängige Fehler mit zu diesen Ergebnissen beitragen (*Bowler et al. 1998; Geerlings et al. 1999*).

Es werden auch protektive Faktoren, z.B. Einnahme von Antioxandanzien wie Vitamin C und E (*Sano et al. 1997*), Östrogen-Substitution bei Frauen (*Slooter et al. 1999*) oder eine längere Behandlung mit nicht-steroidalen Antirheumatika (*Henderson et al. 1997; in't Veld et al. 1998; Stewart et al. 1997*) diskutiert.

Differenzialdiagnose

Die DAT ist von *allen* anderen chronisch verlaufenden dementiellen Abbauprozessen abzugrenzen. Da diese vorwiegend neuropathologisch definiert sind und die klinischen Symptome meist uncharakteristisch sind, ist die Differenzialdiagnose häufig schwierig [→ Tabelle 4.11]. Zur klinischen Unterscheidung können u.a. die ICD-10 Kriterien (*Dilling et al. 1993*) für die verschiedenen Demenz-Erkrankungen herangezogen werden. Ob Patienten, deren klinische Symptomatik der einer DAT entspricht, die aber im CT oder MRT Veränderungen im Marklager (Leuko-Araiose) aufweisen, als eine gesonderte Gruppe anzusehen sind, ist umstritten (*Gottfries 1989*). Diese Fälle sind insbesondere bei über 75-Jährigen häufig. Da meist zerebrovaskuläre Risikofaktoren vorliegen, ist eine gemischte Demenz (mit Veränderungen wie bei der Alzheimer-Erkrankung und einer zerebrovaskulären Erkrankung) wahrscheinlich. Bei der Differenzialdiagnose der DAT sollte schematisch vorgegangen werden [→ Abb. 4.3], um nicht eine behandelbare Demenz zu übersehen.

Allgemeine Therapieansätze

(s. S. 67–70)

Medikamentöse Therapieansätze

Von verschiedenen Institutionen oder Fachverbänden sind teilweise sehr unterschiedliche Vorschläge zur Behandlung der Demenz vom Alzheimer-Typ gemacht worden (s. Übersicht *Ihl 1999*).

Substitution von Neurotransmittern, v.a. Acetylcholin

Ausgehend von der Überlegung, dass bei der Alzheimer-Demenz analog dem Parkinson-Syndrom ein Neurotransmitter-Defizit, v.a. an Acetylcholin, vorliegt, wurden zahlreiche Therapiestudien mit Neurotransmittern oder Vorstufen unternommen (s. *Levy et al. 1997*). Besonders intensiv wurden Cholinesterase-Hemmer, die den Abbau von Acetylcholin vermindern, untersucht. Der erste Vertreter dieser Medikamentengruppe ist Tacrin [Cognex]; dessen Wirksamkeit konnte in Doppelblind-Studien nachgewiesen werden (s. Übersicht *Levy et al. 1997*). Die Gabe von Tacrin kann auch die Einweisung in ein Pflegeheim hinauszögern (*Knopman et al. 1996*). Tacrin ist aber wegen einer hohen Nebenwirkungsrate (v.a. Lebertoxität (Anstieg der GPT bei bis zu 25% der Behandlungsfälle) und einer schwierigen Aufdosierung in letzter Zeit durch andere Cholinesterase-Hemmer wie Donezepil (*Rogers et al. 1998a, b*) und Rivastigmin (*Burns et al. 1999; Rösler et al. 1999*), die weniger Nebenwirkungen zeigen, zunehmend ersetzt worden. Beide Medikamente sind für die Behandlung einer mittelschweren DAT geeignet.

> • **Donezepil** [Aricept] **initial 5 mg/Tag**
>   (langsam aufsättigen über 6 Wochen auf maximal 10 mg/Tag).
> • **Rivastigmin** [Exelon] **initial 1,5 mg/Tag**
>   (schrittweise 1,5 mg/alle 2 Wochen aufsättigen auf maximal 6–12 mg/Tag).
>   *Cave:* Übelkeit, Durchfall und Schlafstörungen.

Auch der Glutamat-(NMDA-)Antagonist Memantine [Akantinol] wird häufig verordnet, obwohl er vom BfArM bisher nicht ausdrücklich zur Behandlung der DAT zugelassen worden ist. In einer Placebo-kontrollierten Studie wurde aber ein Effekt einer Memantine-Behandlung nachgewiesen (*Winblad et al. 1999*).

Nootropika

Daneben sind noch eine Reihe anderer Medikamente, die sog. Nootropika, zur Behandlung der DAT vom BfArM zugelassen worden. Diese zeigen im Tierexperiment sehr unterschiedliche Effekte (s. *Müller 1999*). Dosierungsangaben erfolgten nur bei den Medikamenten, bei denen in neueren Studien eine Wirksamkeit bei DAT-Patienten nachgewiesen werden konnte.

- **Dihydroergotoxin-Derivate** [z.B. Hydergin]
- **Ginko-biloba Extrakt** [z.B. Tebonin]   3mal 40 mg/Tag
- **Nicergolin** [z.B. Sermion]   30 mg/Tag
- **Nimodipin** [Nimotop]   30 mg/Tag
- **Piracetam** [z.B. Nootrop]   800–4800 mg/Tag
- **Pyrintol** [z.B. Encephabol]   200–600 mg/Tag

Die Wirksamkeit der Nootropika bei der DAT wird sehr kontrovers diskutiert (s. *Gertz 1997*), obwohl kontrollierte Doppelblind-Studien für die meisten Nootropika vorliegen (s. *Herrschaft 1992*). Ein wesentlicher Kritikpunkt an vielen der älteren Studien ist, dass die Patientengruppen meist schlecht definiert sind und die verwendeten Instrumente und Erfolgskriterien nicht denen in neueren Studien mit Acetylcholin-Esterasehemmern entsprechen und daher nicht vergleichbar sind. Einige neuere Studien, die methodisch vergleichbar sind, zeigen, dass zumindest Gingko-biloba-Extrakt (*LeBars et al. 1997; Maurer et al. 1997b*) und auch Pyrintol (*Fischhof et al. 1992*) in ihrer Wirkungsamkeit den Acetylcholin-Esterasehemmern vergleichbar sind. Dagegen konnte für das Dihydroergotoxin-Derivat Hydergin (*Schulte et al. 1994; Thompson et al. 1990*) kein eindeutiger Effekt nachgewiesen werden. Bisher existieren aber keine Vergleichsstudien zwischen Nootropika und Acetylcholin-Esterasehemmern. In den verschiedenen Leitlinien zur Behandlung der DAT (s. *Ihl 1999*) wird den Nootropika ein unterschiedlicher Stellenwert beigemessen. Dabei ist aber zu berücksichtigen, dass in den USA Nootropka nicht auf dem Markt sind.

Symptomatische Behandlung psychiatrischer Störungen

Bisher gibt es zur Behandlung einer ***depressiven Verstimmung*** bei der DAT nur wenige kontrollierte Studien mit Amitriptylin (*Shrimankar et al. 1988; Taragano et al. 1997*), Clomipramin (*Petracca et al. 1996*), Imipramin (*Reifler et al. 1989*), Maprotilin (*Fuchs et al. 1993*) und Fluoxetin (*Taragano et al. 1997*). Deutliche Unterschiede in der Wirksamkeit hinsichtlich der depressiven Symptomatik fanden sich kaum, so dass das Nebenwirkungsspektrum für die Auswahl eines individuell geeigneten Antidepressivum entscheidend wird [→ Abschn. 4.5: Depression]. In den meisten Fällen sind Serotonin-Wiederaufnahmehemmer wegen der Gefahr einer Beeinträchtigung durch anticholinerg wirkende trizyklische Antidepressiva zu bevorzugen. Da bei älteren Menschen mit einer verzögerten Metabolisierung zu rechnen ist, sollten wegen der besseren Steuerbarkeit Serotonin-Wiederaufnahmehemmer mit einer kurzen Halbwertszeit gegeben werden z.B.

- **Paroxetin** [z.B. Tagonis] **20 mg/Tag**

Zur Therapie eines ***Wahns*** bei der DAT existieren bisher kaum kontrollierte Studien, so dass das Nebenwirkungsspektrum für die Auswahl eines individuell geeigneten Neuroleptikums entscheidend sein sollte. Klassische sog. »niedrigpotente« Neuroleptika, v.a. Phenothiazin- und Thioxanthenderivate; zeigen starke anticholinerge Nebenwirkungen, die die kognitiven Funktionen beeinträchtigen können; sie sollten daher bei einer Demenz vermieden werden.

Häufig wird die Gabe von Haloperidol empfohlen (*Devanand et al. 1998*):

Haloperidol [z.B. Haldol] 1–3 mg/Tag

Da die sog. »hochpotenten« Neuroleptika wie Haloperidol besonders häufig extrapyramidale Bewegungsstörungen [→ Kap. 5.5] verursachen, sind atypische Neuroleptika vorzuziehen (*DeDeyn et al. 1999; Katz et al. 1999*).

- **Risperidon** [Risperdal Lsg] 0,5–2 mg/Tag
Cave: Strenge Indikation bei kardiovaskulärer Vorschädigung (*Zarate et al. 1997*)
Dosisabhängige extrapyradimale Störungen (>1 mg/Tag! (*Katz et al. 1999*)

Neue Arbeiten zeigen, dass die langfristige Gabe von klassischen Neuroleptika den kognitiven Leistungsabfall bei Dementen beschleunigen kann (*McShane et al. 1997*). Daher ist die Indikation zu einer Behandlung mit Neuroleptika bei Dementen sehr sorgfältig zu stellen. Besonders empfindlich auf Neuroleptika, auch atypische, reagieren Patienten mit einer sog. Lewy-body-Demenz (*McKeith et al. 1992*) [→ Anschn. 4.4.2.].

MERKSÄTZE

▶ Die Alzheimer-Erkrankung ist die häufigste zur Demenz führende Krankheit.
  → Bisher gibt es aber keine sicheren klinischen oder Labortests für die Demenz vom Alzheimer-Typ (DAT).

▶ Die Diagnose einer Demenz vom Alzheimer-Typ ist eine Ausschlussdiagnose:
  → Sie kann nur gestellt werden, wenn andere, insbesondere behandelbare Ursachen einer Demenz, ausgeschlsossen wurden.
  → Für die klinische Diagnose sollten die NINCDS-ADRDA Kriterien herangezogen werden.

Die medikamentöse Therapie einer Demenz vom Alzheimer-Typ kann mit Antidementiva erfolgen.
  → Auch die psychischen und Verhaltensauffälligkeiten bei der DAT sollten behandelt werden, hierfür eignen sich:
    – zur Behandlung der Wahnsymptomatik:
      Risperidon (Risperdal),
    – zur Behandlung einer depressiven Verstimmung:
      Serotonin-Wiederaufnahmehemmer.

4.4.2
Andere häufige degenerative Demenzformen

Lewy-body-Erkrankung (»Lewy body disease«)

In einer Reihe von klinisch-neuropathologischen Arbeiten von Dementen wird die Lewy-body-Erkrankung als zweithäufigste degenerative Ursache einer Demenz beschrieben (s. Zusammenfassung *McKeith et al. 1995*). Von einigen Autoren (z.B. *Förstl 1999*) wird sie wegen der auch neuropathologisch schwierigen Abgrenzung (s.oben) als Variante der Alzheimer-Erkrankung angesehen. Die Lewy-body-Erkrankung ist durch neuropathologische Auffälligkeiten (eine deutliche Zunahme von Lewy bodies im Kortex und im Parahippocampus (Lewy bodies = eosinophile intrazelluläre Einschlusskörperchen, deren Hauptbestandteil Ubiquitin ist) definiert (*McKeith et al. 1996*). Ob eine Lewy-body-Erkrankung regelhaft mit einer Demenz einhergeht, ist noch nicht hinreichend geklärt. *Klinisch* zeichnet sich die Demenz vom Lewy-body-Typ v.a. durch das frühe Auftreten von extrapyramidalen Bewegungsstörungen ohne Tremor und Rigor (*Perry et al. 1990*) und Halluzinationen aus. Unter der Behandlung mit Neurolepika, auch atypischen, verbessern sich die Halluzinationen nicht, aber die extrapyramidalen Störungen verschlechtern sich meist deutlich *(Walker et al. 1999)*. Eine adäquate Therapie ist bisher nicht bekannt.

Demenz bei Parkinson-Syndrom

Bei Patienten mit einem Parkinson-Syndrom tritt gehäuft, v.a bei längere und schwerem Krankheitsverlauf, ein dementieller Abbau auf (*Biggins et al. 1992; Ebmaier et al. 1991*). Etwa 10–18% aller Patienten mit einem Parkinson-Syndrom erleiden einen dementiellen Abbau (*Biggins et al. 1992; Mayeux et al. 1990*).

Das Parkinson-Syndrom ist kein einheitliches, mit steigendem Alter gehäuft auftretendes Krankheitsbild. Die Zahl der Betroffenen wird in der BRD auf 100 000 geschätzt (*Schneider 1991*). Ein Parkinson-Syndrom kann im Verlauf einer Vielzahl von Erkrankungen auftreten (*Marttila 1983*), daher ist eine multifaktorelle Genese wahrscheinlich (*Riess et al. 1999*). Es tritt familiär gehäuft auf (*Elbaz et al. 1999*). Bisher konnte aber noch keine entsprechende genetische Veränderung nachgewiesen werden (*Nicoll et al. 1999*). Die meisten Fälle weisen keine spezifische *Ätiologie* auf (idiopathisches Parkinson-Syndrom). Neuropathologisch findet sich eine Degeneration der Substantia nigra und der striato-nigratalen Bahnen. In diesen Hirnstrukturen finden sich gehäuft Lewy bodies.

Ursachen

Eine **Demenz bei Parkinson-Syndrom** wird wie die DAT v.a. auf eine cholinerge Störung zurückgeführt, denn sowohl die Aktivität der Acetylcholinesterase als auch Cholin-Acetyltransferase ist in betroffenen Gehirnen reduziert (*Hornykiewicz et al. 1984*). Die kognitiven Beeinträchtigungen beim Parkinson-Syndrom sind wahrscheinlich nicht auf eine dopaminerge Dysfunktion zurückzuführen (*Pillon et al. 1989*). PET-Befunde sprechen dafür, dass kortikale Areale schon frühzeitig bei einer Demenz bei Parkinson-Syndrom betroffen sind (*Hu et al. 2000*).

Klinik und Verlauf

Klinik und Verlauf sind beim Parkinson-Syndrom vorwiegend durch die extrapyramidalen neurologischen Symptomen geprägt:

- Hypo-/Akinese mit Hypo-/Amimie,
- Gangstörungen (kurzschrittiger Gang mit gebeugter Haltung),
- Rigor (Tonuserhöhung),
- Ruhetremor (rhythmisch 4–8/s, distal betont, v.a. bei Intentionsbewegungen).

Diese nehmen im Krankheitsverlauf zu und können zu einer weitgehenden Immobilität führen. Es kann auch zu hypokinetischen Krisen kommen [→ Kap.7].

Der dementielle Abbau tritt gehäuft v.a. bei höherem Alter und längerer Krankheitsdauer auf. Die Demenz verläuft schleichend progredient und führt zu einer erhöhten Mortalität (*Marder et al. 1991*).

Diagnose

Die *Diagnose* eines Parkinson-Syndroms erfolgt *rein klinisch* anhand des neurologischen Befundes. Der dementielle Abbau kann anhand der Kriterien des DSM-IV oder der ICD-10 bzw. mit entsprechenden Tests diagnostiziert werden. Spezifische Laborbefunde sind bisher nicht bekannt. In den bildgebenden Verfahren, wie dem CT findet sich bei Parkinson-Patienten meist nur eine unspezifische Hirnatrophie (*Becker et al. 1979*), meist frontal betont (*Adam et al. 1983*). Im Verlauf, besonders bei dementiellem Abbau, nimmt die Hirnatrophie zu (*Schneider et al. 1979*). Auch im MRT können bei dementen Parkinson-Patienten keine spezifischen Auffälligkeiten festgestellt werden (*Huber et al. 1989*). Im MRT können bei entsprechender Auswertungsmethode frühzeitig Veränderungen in der Substantia nigra nachgewiesen werden (*Huber et al. 1990; Hutchinson et al. 1999*). Die elektrophysiologischen Verfahren, wie das EEG, zeigen meist nur uncharakteristische Befunde beim Parkinson-Syndrom.

Für die Demenz bei Parkinson-Syndrom konnten außer steigendem Lebensalter keine weiteren **Risikofaktoren** gefunden werden (*Mayeux et al. 1990*). Einige Studien zeigen, dass Rauchen (Nikotinkonsum) und eine Östrogen-Substitution bei Frauen protektive Faktoren für eine Parkinson-Erkrankung darstellen (*Hellenbrand et al. 1997; Marder et al. 1998; Vieregge et al. 1994*).

Differentialdiagnostisch

Differentialdiagnostisch ist die Lewy-body-Demenz (s.oben) und eine Demenz vom Alzheimer-Typ (DAT) abzugrenzen. Nur hinsichtlich der neurologischen Symptomatik zeigen bei der Parkinson-Demenz deutliche Unterschiede gegenüber der DAT: nämlich ein frühes Auftreten der extrapyramidalen Störungen.

Therapie

Spezifische *therapeutische Ansätze* für die Demenz bei Parkinson sind bisher nicht bekannt. Durch die frühzeitige Gabe von Selegilin kann die Progression der Parkinson-Erkrankung verzögert werden (*Poewe et al. 1998*). Möglicherweise kann so auch das Auftreten eines dementiellen Abbaus verzögert werden.

4.4.3
Vaskuläre Demenz

Terminologie

In älteren Arbeiten wurde anstelle von vaskulärer Demenz (VD) oft die Bezeichnung »hirnorganisches Psychosyndrom bei zerebrovaskulärer Insuffizienz« oder einfach »zerebrovaskuläre Insuffizienz« verwendet. Für diese Diagnosen existieren keine einheitlichen und operationalisierten Kriterien. Daher sollten diese Begriffe nicht mehr gebraucht werden. Vielfach sind bisher alle Formen der VD unter Multiinfarkt-Demenz (MID) subsummiert worden. Es gibt aber eine Reihe von vaskulären Prozessen, die zur Demenz führen können (*Wetterling et al. 1993a; Wetterling 1998a*). Daher ist eine allgemeine Verwendung des Begriffs MID zu vermeiden.

Diagnostische Kriterien

Bisher besteht in der Literatur noch keine Einigkeit darüber, wie eine vaskuläre Demenz (VD) zu diagnostizieren ist. Es sind verschiedene operationalisierte diagnostische Leitlinien für eine VD erarbeitet worden (*Chui et al. 1992; Dilling et al. 1993; Meyer et al. 1988; Roman et al. 1994; Saß et al. 1996; Wetterling et al. 1993a*). Dabei wurde das bisher nicht hinreichend bewiesene Konzept der MID mit stufenweisem dementiellem Abbau weitgehend verlassen. Die diagnostischen Kriterien unterscheiden sich in wesentlichen Punkten, z.B. nehmen nur einige Leitlinien eine Einteilung in Subtypen der VD vor (*Dilling et al. 1993; Meyer et al. 1988; Roman et al. 1994; Wetterling et al. 1993a*). Diese Subtypen sind aber meist nur schlecht operationalisiert.

Die klinische Zuordnung anhand der verschiedenen Kriterien ist inkonsistent (*Wetterling et al. 1996a*). Die Schwierigkeiten bei der Festlegung von diagnostischen Kriterien für die VD liegen in (*Wetterling 1998a*):

- **Definition einer Demenz bei zerebrovaskulären Schädigungen,**
- **einer mangelnden Übereinkunft darüber, was als vaskulärer Prozess anzusehen ist**
  z.B. Marklager-Hypodensitäten im CT/MRT = Leuko-Araiose = M. Binswanger?
  = vaskuläre Schädigung (Mikroangiopathie?) (s. *Wetterling 1992b*).

Allgemeine diagnostische Kriterien für eine vaskuläre Demenz sind nur schwer zu definieren, denn im Anfangsstadium sind mitunter nur eine oder wenige Hirnfunktionen (je nach Lokalisation der ischämischen Schädigung, z.B. Aphasie) betroffen, während andere intakt bleiben können. Auch steht eine Gedächtnisstörung bei einigen vaskulären Störungen häufig nicht wie bei der Alzheimer-Erkrankung im Vordergrund der Symptomatik (s. *Desmond et al. 1999*). So wird z.B. bei der zerebralen Mikroangiopathie eine Leitungsstörung (ungenügender Informationsfluss zwischen den Hirnarealen), die sich v.a. durch eine erhebliche Verlangsamung der kognitiven Prozesse bemerkbar macht, diskutiert (*Poeck 1989*). Ob in diesen Fällen von einer Demenz gesprochen werden kann, ist umstritten. Es ist daher vorgeschlagen worden, allgemeiner von kognitiven Störungen, die vaskulär bedingt seien, zu sprechen. Bei einer solchen Vorgehensweise ist gewährleistet, dass Frühformen rechtzeitig erfaßt und einer präventiv wirksamen Therapie zugeführt werden können. Die Diagnose einer Demenz stützt sich neben dem Nachweis von neuropsychologischen (Gedächtnis, Aphasie etc.) und psychopathologischen Veränderungen (Antrieb, Emotionalität etc.) auf den Nachweis von schwerwiegenden Veränderungen des Sozialverhaltens (Rückzug, verminderte Impulskontrolle etc.) und Beeinträchtigungen der täglich notwendigen Tätigkeiten (Körperpflege, Essen etc.). Die beiden letzten Kriterien sollten zur Diagnose einer vaskulären Demenz verstärkt herangezogen werden.

In der Literatur wird immer wieder darüber diskutiert, ob klinisch vaskuläre Demenzen zu häufig oder zu selten diagnostiziert werden. Hierbei ist v.a. entscheidend, welche Kriterien zur Diagnose einer VD herangezogen werden (*Moroney et al. 1997a; Wetterling et al. 1996a*). In neuropathologischen Studien finden sich bei Dementen sehr häufig vaskulär bedingte Hirnläsionen. Besonders umstritten ist die Einordnung der im CT und MRT sehr häufig nachweisbaren Marklager-Veränderungen (Leuko-Araiose).

Epidemiologie

Epidemiologische Studien zeigen, dass die vaskuläre Prozesse in Europa die zweithäufigste Ursache für eine Demenz sind (*Rocca et al. 1991*). Die Häufigkeit einer VD ist stark abhängig von geographischen und rassischen Faktoren sowie von den Ernährungsgewohnheiten (*Jorm 1991*). In einigen Regionen der Welt ist die VD sogar die häufigste Demenzform. Die Inzidenz und die Prävalenz für die VD steigt mit dem Alter deutlich an (s. Zusammenfassung (*Rocca et al. 1991*) [Tabelle 4.14].

Tabelle 4.14. Prävalenz einer vaskulären Demenz in Europa (Nach *Rocca et al. 1991*)

Bevölkerungsgruppe	Frauen	Männer
60- bis 69-Jährige	bis 0,5%	bis 1,6%
70- bis 79-Jährige	2,2–2,9%	3,2–4,8%
80- bis 90-Jährige	2,8–9,2%	3,5–16,3%

Vorkommen

Eine Reihe von vaskulären Prozessen können zur Demenz führen [→ Tabelle 4.15]. Nur bei einem Teil der Patienten mit einer bestimmten vaskulären Läsion ist eine dementielle Entwicklung zu beobachten. Somit ergibt es die Frage nach weiteren Einflussfaktoren [→ *Pathogenese*].

Tabelle 4.15. Formen der vaskulären Demenz. (In Anlehnung an Wetterling et al. 1993a)

Vaskulärer Läsionstyp (wahrscheinliche Pathogenese)	Häufigkeit in Autopsiestudien	Häufigkeit in klinischen Studien	Demenz bei
Lakunäre Infarkte/ Marklager-Veränderungen (Leuko-Araiosis) (Mikroangiopathie)	10,9%	CT: 3,9% 0,4–28,2%[a] CT: 6,7–24,4%[a]	11,0–23,1% 22,0–100%
Territorialinfarkt	3,8%	6,7%–55%	16,9%
(Carotisplaques/kardialer Embolus)		CT: 30,5% aller Hirninfarkte	
End- und Grenzstrominfarkte (Karotisstenose/-verschluss)		CT: 14,5% aller Hirninfarkte	7,5–19,6%
Irreguläre Infarkte	<1%		<5%
(oft Vaskulitiden/Autoimmun-Prozesse/Neurolues)		17/100.000	17%

[a] Stark altersabhängig.

Eine Reihe von Studien zeigt, dass in den untersuchten Stichproben lakunäre Infarkte und Marklager-Veränderungen (»zerebrale Mikroangiopathie«) die häufigste vaskuläre Ursache einer Demenz sind (s. Übersicht *Wetterling 1998a*). Besonders oft finden sich Zeichen einer **Mikroangiopathie** bei Dementen, die eine langsam progrediente Symptomatik und keine akute Verschlechterung (Schlaganfall) oder neurologische Herdzeichen aufweisen (*Yao et al. 1992*). In Nachuntersuchungen von Schlaganfall-Patienten, die eine Demenz entwickelten, finden sich dagegen häufig unilaterale territorale Infarkte (**Makroangiopathie**) (*Tatemichi et al. 1990, 1992*). Der vorherrschende Typ der zur Demenz führenden vaskulären Läsion ist also abhängig von der Auswahl der Stichprobe. Andere Infarkttypen (z.B. Endstrom- und Grenzstrom- oder Linsenkerninfarkte) führen ebenso wie eine intrazerebrale Blutung seltener zu Demenz. Meist liegen in diesen Fällen komplexe neuropsychologische Störungen vor. Mitunter kann die Pathogenese einer VD nicht geklärt werden. Häufig handelt es sich hierbei um Mischtypen. So gibt es z.B. bei entzündlichen Gefäßprozessen kaum charakteristische CT oder MRT-Befunde. Die Frage, welche Hirnläsionen vaskulär bedingt sind, ist zumindest bei den im CT oder MRT sehr häufig nachweisbaren Marklager-Veränderungen, die oft auch als M. Binswanger oder Leuko-Araiosis bezeichnet werden, sehr umstritten (*Mantyla et al. 1997; Sabri et al. 1998; Schmidt et al. 1997; Wetterling 1992b; Wetterling et al. 1992*).

Pathogenese

Die pathogenetischen Veränderungen sind für die verschiedenen zur Demenz führenden vaskulären Läsionen unterschiedlich und vielfach noch nicht hinreichend geklärt (*Wallin et al. 1991*). Es konnte kein sicherer Zusammenhang zwischen der Größe der vaskulären Schädigung und der Demenz festgestellt werden (s. *Wetterling 1998a*), ebenso auch keine Korrelation zur Lokalisation der Hirnläsion. So ist nach einigen Studien (*Ladurner et al. 1982; Pohjasvaara et al. 1998; Tatemichi et al. 1990)*, in denen signifikant häufiger Patienten mit links-hemisphärischen Insulten dement wurden, umstritten, ob eine Demenz – wie oft postuliert – bevorzugt bei bilateralen vaskulären Schädigungen auftritt. In vielen Fällen haben auch bilaterale multiple Infarkte keine Demenz zur Folge (*Ladurner et al. 1982; Loeb et al. 1988,1992*). Sogenannte strategische Infarkte (*Brun et al. 1988*), sehr kleine Infarkte, die als Folge von Verschlüssen der A. posterior thalamo-subthalamica paramediana und der Rami perforantes der A. communicans anterior auftreten können, verursachen aber meist nur dann eine Demenz, wenn sie bilateral auftreten.

Folgende Pathomechanismen werden für eine progrediente VD diskutiert (s. *Wallin et al. 1991; Wetterling 1996*):

- rezidivierende Ischämien (z.B. Mikroembolien),
- verminderte zerebrale Durchblutung,
- eingeschränkte metabolische Versorgung der perivaskulären Gebiete durch Gefäßwandveränderungen.

Rezidivierende Ischämien

Als wesentlicher Pathomechanismus für vaskulär bedingte Hirnläsionen, die zu einer progredienten Demenz führen können, gelten rezidivierende zerebrale ischämische Infarkte (*Moroney et al. 1997b*). Hierbei kann es sich um *Territorialinfarkte* handeln, die vorwiegend thrombembolisch durch exulzierte Plaques in der Karotisbifurkation und Herzerkrankungen (Emboliequelle) bedingt sind (*Ringelstein et al. 1985*). Territoriale (Teil-) Infarkte führen meist zu einem plötzlichen Auftreten neurologischer und neuropsychologischer Symptome. Häufiger sind rezidivierende *lakunäre Infarkte* (Infarkte mit einem Durchmesser von weniger als 2 cm), die oft klinisch stumm bleiben (*Loeb 1989*). Die Pathogenese der lakunären Infarkte ist umstritten. Wahrscheinlich liegen Veränderungen der langen, das Marklager penetrierenden Arteriolen vor (Mikroangiopathie).

Verminderte zerebrale Durchblutung

Verlaufsuntersuchungen zeigten, dass die zerebrale Durchblutung bei der Multiinfarkt-Demenz im Gegensatz zur Alzheimer-Demenz schon vor der Ausbildung einer Demenz reduziert ist (*Rogers et al. 1986*). Die weiße Substanz, die bei den meisten VD-Patienten deutlich geschädigt ist, wird überwiegend durch lange, das Marklager penetrierende Arteriolen versorgt. Daher sind diese Areale besonders vulnerabel hinsichtlich der Veränderungen des Perfusionsdruckes. Durch einen langjährigen Hypertonus verursachte Gefäßwandveränderungen können zu einer verringerten Blutperfusion führen, die zunächst durch eine erhöhte Sauerstoffextraktsrate ausgeglichen wird, längerfristig aber vermindert ist und dann meist mit einer Demenz einhergeht (*Yao et al. 1992*). Bei VD-Patienten mit Leuko-Araiosis ist die zerebrale Perfusion verringert (*Kawamura et al. 1993*). Auch der zerebrale Blutfluss bei Personen mit lakunären Infarkten ist signifikant erniedrigt (*Kobari et al. 1990*). Bisher ist noch umstritten, ob es sich bei der Verminderung der zerebralen Durchblutung tatsächlich um die primäre Störung handelt. Inwieweit rheologischen Veränderungen (z.B. Erhöhung des Hämatokrits, der Viskosität oder der Aggregationsneigung) bei der Ausbildung einer VD eine pathogenetisch bedeutsame Rolle zukommt, ist bisher noch nicht hinreichend geklärt (*Ott et al. 1991*). Derartige Veränderungen könnten z.b. schon bei einer im Alter häufigen Exsikkose auftreten und zu metabolischen Defiziten in schlecht perfundierten Arealen führen.

Eingeschränkte metabolische Versorgung der perivaskulären Areale durch Gefäßwandveränderungen

In letzter Zeit hat es eine Reihe von Hinweisen dafür gegeben, dass den sehr häufig im CT/MRT nachweisbaren **Marklager-Veränderungen** eine perivaskuläre Gewebsschädigung (v.a. des Myelins) zu Grunde liegt (*Gottfries et al. 1994*). Als Marklager-Veränderungen (Leuko-Araiose) werden diffuse, schlecht abgegrenzte hypodense Areale im CT bezeichnet, die vorwiegend periventrikulär in der weißen Substanz lokalisiert und keinem Gefäßversorgungsgebiet zuzuordnen sind (= Leuko-Araiose). Auch bei Marklager-Veränderungen wird als Ursache eine Mikroangiopathie angenommen. Als wahrscheinlicher Grund hierfür sind Ablagerungen von Hyalin in den Gewäßwänden anzusehen, die zu eine Verminderung des Stoffaustauschs und damit eine verringerten metabolischen Versorgung der perivaskulären Gebiete führen.

Die diagnostische Bewertung von Marklager-Veränderungen, die insbesondere im MRT bei älteren Menschen sehr häufig nachweisbar sind, ist schwierig und umstritten (s. Diskussion bei *Wetterling et al. 1992*), denn etwa ab dem 65. Lebensjahr nimmt auch bei neuropsychiatrisch unauffälligen Personen die Häufigkeit von Marklager-Veränderungen im CT und besonders im MRT deutlich zu (*George et al. 1986a, b*). Sie sind bei etwa einem Viertel der 70- bis 85-Jährigen nachweisbar. Bei Patienten mit dementiven Abbauprozessen treten diese CT-MRT-Veränderungen vermehrt auf (*George et al. 1986a, b*). Sehr häufig sind sie mit lakunären Infarkten vergesellschaftet.

Klinische Symptomatik und Verlauf

Der Verlauf und die klinische Symptomatik bei der VD sind sehr vielgestaltig. Der Vorlauf der subkortikalen VD (s. unten) ist meist langsam progredient (*Babikian et al. 1987*). Dabei können schon frühzeitig Gangstörungen auftreten. Neuropsychologisch lässt sich v.a. eine Verlangsamung der kognitiven Prozesse nachweisen (»disconnection-syndrome«); »fokale« Defizite sind dagegen selten. Häufig treten psychiatrische Symptome auf, besonders eine deutliche Antriebsminderung, Depression oder ein Wahn. Es besteht kein eindeutiger zeitlicher Zusammenhang zwischen der Entwicklung der Marklager-Veränderungen (Leuko-Araiose) und der Ausbildung einer Demenz (*Bracco et al. 1993*). Die Demenz stellt den Endpunkt einer längeren Entwicklung dar (*Wetterling 1992b*).

In Verlaufsuntersuchungen zeigten *Tatemichi et al. 1992, 1993*, dass ein Schlaganfall das Risiko einer Demenz um ein Vielfaches erhöht, besonders bei älteren Menschen und solchen mit einem niedrigen Ausbildungsniveau. Generell ist davon auszugehen, dass bei vielen Schlaganfall-Patienten kognitive Störungen bestehen (*Tatemichi et al. 1994*).

Diagnostik

Bisher wurde eine VD bzw. genauer eine MID oft mit Hilfe der »Ischämie-Skala« (*Hachinski et al. 1975*), die 11 Fragen enthält, diagnostiziert. Einige Autoren haben Verbesserungen der Ischämie-Skala unter Einbeziehung des CT-Befundes vorgeschlagen (*Loeb et al. 1983; Rosen et al. 1980*). Die »Ischämie-Skala« ist bisher nur in wenigen Studien neuropathologisch überprüft worden (*Moroney et al. 1997a*). Bei der Vielgestaltigkeit der vaskulären Prozesse, die zu einer Demenz führen können, ist zu diskutieren, inwieweit allgemeine diagnostische Kriterien für *eine* Demenz vaskulärer Ursache überhaupt möglich sind (s. *Wetterling 1998a*). Eine Diffenzierung von ätiologisch definierten VD-Unterformen ermöglichen nur einige neuere diagnostische Leitlinien (*Meyer et al. 1988; Roman et al. 1994; Wetterling et al. 1993a*). Sinnvoll erscheint eine Unterteilung in *5 Subtypen* (*Wetterling 1998a*) [→ *Differenzierungsschema*, Abb. 4.6]:

1. Subkortikale vaskuläre Demenz
Die Kriterien einer subkortikalen VD der ICD-10 sind zu wenig spezifisch und zum Teil inkonsistent (*Wetterling et al. 1993a*). Diese Form der VD, bei der lakunäre Infarkte und Marklager-Veränderungen gleichzeitig vorliegen, wird oft auch als Demenz vom Binswanger-Typ bezeichnet (*Binswanger 1894*). Hierbei handelt es sich aber um eine neuropathologische Diagnose, für die klinische Kriterien vorgeschlagen worden sind (*Bennett et al. 1990*). Der auch häufig gebrauchte Begriff »subkortikale arteriosklerotische Enzephalopathie« sollte vermieden werden, da nicht eine Arterio-

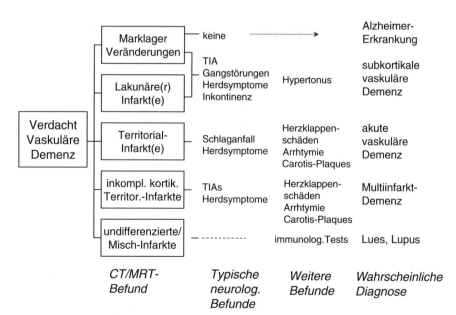

Abb. 4.6. Schema zur Differenzierung der verschiedenen Formen der vaskulären Demenz. (Nach *Wetterling et al. 1993*)

sklerose der großen Hirngefäßen die entscheidene Ursache der Demenz ist, sondern eine Mikroangiopathie (v.a. Hyalineinlagerung in die Gefäßwände).

2. Vaskuläre Demenz mit akutem Beginn
Diese Form der VD tritt meist nach einem Schlaganfall (vorwiegend links-hemis-phärisch) auf und führt ohne weitere Infarkte zur Demenz (*Pohjasvaara et al. 1998; Tatemichi et al. 1992, 1993*). In der ICD-10 wird eine ähnliche Einteilung wie hier vor-geschlagen, aber hier stellt ein einzelner Infarkt die Ausnahme bei der VD mit aku-tem Beginn dar. Auch macht die ICD-10 keine Angaben über die Ätiologie der zu Grunde liegenden vaskulären Läsionen.

3. Multiinfarkt-Demenz (MID)
Die klassische durch mehrere ischämische Infarkte bedingte Demenz ist nach den vorliegenden Untersuchungen eher selten. Auch ist das Konzept nicht schlüssig, da noch nicht hinreichend geklärt ist, ob die Demenz durch Addition mehrerer kleiner mit nur leichter Symptomatik einhergehender Infarkte oder durch Potenzierung der Effekte mehrerer an sich asymptomisch verlaufender Infarkte zustande kommt. Der letzte Fall tritt v.a. bei lakunären Infarkten auf, die häufig zu keinen eindeutigen Symptomen führen (*Kobayashi et al. 1991; Loeb 1989*). Aber lakunäre Infarkte sind fast ausschließlich subkortikal lokalisiert. Ein fleckförmiger Ausfall einzelner kortikaler Funktionen, der in der ICD-10 für eine MID gefordert wird, findet sich nur selten (*Almkvist 1994; Erkinjuntti et al. 1986b*). Die Bezeichnung MID sollte, wie in der ICD-10 vorgeschlagen, nur für mehrere kortikale Infarkte verwendet werden.

4. Misch-Typen
Neben den genannten Subtypen sind auch Mischformen aus den verschiedenen Typen (insbesondere von Mikro- und Makroangiopathie) recht häufig (*Meyer et al. 1988; Tatemichi et al. 1992; Wetterling et al. 1993a*). Die neuropsychologischen Defizite und die psychopathologischen Auffälligkeiten sind sehr variabel.

5. Andere spezifische Typen
Andere VD-Subtypen sind vergleichsweise selten. Meist fehlt eine spezifische Symp-tomatik, die diagnostisch wegweisend sein könnte. In einigen Fällen können Labor-untersuchungen, z.B. zum Nachweis eines zerebralen Lupus erythematosus, hilfreich sein.

Risikofaktoren

Mögliche Risikofaktoren für eine VD sind bisher wenig untersucht worden (*Moroney et al. 1999; Pohjasvaara et al. 1998; Tatemichi et al. 1992; Yoshitake et al. 1995*). Die klassischen Risikofaktoren für eine Arteriosklerose wie Diabetes mellitus, Hyper-tonus und Hyperlipidämie sowie Nikotinabusus erhöhen auch das Risiko für eine VD (*Meyer et al. 1986*). Weiter sind eine chronische Ischämie und besonders voran-gegangene zerebrale Insulte als Risikofaktor anzusehen. (*Moroney et al. 1996; Tate-michi et al. 1992; Yoshitake et al. 1995*). Apolipoprotein E4 ist auch bei Patienten mit einer VD gehäuft zu finden (*Slooter et al. 1997*).

Differenzialdiagnose

Eine Schwierigkeit in der Diagnostik der vaskulären Demenz besteht darin, dass der Einfluss vaskulärer Läsionen auf einen dementiellen Abbau oft schwer abzuschätzen ist, insbesondere, wenn gleichzeitig degenerative Veränderungen wie z.B. bei der Demenz vom Alzheimer-Typ auftreten. Dies ist bei etwa 20% aller Dementen der Fall, besonders bei über 80-Jährigen.

Es stellt sich die Frage, welche klinischen Untersuchungsverfahren zur Differenzialdiagnose herangezogen werden können. Nach klinisch-neuropathologischen Studien ist die Spezifität des CT für die Diagnose einer VD sehr hoch (*Ettlin et al. 1989; Erkinjuntti et al. 1988*), die Sensitivität aber eher gering (*Ettlin et al. 1989*). Gleiches gilt für das EEG (*Ettlin et al. 1989*). Die Kombination mehrerer diagnostischer Methoden (z.B. CT, EEG und Ischämie-Skala) führt meist nicht zu einer Verbesserung der Zuordnung der einzelnen Fälle (*Ettlin et al. 1989; Wetterling 1994a*). Da anhand eines CT-Bildes meist eine klinische Differenzierung der verschiedenen vaskulären Läsionstypen vorgenommen werden kann (*Ringelstein et al. 1985; Wetterling et al. 1993a*), sollte bei Verdacht auf eine VD eine CT-Untersuchung durchgeführt werden. Sie gestattet meist auch eine Aussage darüber, welche Ursache der Demenz wahrscheinlich zu Grunde liegt [→ Abb. 4.6].

Therapieansätze

Bisher gibt es wenige Studien, die sich mit einer medikamentösen Behandlung der VD beschäftigen (s. *Wetterling 1996*). Da vaskuläre Demenzen als vermeidbar angesehen werden (*Hachinski et al. 1992*), kommt der Prävention bzw. der Verringerung der Progression einer VD entscheidende Bedeutung zu. Die Therapieansätze der VD lassen sich in drei Stadien unterteilen (*Wetterling 1996*):

– **Prävention** (vor Eintreten eines dementiellen Abbaus bzw. eines Schlaganfalls),
– **Verringerung der Progression bzw. Verhinderungen weiterer Infarkte,**
– **Behandlung schon eingetretener kognitiver und neurologischer Defizite.**

Prävention

Zur Prävention einer VD müssen die zu Grunde liegenden vaskulären Prozesse bzw. Risikofaktoren rechtzeitig erkannt und konsequent behandelt werden. Die Behandlung nachgewiesener zerebrovaskulärer Risikofaktoren wie Hypertonus, Hyperlipidämie, koronare Herzerkrankung, Herzrhythmusstörungen, Diabetes mellitus und Nikotinabusus ist bei der VD effektiv (*Meyer et al. 1986, Rogers et al. 1986*). In einigen Fällen wird schon durch eine antihypertensive Therapie eine Besserung der kognitiven Leistungen erreicht. Allerdings zeigte sich, dass eine zu starke Senkung des Blutdrucks eher zu einer Verschlechterung führt. Günstig auf die Prognose wirken sich eine Reduzierung des Nikotinabusus und eine diätetische Behandlung der Hyperlipidämie und des Diabetes aus (*Meyer et al. 1986*). Die Besserung der Symptome benötigt viele Wochen, daher ist eine langfristige Therapie notwendig. Zur Behandlung der zerebrovaskulären Risikofaktoren kann auf die bewährten internistischen Behandlungsstrategien (z.B. ACE-Hemmer oder eine diätetische bzw. medikamentöse Einstellung des Diabetes) zurückgegriffen werden, da bisher keine spezifischen Therapieansätze für die VD entwickelt wurden.

Verringerung der Progression bzw. Verhinderungen weiterer Infarkte
Bei erkennbaren zerebrovaskulären Ereignissen (transitorisch ischämischer Attacke, »Schlägele« etc.) oder bei einem zunehmenden intellektuellen Abbau und Nachweis von vaskulären Veränderungen im CT sollte eine Behandlung mit dem Ziel, eine weitere Verschlechterung der Ausfälle zu verhindern, erfolgen. Hierzu ist eine Behandlung der Risikofaktoren erforderlich. Klinische Verlaufsuntersuchungen zeigen, dass Patienten mit einem Insult, insbesondere lakunären ein deutlich höheres Risiko haben, dement zu werden (*Moroney et al. 1997b; Tatemichi et al. 1993*). Da bisher die Pathogenese der VD in vielen Fällen, insbesondere bei läkunaren Infarkten noch nicht hinreichend geklärt bzw. heterogen ist, ist schwierig festzulegen, wer und wann behandelt werden muß. Es ist immer erforderlich, vaskuläre Risikofaktoren konsequent zu therapieren. Behandelt werden sollten v.a. Patienten mit:
– **einer transitorisch ischämischen Attacke (TIA),**
– **einem prolongiert reversiblen ischämischen neurologischen Defizit (PRIND),**
– **einem Schlaganfall ohne im CT nachweisbares Korrelat,**
– **einem Schlaganfall mit im CT/MRT nachweisbaren lakunären Infarkten**
  und Marklager-Veränderungen.

Rezidivprophylaxe von ischämischen Hirninfarkten
Bisher gibt es nur wenige prospektive Studien, die eine Reduzierung wiederholter zerebraler ischämischer Infarkte, vorwiegend thrombembolisch bedingter (»large-vessel disease«), zum Ziel hatten (s. Zusammenfassung *Ad hoc committee 1994*). Als für diesen Zweck geeignet erwiesen sich:

- **Acetylsalicylsäure 100–300 mg/Tag,**

  Alternative, v.a. bei Nebenwirkungen von Acetylsalicylsäure:

- **Ticlopidin** [Tiklyd] **2mal 250 mg/Tag** oder **Clopidogrel** [Plavix] **1mal 75 mg/Tag.**

  Bei hochgradiger Einengung (>70%) bzw. Verschluss der Carotis interna:

  By-pass-Operation (eine strenge Indikationsstellung ist erforderlich).

Verminderte zerebrale Durchblutung

Ein langjähriger Hypertonus verursacht arteriosklerotische Veränderungen, die zu einer verringerten Blutperfusion führen können. Daher ist eine konsequente Behandlung des Hypertonus angezeigt. Inwieweit eine durch Gefäßwandveränderungen eingeschränkte metabolische Versorgung der perivaskulären Areale durch Vasodilatoren oder Nootropika wirksam behandelt werden kann, ist noch nicht hinreichend untersucht worden.

Behandlung schon eingetretener kognitiver und neurologischer Defizite (symptomatische Behandlung)

Bei schon erkennbarer VD ist eine Besserung der schon eingetretenen Störungen durch entsprechende therapeutische Maßnahmen anzustreben. Ein wesentliches Problem bei der Planung einer symptomatischen Therapie für VD-Patienten ist die Definition des oder der Zielsymptome. Denn je nach Zielsymptom sind unterschiedliche Behandlungsmethoden zu wählen (z.B. Aphasie-Training, Krankengymnastik oder medikamentöse Therapie).

Kognitive Störungen

Durchblutungsfördernde Medikamente
Die Wirkungen von sog. »durchblutungsfördernden« Medikamenten bei der VD sind kaum zu beurteilen, da diese meist an Patienten mit »zerebrovaskulärer Insuffizienz« oder »hirnorganischem Psychosyndrom« oder allgemein »Demenz« getestet wurden. Eine Therapie mit vasodilatorisch wirkenden Substanzen bei der VD ist sehr umstritten, da bei Veränderungen der Gefäßwand die Kontraktilität erheblich eingeschränkt sein dürfte. Hierauf weisen Durchblutungsmessungen hin (*Yamaguchi et al. 1980*). Auch ist ein »steal effect« zu berücksichtigen. Einzelne Studien zeigten jedoch einen positiven Effekt von Vasodilatoren (s. *Wetterling 1996*).

Nootropika
Auch die sog. Nootropika [→ *Behandlug der Alzheimer-Demenz*] werden zur Behandlung der VD empfohlen. Bisher gibt es aber kaum kontrollierte Studien mit VD-Patienten, meist wurden Patienten untersucht, bei denen mit Hilfe der Hachinski-Skala (*Hachinski et al. 1975*) eine MID diagnostiziert wurde (s. Bemerkungen hierzu oben). Für Piracetam (*Herrmann et al. 1992*), Nicergolin (*Saletu et al. 1995; Hermann et al. 1997*) und Nimodipin (s. *Schmage et al. 1989*) konnten therapeutische Effekte bei MID-Patienten nachgewiesen werden. Es wurde postuliert, dass einige Medikamente bei bestimmten VD-Unterformen eine bessere (spezifische) klinische Wirksamkeit zeigen könnten (*Wetterling 1996*). Erste Hinweise für diese These finden sich in einer neueren Studie mit Nicergolin bei Patienten mit einer Leuko-Araiose (*Bes et al. 1999*). Weitere entsprechende Studien müssen diese ersten Befunde jedoch noch bestätigen.

Acetylcholin-Esterasehemmer
Inwieweit die kognitiven Störungen bei der VD wie der Demenz vom Alzheimer-Typ durch Cholinesterase-Hemmer günstig bzw. in ihrer Progredienz beeinflusst werden können, ist bisher noch nicht hinreichend untersucht worden.

Psychiatrische Begleiterkrankungen

Eine VD geht häufig (in bis zu 60% der Fälle) mit einer psychiatrischen Begleitsymptomatik, inbesondere mit depressiven Verstimmungen oder einem Wahn, einher (*Cummings 1987*). Bei Patienten mit einer ischämischen Hirnläsion im CT/MRT ist daher die differenzialdiagnostische Abgrenzung Demenz-Depression oft schwierig (*Wetterling 1999b*). Die medikamentöse Therapie sollte, da häufig Antriebs-, Aufmerksamkeits- und Konzentrationsstörungen bestehen, mit antriebssteigernden Antidepressiva mit geringen anticholinergen Nebenwirkungen wie Serotonin-Wiederaufnahmehemmern erfolgen, die im Gegensatz von trizyklischen Antidepressiva meist auch nur eine geringe Wirkung auf das Gefäßsystem und das Herz zeigen. Besonders geeignet sind Serotonin-Wiederaufnahmehemmer mit einer kurzen Halbwertszeit, z.B.

- **Citalopram** [z.B. Cipramil] oder **Paroxetin** [z.B. Tagonis] **20 mg/Tag.**

Alternativ können auch MAO-Hemmer wie Moclobemid auf Grund der fehlenden kognitiven Beeinträchtigung gegeben werden. Bei einer Affektlabilität (z.B. Weinen bei nichtigen Anlässen), die gehäuft bei Hirnstamminfarkten auftritt, können Amitriptylin (*Schifler et al. 1985*) oder Nortriptylin (*Robinson et al. 1993*) hilfreich sein.

Zur Therapie einer wahnhaften Symptomatik bei der VD existieren bisher keine kontrollierte Studien (s. *Wetterling 1996*), so dass das Nebenwirkungsspektrum für die Auswahl eines individuell geeigneten Neuroleptikums entscheidend sein sollte. Klassische sog. niedrigpotente Neuroleptika, v.a. Phenothiazin- und Thioxanthenderivate zeigen starke anticholinerge Nebenwirkungen, so dass mit einer Beeinträchtigung der kognitiven Funktion und kardialen Nebenwirkungen zu rechnen ist. Daher sollten sie bei einer VD vermieden werden. Obwohl die sogenannte hochpotenten Neuroleptika wie Haloperidol diese Nebenwirkungen nicht haben, sollten sie, da sie bei älteren Menschen sehr häufig extrapyramidale Bewegungsstörungen verursachen, bei VD-Patienten nur mit Vorsicht angewendet werden:

- **Haloperidol** [z.B. Haldol Trpf.]
  niedrige Anfangsdosis 1 mg/Tag und langsames Aufdosieren.

  Cave: Extrapyramidale Bewegungsstörungen.

Alternativ können atypische Neuroleptika gegeben werden, z.B. (*DeDeyn et al. 1999; Katz et al. 1999*).

- **Risperidon** [Risperdal Lsg] **0,5–2 mg/Tag.**

  Cave: Strenge Indikation bei kardiovaskulärer Vorschädigung (*Zarate et al. 1997*)
  Dosisabhängig extrapyramidale Bewegungsstörungen (>1 mg/Tag).

> ## MERKSÄTZE

▶ Eine vaskuläre Demenz wird als vermeidbar angesehen, daher ist eine Prävention wichtig.
  → Konsequente Behandlung von festgestellten zerebrovaskulären Risikofaktoren wie
    – Hypertonus,
    – Diabetes mellitus,
    – Hyperlipidämie.
  → Insbesondere sollten rezidivierende transitorische Attacken bzw. rezidivierende Hirninfarkte behandelt werden, z.B. mit
    – Acetylsalicylsäure 100 mg/Tag.

▶ Eine Differenzierung der vaskulären Demenz in Subtypen anhand des CT/MRT-Befundes ist anzustreben.
  → Anhand des Läsionstyp kann häufig eine gezieltere medikamentöse Behandlung erfolgen.
  → Falls keine genaue Klassifizierung möglich ist, können Antidementiva und Nootropika, verordnet werden.

▶ Die bei einer vaskulären Demenz häufigen psychischen und Verhaltensauffälligkeiten sollten behandelt werden; hierfür eignen sich:
  – zur Behandlung der Wahnsymptomatik:
    Risperidon (Risperdal),
  – zur Behandlung einer depressiven Verstimmung:
    Serotonin-Wiederaufnahmehemmer.

4.5
Depressive Störungen im Alter

Terminologie

Der Begriff Depression wird umgangssprachlich häufig zur Beschreibung einer Verschlechterung der Stimmungslage gebraucht. Eine genaue psychopathologische Definition ist angesichts der vielfältigen Symptomatik schwierig. In der ICD-10 *(Dilling et al. 1993)* sind daher eine Reihe von Unterformen unterschieden worden. Typische Symptome für eine Depression sind v.a.:

– Traurigkeit und Niedergeschlagenheit,
– Unfähigkeit, Freude empfinden zu können,
– Antriebsverlust (»Schwunglosigkeit«), Lustlosigkeit und Mutlosigkeit,
– ständiges Grübeln,

- negative Kognitionen (»alles schwarz sehen«) und Perspektivlosigkeit,
- Ängste,
- erhöhte Ermüdbarkeit,
- Schlafstörungen (Ein- und Durchschlafstörungen, Früherwachen),
- Selbstmordgedanken.

Neben der Affektstörung können v.a. bei älteren Patienten noch eine Reihe weiterer Symptome auftreten, z.b. psychomotorische Hemmung oder Agitiertheit, wahnhafte Überzeugungen, Konzentrationsstörungen sowie vegetative Beschwerden (z.B. Kopfschmerzen, Abgeschlagenheit etc.). Zur besseren diagnostischen Einordnung ist eine Schweregradeinteilung und eine Beschreibung der Verlaufsdynamik notwendig. In dem DSM-IV (*Saß et al. 1996*) wird zwischen einer »major depression« mit 4 Schweregraden und 3 Verlaufs- bzw. Persönlichkeitsmerkmalen und sowie einer dysthymen Störung unterschieden. Die ICD-10 unterscheidet nach Verlauf und Schweregrad Unterformen (einmalige depressive Episode (F32), rezidivierende depressive Störung (F33) und lang andauernde Störung (leichteren Schweregrades) = Dysthymia. Bei bipolar affektiven (manisch-depressiven) Störungen (F31) stehen in verschiedenen Phasen eine manische Symptomatik mit Antriebssteigerung, Ideenflucht, gehobener Stimmung und Größenwahn als auch eine depressive Symptomatik auf. Die Erstmanifestation einer Manie ist im Alter extrem selten.

Diagnostische Kriterien

Die sichere Diagnose einer depressiven Störung bei älteren Patienten ist oft schwierig, da viele »depressive« Symptome unspezifisch sind (*Kanowski 1996*). Daher sollten operationalisierte Kriterien wie die des ICD-10 oder des DSM-IV herangezogen werden.

Diagnostische Kriterien für eine Depression (mod. nach ICD-10)

1. Die depressive Episode sollte mindestens zwei Wochen dauern

2. In der Anamnese gibt es keine Hinweise auf eine Manie (ansonsten bipolare affektive Störung)

3. Depression ist nicht auf einen Missbrauch psychotroper Substanzen zurückzuführen

4. Je nach Schweregrad der Depression mindestens 2 der folgenden Symptome:
   - depressive Stimmung, die meiste Zeit des Tages über mindestens 2 Wochen
   - Interessenverlust oder Verlust der Freude an normalerweise angenehmen Aktivitäten
   - verminderter Antrieb oder gesteigerte Ermüdbarkeit

5. Je nach Schweregrad der Depression mindestens ein oder mehrere der folgenden Symptome:
   - vermindertes Selbstwertgefühl und Selbstvertrauen

- unbegründete Selbstvorwürfe oder ausgeprägte, unangemessene Schuldgefühle
- wiederkehrende Gedanken an den Tod oder an Suizid, suizidales Verhalten
- Klagen über oder Nachweis eines verminderten Denk- oder Konzentrations-
  vermögens
- psychomotorische Agitiertheit oder Hemmung
- Schlafstörungen
- verminderter Appetit

6. Mindestens 4 der folgenden Symptome (somatisches Syndrom):
   - mangelnde Fähigkeit, auf eine freundliche Umgebung oder freudige Ereig-
     nisse emotional zu reagieren
   - frühmorgendliches Erwachen; zwei oder mehr Stunden vor der gewohnten
     Zeit
   - Morgentief
   - psychomotorische Hemmung oder Agitiertheit
   - deutlicher Appetitverlust
   - Gewichtsverlust, häufig mehr als 5% des Körpergewichts im vergangenen
     Monat
   - deutlicher Libidoverlust

Bei einer schweren Depression kann auch ein Wahn (z.B. Verarmungswahn) auftreten.

Epidemiologie

Zur Häufigkeit der Altersdepression liegen widersprüchliche Daten vor (s. *Bickel 1997; Ernst et al. 1995; Kanowski 1994; Linden et al. 1998*). Die unterschiedlichen Angaben zur Prävalenz depressiver Störungen im Alter sind zum großen Teil methodisch
bedingt sind. Entscheidend ist die verwendete Definition einer depressiven Störung.
In den Studien, in denen nur die nach ICD-10 oder DSM-III-R-Kriterien verwendet
wurden, sind die Prävalenzzahlen niedriger als in Studien, in denen weit gefasste Kri-
terien benutzt wurden. So fand sich in der Berliner Altersstudie BASE (*Linden et al. 1998*) mit weiter gefassten Kriterien bei über 70-Jährigen eine Prävalenz für depressive Störungen von 9,1%. Die Häufigkeit depressiver Störungen nahm bei den über
85-Jährigen kaum ab. Depressive Störungen sind neben der Demenz die häufigste
gerontopsychiatrische Erkrankung.

Vorkommen
(Erkrankungen, die häufig mit einer Depression einhergehen)

Eine Depression im Alter kann ohne erkennbaren Grund und ohne durch eine eingehende medizinische Untersuchung feststellbare Ursache auftreten (endogene
Depression). Häufig kommt es bei schweren körperlichen Erkrankungen zu depres-

siven Verstimmungen. In diesem Zusammenhang ergibt sich die Frage, ob die Stimmungsverschlechterung Reaktion auf die körperliche Erkrankung ist oder durch die Krankheit im Sinne eines organischen Psychosyndroms durch Mitbeteiligung des Zentralnervensystems hervorgerufen wird. Diese Frage ist in vielen Fällen nicht genau zu klären (ICD-10 Kriterien für eine organische Genese [→ Tabelle 4.17]). Zusätzlich wird die Beurteilung noch dadurch erschwert, dass umgekehrt bei »endogen« Depressiven, v.a. bei älteren, Klagen über somatische Beschwerden häufig im Vordergrund des Beschwerdebildes stehen (*Bron 1990; Kivelä et al. 1988a*). Weiter ist bei der Diagnosestellung zu berücksichtigen, dass viele Symptome, wie z.B. Abgeschlagheit, Schlafstörung, Appetitmangel, Gewichtsabnahme etc., die im Rahmen einer Depression auftreten, auch bei schweren körperlichen Erkrankungen sehr häufig anzutreffen sind. In diesem Zusammenhang sind einige Erkrankungen zu erwähnen, die im Alter oft zu depressiven Verstimmungen führen [→ Tabelle 4.16].

Auch zahlreiche Medikamente können, v.a. bei chronischer Einnahme, zu einer depressiven Verstimmung führen:

- blutdrucksenkende Medikamente (v.a. Clonidin und β-Blocker),
- Neuroleptika (v.a. Phenothiazine, Thioxanthene und Butyrophenon-Derivate),
- Benzodiazepine,
- Antikonvulsiva,
- Dopaminergika,
- Östrogene/Gestagene,
- Cimetidin.

Tabelle 4.16. Erkrankungen, die im Alter zu einer depressiven Störung führen können

	Häufigkeit der depressiven Verstimmung
Degenerative Erkrankungen	
– Demenz vom Alzheimer-Typ	+++ (– 30%)
– Parkinson-Syndrom	+++ (– 40%)
Zerebrovaskuläre Erkrankungen	
– zerebrale Infarkte	+++ (– 50%)
– M. Binswanger (Leuko-Araiose)	+++ (– 40%)
– vaskuläre Demenz	+++ (– 40%)
– Kollagenosen (z.B. Lupus erythrematodes)	
Andere ZNS-Erkrankungen	
– Schädel-Hirn-Trauma	+
– bilaterale Basalganglienverkalkung	+
Endokrine Störungen	
– Hypothyreose	++
– Cushing-Syndrom	++
– Addison-Syndrom	++
– Hypo-/Hyperparathyreodismus	+
Sonstige internistische Erkrankungen	
– Vitamin-B$_{12}$-Mangel	+
– virale Erkrankungen (Hepatitis, Influenza)	+

+ selten, ++ häufig, +++ sehr häufig
Literatur: Cummings et al. 1992; Förstl et al. 1992; Robinson et al. 1996; Wragg et al. 1989

Pathogenese

Bei einer Depression handelt es sich um ein komplexes psychopathologisches Phänomen, das in seiner Symptomatologie und Pathogenese vielfältig variieren kann (*Bergener 1986; Chaisson-Stewart 1985; Musetti et al. 1989*). Folgende Faktoren werden als pathogenetisch bedeutsam angesehen:

- **biografische** (psychodynamische),
- **reaktive** (psychologische),
- **biologische** (neuropathologische oder neurochemische).

Es ist wahrscheinlich, dass eine depressive Störung durch das komplexe Zusammenwirken der oben genannten Faktoren zustande kommt; dabei können von Fall zu Fall unterschiedliche Faktoren dominieren bzw. in verschiedenen Konstellationen zusammenwirken. Eine strenge Trennung in organische (biologische) und reaktive psychische Aspekte ist besonders bei älteren Patienten angesichts der vielfältigen Wechselwirkungen oft wenig hilfreich.

Die verschiedenen Betrachtungsweisen sind wichtig, da sich ein zufriedenstellendes Bild des komplexen Krankheitsbildes nur bei einer Zusammenfügung der unterschiedlichen Befunde ergibt.

Biografische Faktoren

Ob bei schweren körperlichen Erkrankungen, insbesondere solchen, die mit körperlichen oder intellektuellen Einbußen einhergehen, eine depressive Verstimmung auftritt, hängt wesentlich auch von biografischen Faktoren ab (*Steller et al. 1995*). So wird ein Patient mit einer selbstunsicheren oder narzistischen Persönlichkeit durch eine körperliche Schädigung wahrscheinlich mehr beeinträchtigt als Patienten mit einer anderen Persönlichkeitsstruktur.

Besonders die Bewältigungs-(Coping-)Strategien für schwere Erkrankungen, die der Betreffende im Laufe des Lebens ausgebildet hat, können für das Auftreten einer depressiven Reaktion entscheidend sein. Oft tritt bei den ersten schweren Krankheitssymptomen (z.B. beim Bewusstwerden von kognitiven Störungen), bei denen nicht auf geeignete Coping-Strategien zurückgegriffen werden kann, eine deutliche depressive Reaktion auf, insbesondere, wenn die Erkrankung eine erhebliche Einschränkung der Lebensqualität und -perspektive zur Folge hat. Auch eine lange Krankheitsdauer (Chronifizierung) mit der häufig nachlassenden Hoffnung auf Besserung (Resignation) kann zur Depression führen. Eine depressive Reaktion ist besonders häufig dann zu erwarten, wenn plötzlich (z.B. nach einem Schlaganfall) eine Abhängigkeit von fremder Hilfe eintritt. Dieser Verlust an Autonomie wird meist als extrem traumatisch erlebt. Affektive Störungen in der Vorgeschichte oder in der Familienanamnese sind als prädisponierender Faktor für das Auftreten einer depressiven Verstimmung im Rahmen einer schweren körperlichen Erkrankung anzusehen (*Cummings 1992; Eastwood et al. 1989*).

Reaktive Faktoren

Bei älteren Menschen kommt lebensgeschichtlich bedeutenden Ereignissen eine wichtige Rolle in der Pathogenese einer depressiven Störung zu, z.B.:

> – **Tod des Partners oder anderer Angehöriger** (*Clayton 1990*),
> – **Übersiedlung in ein Altenheim oder Auszug von Angehörigen,**
> – **Berentung,**
> – **schwerwiegende Erkrankung mit körperlichen und/oder intellektuellen Beeinträchtigungen** (und daraus resultierender Hilfsbedürftigkeit).

Auf solche einschneidenden Erlebnisse sowie auch auf eine langsam nachlassende körperliche und/oder intellektuelle Leistungsfähigkeit reagieren viele Menschen mit einer depressiven Verstimmung. Hintergrund ist häufig ein Verlust an autonomer Selbstbestimmung. Bei diesen Patienten ist gehäuft zusätzlich eine Angstsymptomatik anzutreffen (*Adler et al. 2000*).

Eine Depression tritt bei Schlaganfallpatienten sehr häufig unmittelbar nach dem Insult auf und ist besonders ausgeprägt bei körperlichen Beeinträchtigungen (*Hüwel et al. 1997*). Sie kann den Rehabilitationserfolg negativ beeinflussen (*Parikh et al. 1990; Sinyor et al. 1986*). Auch bei Parkinson-Patienten tritt eine Depression gehäuft bei den Fällen mit stärker ausgeprägten Funktionseinschränkungen auf (*Cummings 1992; Starkstein et al. 1989*). Bei Dementen ist eine depressive Verstimmung oft in der Anfangsphase zu beobachten (*Cummings et al. 1987; Fischer et al. 1990; Förstl et al. 1992; Reifler et al. 1986; Wetterling 1994a*).

Morphologische Veränderungen bei Depression

Bisher ist es nicht gelungen, nachzuweisen, dass eine depressive Verstimmung bevorzugt bei Läsionen in bestimmten Hirnarealen auftritt. Die Ergebnisse von Studien mit bildgebenden Verfahren wie CT, MRT, SPECT und PET sind bezüglich der bevorzugten Lokalisation der Läsion bei Depression widersprüchlich. Gehäuft finden sich bei älteren Depressiven Hinweise auf zerebrovaskulär bedingte subkortikale Hirnveränderungen (Leuko-Araiose; s. *Soares et al. 1997*). Ob ischämische Hirninfarkte in bestimmten Hirnarealen gehäuft zu einer depressiven Verstimmung führen, ist in der Literatur sehr umstritten (s. *Robinson et al. 1996; Starkstein et al. 1989; Zerfaß et al. 1992*).

Es gibt Hinweise dafür, dass bei Patienten mit einer Demenz vom Alzheimer-Typ, die gleichzeitig an einer Depression leiden, neuropathologisch einige Besonderheiten aufweisen (gehäuft Veränderungen im Locus coeruleus, Nucleus raphne und der Substantia nigra (*Förstl et al. 1992*). Die für die Depression als entscheidend angesehenen Läsionen liegen im Hirnstamm. Bei Parkinson-Patienten gibt es Hinweise dafür, dass eine depressive Verstimmung oft in Zusammenhang mit Störungen von Funktionen, die im Frontalhirn lokalisiert werden, auftritt (*Cummings 1992; Starkstein et al. 1989*). Es gibt auch Hinweise für »Durchblutungsstörungen« des Gehirns im Sinne eines reduzierten zerebralen Blutflusses bei älteren Depressiven (*Lesser et al. 1994*).

Zusammenfassend ist zu sagen, dass in der Literatur keine Einigkeit darüber besteht, ob es bestimmte Hirnareale gibt, deren Schädigung gehäuft eine Depression zur Folge haben kann. Die meisten Befunde deuten auf eine Schädigung des Frontalhirns als Prädilektionsstelle für eine Depression hin, aber auch subkortikale Veränderungen (Leuko-Araiose) gehen gehäuft bei einer Verstimmung einher (s. *Soares et al. 1997*). Letzere ist v.a. durch eine Antriebsstörung gekennzeichnet [→ *vaskuläre Depression Typ II*] (s. *Wetterling 1999*).

Biochemische Faktoren

Als die wesentlichen der Depression zu Grunde liegenden biochemischen Störungen werden Veränderungen mehrerer Neurotransmitter-Systeme (Serotonin, Noradrenalin und Acetylcholin) angesehen (s. *Bandelow et al. 1990; Matussek 1990; Müller 1990*). Diskutiert werden v.a. Veränderungen auf der Rezeptorebene (Downregulation = Verringerung der Empfindlichkeit). Entsprechende Hinweise fanden sich auch bei Patienten mit einer organischen Depression: Bei Patienten mit einer Demenz vom Alzheimer-Typ und einer Depression sind v.a. die aufsteigenden noradrenergen Bahnen betroffen (*Zubenko et al. 1990*). Bei depressiven Parkinson-Patienten ist im Liquor der Gehalt des Serotonin-Metaboliten HIAA (5-Hydroxy-Indolessigsäure) erniedrigt (*Sano et al. 1989*). Auch die noradrenergen, aber auch die dopaminergen Bahnen sind betroffen (*Cummings 1992*).

Bei zahlreichen Medikamenten (v.a. Clonidin und β-Blockern) kommt es zu einer Beeinträchtigung der noradrenergen Transmission. Diese Medikamente können bei einem Teil der behandelten Patienten eine depressive Verstimmung verursachen. Entsprechende Beobachtungen bei Reserpin haben mit zu der Noradrenalinmangel-Hypothese der Depression geführt (*Schildkraut 1965*).

Klinische Symptomatik und Verlauf

Depressive Störungen im Alter zeigen gegenüber der Depression bei jüngeren Patienten eine Reihe von Auffälligkeiten, die es bei der Diagnosestellung zu beachten gilt:

> - **Die psychopathologischen Symptome sind oft wenig charakteristisch**
>   (z.B. Antriebsverlust, Schlafstörungen, Libidoverlust sind im Alter sehr häufig).
> - **Die Patienten klagen oft über kognitive Störungen,**
>   die eine Abgrenzung zur Demenz erforderlich machen können.
> - **Häufig sind ausgeprägte somatische Beschwerden und sozialer Rückzug festzustellen.**
> - **Körperliche Erkrankungen können die psychische Symptomatik verschleiern.**
> - **Ausgeprägte Wahnsymptomatik.**

Kognitive Störungen

Klagen über kognitive und Konzentrationsstörungen nehmen bei Depressiven mit dem Alter zu. Besonders häufig wird eine erhöhte Vergesslichkeit und die Unfähigkeit, sich Neues zu merken, angegeben. Hier stellt sich die Frage, ob eine beginnende Demenz oder eine sog. depressive Pseudodemenz vorliegt. Wenn die Symptomatik plötzlich begonnen hat und sich unter Antidepressiva zurückbildet, liegt mit großer Wahrscheinlichkeit eine Pseudodemenz vor (s. *Wetterling 1997b*) [Kriterien→ *Sonderformen*].

Somatische Beschwerden

Ältere Depressive klagen häufig über körperliche Beschwerden. Oft fällt die Abgrenzung von »somatischen Symptomen« im Rahmen der Depression von Beschwerden bei Organerkrankungen schwer (s. unten).

Häufige »somatische Symptome« bei einer Depression:

- **rasche Erschöpfbarkeit, verminderte körperliche Leistungsfähigkeit,**
- **diffuse (= schlecht lokalisierte) Schmerzen im Abdomen, Thorax und Hals,**
- **Verdauungsbeschwerden, v.a. Obstipation** (Verstopfung),
- **Appetitmangel,**
- **diffuse, oft wechselnde Gelenkbeschwerden,**
- **Kopfschmerzen** (meist nicht näher zu lokalisieren) **und Schwindel.**

Depressive zeigen häufig eine stark negativ getönte Bewertung ihrer Umwelt. Dadurch werden auch bestehende körperliche Beschwerden oft intensiver wahrgenommen und als besonders schwerwiegend bewertet (Aggravierung).

Wahnsymptome

Bei einer schweren (psychotischen) Depression treten Wahnsymptome auf, z.B.

- **Schuldwahn,**
- **Versündigungswahn,**
- **Verarmungswahn.**

Der Wahn kann sich auch auf lebensgeschichtlich weit zurückliegende Ereignisse (z.B. auf eine Abtreibung im jungen Erwachsenenalter, vermeintliche Fehler bei der Erziehung der Kinder) oder auf aktuelle Ereignisse beziehen (z.B. die wahnhafte Überzeugung, den Krankenhausaufenthalt nicht bezahlen zu können). Die schwerste Form eines depressiven Wahns ist ein nihilistischer Wahn, bei dem der Patient alles negativ sieht, sich selbst für nutzlos hält und keine Lebensperspektive mehr hat. In solchen Fällen besteht eine erhebliche Suizidgefährdung [→ *Komplikationen*].

Verhaltensauffälligkeiten

Ältere Depressive fallen in ihrem Verhalten häufig wenig auf. Aber oft liegt dies daran, dass sie sich sozial weitgehend isolieren. Auf Grund ihrer Antriebsschwäche und/oder Ängste verlassen sie nur noch selten ihre Wohnung. Bei genauer Beobachtung bzw. eingehender Befragung der Patienten und Angehörigen sind häufig folgende Verhaltensauffälligkeiten feststellbar:

- **sozialer Rückzug** (Isolation),
- **Rückzug ins Bett** für den überwiegenden Teil des Tages,
- **verminderte Aktivitäten,**
- **motorische Unruhe** (Agitiertheit),
- **Vernachlässigung von lebensnotwendigen Aktivitäten** (Essen zubereiten, Körperhygenie etc.).

Im Alter verläuft eine Depression häufiger chronisch bzw. zeigt sie eine geringere Remissionsrate als bei jüngeren Patienten (s. Zusammenfassung *Cole 1990*). In neueren Untersuchungen wird allerdings bei einer konsequenten antidepressiven Therapie kein Unterschied zu den Verläufen bei jüngeren Depressiven festgestellt (z.B. *Alexopoulos et al. 1996; Brodaty et al. 1993*). Wenn eine Depression jedoch erstmalig im Alter auftritt, besteht ein hohes Risiko, dass die Erkrankung chronifiziert (*Alexopoulos et al. 1996*). Besonders psychotische Depressionen mit Wahn zeigen im Alter oft eine nur ungenügende Besserung, auch bei ausreichender medikamentöser Therapie (*Baldwin 1997*). Auch ist in Verlaufsuntersuchungen von Altersdepressiven eine hohe Mortalität beobachtet worden (*Copeland et al. 1992; Kivelä et al. 1988b*).

Diagnostik

Einfache psychopathologische Instrumente wie die vielbenutzte Hamilton-Skala sind zur Schweregradbestimmung einer Altersdepression weniger geeignet und zur Diagnosestellung ungeeignet, da sie viele Fragen zu körperlichen Symptomen und zu Schlafstörungen enthält. Diese treten bei älteren Patienten auch ohne depressive Verstimmung sehr häufig auf, sind also unspezifisch. Zur Diagnose einer Altersdepression sind daher spezielle Instrumente Cornell Scale (*Alexopoulos et al. 1988*) und die Geriatric Depression Screening Scale (GDS) (*Yesavage et al. 1983*) entwickelt worden. Diese sind sehr zu empfehlen, da Depressionen im Alter häufig nicht diagnostiziert werden und daher eine adäquate Behandlung unterbleibt (*Linden et al.,1998*).

Risikofaktoren

Als Risikofaktoren für eine Altersdepression, auch für eine schlechtere Prognose, sind anzusehen (*Baldwin et al. 1995*):

– depressive Störungen in der Vorgeschichte oder in der Familienanamnese,

– schwere körperliche Erkrankungen,

– intellektuelle Beeinträchtigungen,

– Verlusterlebnisse (Tod des Partners etc.).

Differenzialdiagnose

Die häufig, besonders von älteren Depressiven geklagten, körperlichen Beschwerden sind differenzialdiagnostisch schwer einzuordnen. Einmal kann es sich um somatische Beschwerden im Rahmen der Depression ohne schwerwiegende Organveränderungen handeln, anderseits können Organerkrankungen vorliegen, die einer somatischen Behandlung bedürfen. Auch treten depressive Verstimmungen bei schweren körperlichen Erkrankungen im Alter gehäuft auf. In diesem Zusammenhang erhebt sich die Frage, ob die Stimmungsverschlechterung Reaktion auf die körperliche Erkrankung ist oder durch die Krankheit mit einer Beteiligung des ZNS im Sinne eines organischen Psychosyndrom hervorgerufen wird. Diese Frage ist insbesondere bei verschiedenen Erkrankungen, die das ZNS betreffen und auch eine depressive Verstimmung verursachen können, oft nicht sicher zu entscheiden, denn die psychische Störung kann sowohl Reaktion auf die wahrgenommene somatische Beeinträchtigung (z.B. Paresen nach Schlaganfall) als auch durch die Hirnschädigung selbst hervorgerufen sein (s. unten).

Psychopathologisch ergeben sich nur wenige Unterschiede zwischen den durch eine ZNS-Schädigung (»organisch«) und den nicht-organisch (»endogen« oder »reaktiv«) bedingten depressiven Störungen (*Alexopoulos et al. 1997a, b; Cummings 1992; Krishnan et al. 1997; Wetterling et al. 1998*). Die Depression bei Parkinson-Patienten ist häufig mit Angst verknüpft (*Cummings 1992*). Das psychopathologische Bild bei Hormonstörungen (z.B. einer Hypothyreose oder einem Cushing-Syndrom) kann einer Depression ähnlich sein, meist steht jedoch eine Verlangsamung der kognitiven und motorischen Funktionen und weniger eine affektive Verstimmung im Vordergrund (*Baumgartner 1993*). Da sich anhand des psychopathologischen Befundes meist keine sicheren Anhaltspunkte für eine »organische« Genese einer depressiven Störung ergeben, sind andere Kriterien – wie die des ICD-10 [→ Tabelle 4.17] – heranzuziehen. Diese stellen die zeitlichen Zusammenhänge des Auftretens der körperlichen und psychischen Symptomatik heraus. Ein solcher Zusammenhang ist aber bei chronischen Erkrankungen und ohne Verlaufsuntersuchungen oft nicht nachweisbar.

In diesem Zusammenhang ergibt sich auch die Frage, ob und welche diagnostischen Maßnahmen zum Nachweis bzw. Ausschluss einer möglichen organischen Ursache einer depressiven Störung im Alter sinnvoll sind, wenn keine entsprechende körperliche Erkrankung bekannt ist. Bei entsprechendem Verdacht können gezielte Untersuchungen [→ Tabelle 4.18] weiterführen.

An *labordiagnostischen Untersuchungen* sollte bei Altersdepressiven immer eine TSH-Bestimmung durchgeführt werden, da eine Hypothyreose oft zu einer depressi-

Tabelle 4.17. ICD-10 Kriterien für eine organische Genese einer psychischen Störung (organisches Psychosyndrom)

A. Nachweis (auf Grund von körperlicher, neurologischer und laborchemischer Untersuchungen) und/oder Anamnese einer zerebralen Erkrankung, Schädigung oder Funktionsstörung oder Systemerkrankung, einschließlich Hormonstörung, von der bekannt ist, das sie eine organisch affektive Störung verursachen kann [→ Tabelle 4.16].
B. Zeitlicher Zusammenhang zwischen der Entwicklung bzw. Verschlechterung der zu Grunde liegenden Erkrankung, Schädigung oder Funktionsstörung und dem Beginn der depressiven Störung. Unabhängig, davon welche von beiden Störungen zuerst auftritt, sollte das Intervall drei Monate nicht überschreiten.
C. Rückbildung oder deutliche Besserung der depressiven Störung nach Rückbildung oder Besserung der vermutlich zu Grunde liegenden Erkrankung.
D. Kein ausreichender oder überzeugender Beleg für eine andere Verursachung der affektiven Störung, wie z.B. eine sehr belastete Familienanamnese für eine Depression oder bipolar affektive Störung.
Wenn die Kriterien A, B und D zutreffen, kann eine kausale Beziehung vorläufig angenommen werden. Wird zusätzlich C nachgewiesen, erhöht sich der Sicherheitsgrad der diagnostischen Einordnung deutlich.

ven Verstimmung führt und gut behandelt werden kann. Der Nachweis von »zerebrovaskulären Risikofaktoren« wie Hypertonus, Diabetes mellitus, Hyperlipidämie etc. wird von einigen Autoren (*Alexopoulos et al. 1997a; Krishnan et al. 1997*) als wesentlich für das Vorliegen einer »vaskulären Depression« (s. unten) angesehen.

Neurologische Untersuchungsbefunde können entscheidend zur Differenzialdiagnose der zur Depression führenden Erkrankung beitragen, denn einige der in Tabelle 4.16 aufgeführten Erkrankungen (z.B. Parkinson-Syndrom, Schlaganfall) zeigen in der Regel eine deutliche neurologische Symptomatik [→ Tabelle 4.18], so dass die Diagnose meist schon klinisch gestellt werden kann.

Funktionelle Untersuchungsverfahren (wie EEG) tragen zur Differenzialdiagnose der Altersdepression und möglicher Ursachen kaum bei. Es gibt jedoch einige Hinweise dafür, dass Schlaf-EEG-Ableitungen die schwierige Differenzialdiagnose: depressive Pseudodemenz-Altersdepression erleichtern (*Reynolds et al. 1989*).

Die *bildgebenden Verfahren wie CT und MRT* können bei der Differenzialdiagnose zum Nachweis von zerebrovaskulären Veränderungen (Infarkten und Marklager-Veränderungen; Leuko-Araiose) eingesetzt werden. Eine Leuko-Araiose findet sich sehr häufig bei älteren Depressiven (s. *Soares 1997*). Bisher ist noch nicht klar, ob dieser neuroradiologische Befund von therapeutischer Relevanz ist (*Wetterling et al. 1993a; Wetterling 1998a*). In einigen Fällen kann anhand des CT/MRT-Befundes eine kausal behandelbare Ursache der Depression, wie z.B. ein frontales Meningeom festgestellt werden. Eine Hirnatrophie findet sich gehäuft bei älteren Depressiven (s. *Soares 1997*).

Tabelle 4.18. Bei einer Depression im Alter differenzialdiagnostisch zu erwägende Erkrankungen

Verdacht auf	Weiterführende Untersuchungen
Demenz vom Alzheimer-Typ	Anamnese, psychopathologischer Befund → Differenzialdiagnose depressive Pseudodemenz (s. unten)
Zerebrovaskuläre Erkrankungen – Hirninfarkt (Schlaganfall)	Anamnese, neurologische Untersuchung: Herdsymptome
– andere	CT/MRT: ischämische Läsion/ Marklager-Veränderungen (Leuko-Araiose)
Parkinson-Syndrom	Neurologische Untersuchung: Hypokinese, Rigor, Tremor
Hirntumor (z.B. Meningeom)	Neurologische Untersuchung CT/MRT: Tumor
Hormonstörungen – Hypothyreose – Hyperthyreose	TSH >3,5 nmol/l TSH <0,05 nmol/l
Medikamente – Blutdrucksenkende Mittel (Clonidin, β-Blocker etc.) – andere (klassische Neuroleptika, Benzodiazepine u.a.)	Medikamentenanamnese

Sonderformen der Altersdepression

Depressive Pseudodemenz

Da von älteren Depressiven oft kognitive Beeinträchtigungen, v. a. eine erhöhte Vergesslichkeit, beklagt werden, ergibt sich häufig die Notwendigkeit der Abgrenzung gegen eine (beginnende) Demenz. Bei ausgeprägten kognitiven Störungen wird häufig eine sog.»depressive Pseudodemenz« diagnostiziert. Dieser Begriff ist rein deskriptiv und in der Literatur umstritten (s. *Wetterling 1997b*), insbesondere da genaue Kriterien fehlen. Für eine depressive Pseudodemenz sollen sprechen (*Haggerty et al. 1988*).

- relativ schnelles Einsetzen der Symptome,
- kurze Dauer der Symptomatik,
- Depression in der Eigen- oder Familienanamnese,
- wechselnde Ausprägung der kognitiven Beeinträchtigungen,
- häufiges Klagen über »Nicht-Können«,
- Teilnahmslosigkeit,
- rasche Ermüdbarkeit,
- Appetitstörungen,
- unauffälliges CT und EEG,
- erfolgreiche Behandlung mit Antidepressiva.

Vaskuläre Depression

Da zerebrovaskuläre Störungen, insbesondere Schlaganfälle, gehäuft mit einer Depression einhergehen [→ Tabelle 4.16], werden sie als eine wesentliche differenzialdiagnostisch zu erwägende Ursache einer depressiven Verstimmung im Alter angesehen. Anhand einer Literaturübersicht und theoretischer Überlegungen haben *Alexopoulos et al. (1997a)* das Konzept einer vaskulären Depression entwickelt, das sich vom Konzept der Depression nach Schlaganfall (*s. Robinson et al. 1996; Starkstein et al. 1989*) unterscheidet. Nach dieser Definition sollen sich die Patienten mit einer vaskulären Depression im Vergleich zur nicht-vaskulär bedingten Depression v.a. auszeichnen durch:

- **Nachweis einer vaskulären Erkrankung oder vaskulären Risikofaktoren,**
- **Beginn der Depression nach dem 65. Lebensjahr.**

Außerdem durch:
- kognitive Defizite, gekennzeichnet durch Beeinträchtigung von Planung und Organisation von Handlungsabläufen,
- psychomotorische Verlangsamung,
- geringe depressive Symptomatik, z.B. Schuldgefühle,
- beeinträchtigtes Urteilsvermögen,
- Beeinträchtigung der täglichen Aktivitäten,
- fehlenden Hinweis auf eine familiäre Belastung mit affektiven Störungen.

In diesem Konzept wird nicht – wie die ICD-10-Leitlinien – ein meist nur schwer nachweisbarer zeitlicher Zusammenhang zwischen Auftreten der psychopathologischen Symptomatik und einem zerebrovaskulären Ereignis gefordert. Das Konzept der vaskulären Depression wurde bisher empirisch erst in zwei Studien untersucht (*Alexopoulos et al. 1997a; Krishnan et al. 1997*) und bedarf daher noch einer weiteren Bestätigung. Eine Unterteilung der vaskulären Depression anhand der CT-MRT-Befunde in zwei Untertypen erscheint sinnvoll (*Wetterling 1999b*). Typ I entspricht weitgehend der Depression nach Schlaganfall (Territorial- oder lakunärer Infarkt), während Typ II der Beschreibung von *Alexopoulos et al. (1997)* gleicht und meist mit einer Marklager-Veränderung (Leuko-Araiose) im CT/MRT einhergeht. Bisher sind mögliche sich aus diesem Konzept ergebende spezifische Therapieansätze noch nicht untersucht worden. Auch gibt es noch keine Hinweise für die Notwendigkeit bzw. den Erfolg von spezifischen Therapien bei der vaskulären Depression (*Wetterling et al. 1993b*).

Therapie

Bei der Planung einer Therapie für die Altersdepression sind die oben genannten Einflussfaktoren zu berücksichtigen. Zur Behandlung der Altersdepression stehen einige sehr unterschiedlichen Behandlungsmaßnahmen zur Verfügung:

- **Antidepressiva** (evtl. Augmentation mit z.B. Schilddrüsenhormonen etc.),
- **Schlafentzug,**
- **Elektrokrampftherapie,**
- **Behandlung der körperlichen Grunderkrankung,**
- **psychotherapeutische Verfahren** (z.B. IPT, supportiv),
- **psychosoziale Aktivierung.**

Meist ist angesichts der Komplexität der Erkrankung eine Kombination der unten genannten Therapieverfahren erforderlich, z.B. Antidepressiva-Behandlung mit Schlafentzug und supportiver Psychotherapie sowie einer psychosozialen Aktivierung. Leider unterbleibt bei Altersdepressiven sehr häufig eine adäquate Behandlung (*Linden et al. 1998*), da die Depression oft nicht diagnostiziert wird. In auffallend vielen Fällen werden Benzodiazepine und nicht Antidepressiva verordnet (*Linden et al. 1998*).

Medikamentöse Therapie

Bei der Behandlung von älteren Menschen mit Antidepressiva sind einige Besonderheiten [→ Kap. 7] zu beachten, wie z.B. langsamerer Metabolismus, verringerte Ausscheidung sowie Wechselwirkungen mit anderen Medikamenten. Hieraus leiten sich einige grundsätzliche Empfehlungen zur medikamentösen Therapie bei Altersdepression ab: einschleichende Aufdosierung und in Abhängigkeit vom Alter niedrigere Dosierungen als bei jüngeren Patienten (etwa 1/3 bei über 80-Jährigen).

Vor dem Hintergrund der zahlreichen auf dem Markt befindlichen Antidepressiva fällt die Auswahl eines geeigneten Medikaments nicht leicht. Bisher sind keine zufriedenstellenden Richtlinien für differentielle Indikationen erarbeitet worden. Bei der Auswahl der Medikamente sollten v.a. die Leitsymptome und das Nebenwirkungsspektrum berücksichtigt werden (*Wetterling 1998*), da bisher überzeugende Hinweise für eine bessere Wirksamkeit bestimmter Antidepressiva bei Alterdepressiven weitgehend fehlen (*Ansthey et al. 1995; Goldberg 1997; Flint 1998; Tourigny-Rivard 1997*). Die Nebenwirkungen der Antidepressiva sind besonders bei internistischen Begleiterkrankungen zu berücksichtigen, z.B. kardiale Vorschädigungen (*Nelson et al. 1999*). Die trizyklischen Antidepressiva wie Amitriptylin, Clomipramin, Doxepin und Imipramin haben starke *anticholinerge Nebenwirkungen* wie Akkommodationsstörungen, Delir, Hypotonie, Müdigkeit, Mundtrockenheit und Tremor; *Grohmann et al. 1990*). Diese Medikamente sind daher kontraindiziert bei:

- Herz-Kreislauf-Erkrankungen, v.a. bei Herzrhythmusstörungen (AV-Block),
- orthostatischer Dysregulation,
- Obstipation,
- Blasenentleerungsstörungen (v.a. bei Prostatahypertrophie),
- Glaukom,
- kognitiven Störungen.

Die Serotonin-Wiederaufnahmehemmer wie Citalopram, Fluoxamin, Fluoxetin, Paroxetin, Sertalin und MAO-Hemmer wie Moclobemid haben v.a. eine antriebssteigernde Wirkung und führen daher häufig zu:

- **Agiertheit** (Unruhezustände),
- **Angst** (besonders bei Serotonin-Wiederaufnahmehemmer),
- **Schlafstörungen,**
- **Übelkeit und Apptitstörungen** (besonders bei Serotonin-Wiederaufnahmehemmer).

Cave: Nach bzw. vor Gabe von MAO-Hemmer ist eine längere Medikamentenpause, insbesondere vor Gabe von Serotonin-Wiederaufnahmehemmer, einzuhalten. Hyponatriämie bei Serotonin-Wiederaufnahmehemmer (*Wilkinson et al. 1999*).

Die folgenden Empfehlungen basieren vorwiegend auf klinischen Erfahrungen und Überlegungen zu den Nebenwirkungen, da entsprechende kontrollierte Vergleichsstudien bisher kaum vorliegen:

Kognitive Störungen, insbesondere bei einer beginnenden Demenz, können durch stark anticholinerg wirksame Antidepressiva wie z.B. Amitriptylin verstärkt werden, denn bei der klassischen Form der degenerativen Demenz, der Demenz vom Alzheimer-Typ, wird ein cholinerges Defizit als ein wesentlicher pathogenetischer Faktor angesehen (*Wetterling 1992b*). Dies könnte durch anticholinerg wirksame Medikamente verstärkt werden (*Fibiger 1991; Sunderland et al. 1987; Thienhaus et al. 1990*). Daher sind trizyklische Antidepressiva bei Depressiven mit kognitiven Störungen zu vermeiden. Klinisch tritt häufig eine delirante Symptomatik auf [→ Kap. 3.2]. Bei kognitiven Störungen (auch bei einer sog. depressiven Pseudodemenz) sind Serotonin-Wiederaufnahmehemmer, die weniger anticholinerge Wirkungen als trizyklische Antidepressiva haben (*Dunner et al. 1992; Fairweather et al. 1993; Nabes et al. 1999*), vorzuziehen, insbesondere solche mit einer kurzen Halbwertszeit und damit guter Steuerbarkeit, z.B.:

- **Citalopram** [z.B. Cipramil] oder
- **Paroxetin** [z.B. Tagonis] 1mal 20 mg/Tag.

Die im Alter häufige *agitierte Form der Depression,* die oft mit *Schlafstörungen* und *Angst* einhergeht, sollte mit einem sedierenden Antidepressivum behandelt werden, z.B. mit trizyklischen Antidepressiva, die geringere anticholinerge Nebenwirkungen als Amitriptylin haben, z.B.:

- **Doxepin** [z.B. Aponal] **initial 25 mg/Tag bis 150 mg/Tag** oder
- **Trimipramin** [Stangyl] **initial 25 mg/Tag, bis 150 mg/Tag.**

Alternativen:

- **Mianserin** [z.B. Tolvin] **initial 3mal 10 mg/Tag, bis 3mal 30 mg/Tag,**
- **Mirtazapin** [Remergil] **initial 15 mg/Tag, bis zu 45 mg/Tag,**
- **Nefazodon** [Nefadar] **initial 100 mg/Tag, bis 300 mg/Tag,**
- **Trazodon** [Thombran] **initial 25 mg/Tag, bis 150 mg/Tag.**

Eine *psychotische Depression mit Wahn* (meist Schuld-, Verarmungs- oder Versündigungswahn) sollte mit einem eher sediernden (anticholinerg wirksamen) Antidepressivum wie Amitriptylin und einem hochpotenten Neuroleptikum, z.B. Haloperidol [z.B. Haldol], behandelt werden (*Müller-Siechener et al. 1998*). Allerdings sind die Nebenwirkungen von Amitriptylin und Haloperidol zu berücksichtigen, besonders das häufige Auftreten von extrapyramidalen Störungen (Parkinsonoid) und die anticholinergen Wirkungen von Amitriptylin.

- **Amitriptylin** [z.B. Saroten]
  einschleichend aufdosieren, beginnend mit 25 mg/Tag (abends),
  maximal nicht mehr als 200 mg/Tag.
- **Haloperidol** [z.B. Haldol]
  einschleichend aufdosieren, beginnend mit 1 mg/Tag (etwa 3-3-4 Tropfen),
  maximal nicht mehr als 10 mg/Tag.

Bei einem ausgeprägten *sozialen Rückzug* sollte neben psycho- und sozio-therapeutischen Maßnahmen, v.a. bei Vorliegen einer *Antriebsschwäche* ein antriebssteigerndes Antidepressivum, z.B. ein Serotonin-Wiederaufnahmehemmer oder eine stärker noradrenerg wirksame Substanz wie z.B. Reboxetin [Edronax] verordnet werden. Eine weitere Alternative stellt die Gabe des reversiblen, selektiven MAO-Hemmers Moclobemid [Aurorix] dar.

Bei *chronifizierten Verläufen* sollte nach einem Stufenschema verfahren werden. Wenn nach etwa 3 Wochen keine Besserung oder nur eine ungenügende Besserung zu beobachten ist, sollten folgende Schritte durchgeführt werden:

1. Erhöhung der Dosis, evtl. auch zum Teil als Infusionsbehandlung
   (unter Beachtung möglicher Nebenwirkungen bis auf die bei Jüngeren üblichen Dosierungen),
2. zusätzlich Schlafentzugsbehandlung,
   – oder zusätzlich niedrigdosiert Schilddrüsenhormone
   – oder eine Kombination mit Lithiumsalzen

3. Verordnung eines anderen Antidepressivums (mit einem anderen Wirkprofil),
4. Gabe einer Kombination zweier Antidepressiva mit unterschiedlichen Wirkmechanismen (z.B. trizyklisches Antidepressivum plus MAO-Hemmer),
5. Elektrokrampftherapie (s. *Stoudemire et al. 1998; Wetterling et al. 1998*)

Bisher ist nur unzureichend geklärt, wie ältere Patienten mit einer körperlichen
Grunderkrankung, also einer »*organisch depressiven Störung*« adäquat medikamentös behandelt werden können. Generell werden v.a. Antidepressiva mit geringen
anticholinergen Nebenwirkungen empfohlen. Es ist anzumerken, dass kaum kontrollierte Studien bei ‚organischer' Depression existieren. Folgende Empfehlungen finden
sich in der Literatur:

Depression nach Schlaganfall

– Nortriptylin (*Lipsey et al. 1984*),

– Citalopram (*Andersen et al. 1994*) oder Fluoxetin (*Dam et al. 1996*).

Depression bei Parkinson-Syndrom

– Desimipramin (*Laitinen 1969*),

– Nortriptylin (*Andersen et al. 1980*).

Psychotherapie bei depressiven Störungen im Alter

Depressive Störungen sollten auch psychotherapeutisch behandelt werden. Neben
einer entsprechenden Grundhaltung [→ Kap. 3], die immer angezeigt ist, kommen
verschiedene psychotherapeutische Maßnahmen (s. *Hautzinger 1997a*) in Frage.
Besonders geeignet sind auch bei älteren Depressiven folgende Verfahren:
– kognitive Verhaltenstherapie (*Hautzinger 1997b*),
– interpersonelle Psychotherapie (IPT) (*Fuchs et al. 1997*),
– Entspannungsverfahren (z.B. autogenes Training),
– supportive (stützende) Gesprächstherapie.

Auch eine psychoanalytisch orientierte Psychotherapie ist bei älteren Depressiven
möglich (s. *Radebold 1997*).

Komplikationen

Entwicklung einer Demenz bei Depression mit kognitiven Störungen

In der Literatur wurde die Frage, ob eine Depression, besonders eine mit kognitiven
Störungen, gehäuft zu einer Demenz führt, lange Zeit kontrovers diskutiert. Eine
Reihe von Verlaufsuntersuchungen von Altersdepressiven (*Buntinx et al. 1996; Reifler*

et al. 1986) zeigt, dass das Risiko, besonders bei solchen mit kognitiven Störungen [→ *Pseudodemenz*] (*Kral 1982; Rabins et al. 1984; Sachdev et al. 1990*), dement zu werden, bei diesen Patienten erhöht ist.

Suizidalität

Etwa 6% aller Depressiven sterben durch Suizid (*Inskip et al. 1998*). Die Suizidrate in Deutschland nimmt bei Frauen im höheren Alter nur geringfügig, bei Männern nicht ab (*Wolfersdorf et al. 1997*). Daher ist auch bei älteren depressiven Patienten immer an eine Suizidgefährdung zu denken.

Risikofaktoren, die für eine erhöhte Suizidgefährdung bei älteren Depressiven sprechen:

- **zunehmende gedankliche Einengung** (Perspektivlosigkeit),
- **ausgeprägte Insuffizienzgefühle, Schuldgefühle, v.a. Schuldwahn,**
- **tiefgreifende lebensgeschichtliche Ereignisse** (z.B. Tod von Angehörigen),
- **Vernachlässigung der sozialen Beziehungen** bzw.
  fehlende soziale Bezugspersonen (alleinstehende ältere Personen),
- **konkrete Planung des Suizidversuches** (z.B. längere Planung).

Checkliste zur Abschätzung der Selbstmordgefährdung
(in Anlehnung an *Wetterling et al. 1997*)

Fragen an den Patienten:
1. Haben Sie in letzter Zeit daran gedacht, sich das Leben zu nehmen? (Wie oft?)
2. Haben sich Ihnen die Selbstmordgedanken aufgedrängt?
3. Haben Sie schon einen Plan für den Selbstmordversuch gemacht? (Wie?)
4. Haben Sie schon Vorbereitungen getroffen? (Welche?)
5. Haben Sie mit jemand über Ihre Selbstmordabsichten gesprochen? (Mit wem?)
6. Halten Sie Ihre Lage für aussichts- und/oder hoffnungslos? (Warum?)
7. Können Sie noch an etwas anderes als an Ihre Probleme denken?
8. Wie ist Ihre augenblickliche Stimmung?
9. Haben noch an irgend etwas Interesse oder Freude?
10. Haben Sie jemanden, mit dem Sie über Ihre Probleme sprechen können?
11. Haben Sie schon einmal einen Selbstmordversuch gemacht? (Wie oft? Wann?)

Weitere Fragen:
12. Besteht bei dem Patienten eine Wahnsymptomatik?
13. Besteht bei dem Patienten eine neu aufgetretene Hilfsbedürftigkeit?
14. Hat sich der Patient in letzter Zeit zunehmend sozial isoliert?
15. Hat der Patient seine alltäglichen Bedürfnisse zunehmend vernachlässigt?

Schädlicher Gebrauch (Abusus) von Alkohol und Medikamenten

Depressive betreiben oft einen zumindest episodischen Alkoholmissbrauch (s. *Wetterling 1999a*). Inwieweit dies auch auf ältere Depressive zutrifft, ist bisher kaum untersucht worden (*Finlayson et al. 1988*). Ein Grund hierfür mag sein, dass es schwierig ist, einen Alkoholmissbrauch in Alter zu diagnostieren [→ Kap. 4.8] Ältere Frauen betreiben häufig einen Benzodiazepinmissbrauch (*Weyerer et al. 1997*). Aus den wenigen vorliegenden Daten ist zu folgern, dass besonders bei älteren depressiven Menschen, auf einen erhöhten Alkohol- und Medikamentenkonsum zu achten ist.

Affektlabilität

Als Affektlabilität wird eine fehlende Kontrolle über die Affekte (z.B. Weinen bei nichtigen Anlässen und Schwierigkeiten) bezeichnet. Diese Störung wird häufig als Depression fehldiagnostiziert. Es handelt sich aber um ein Enthemmungsphänomen, meist auf dem Boden einer vaskulären Hirnstammschädigung. Zur Behandlung können Amitriptylin (*Schifler et al. 1985*) Nortriptylin (*Robinson et al. 1993*) oder Serotonin-Wiederaufnahmehemmer (*Nahas et al. 1998*) eingesetzt werden.

MERKSÄTZE

▶ Eine Depression ist im Alter wegen relativ unspezifischer Symptome oft schwierig zu diagnostieren.
  → Daher sollte v.a. bei unklaren körperlichen Beschwerden an eine Depression gedacht werden.
  → Besonders häufig tritt eine Depression bei folgenden Erkrankungen auf:
    – Alzheimer-Demenz,
    – Parkinson-Syndrom,
    – Schlaganfall,
    – andere zerebrovaskuläre Erkrankungen (vaskuäre Demenz),
    – Hypothyreose.

▶ Die Antidepressiva müssen ausreichend lange verordnet werden:
  → mindestens vier Wochen,
  → einschleichend dosieren,
  → bei ungenügender Wirkung Dosierung erhöhen,
  → dann Kombination mit Schilddrüsenhormonen,
  → bei weiter ungenügender Wirkung anderes Medikament einsetzen.

▶ Wegen der geringeren Nebenwirkungsrate mit Serotonin-Wiederaufnahmehemmern beginnen.

▶ Belastende Lebensereignisse (Verlusterlebnisse) psychotherapeutisch angehen.

4.6
Schizophrenie und andere Wahnerkrankungen

Terminologie

Der Begriff Schizophrenie ist von *E. Bleuler* (1911) eingeführt worden. Die Schizophrenie gilt als die klassische Psychose. Der Begriff Psychose ist schwierig zu definieren. Als Psychose wird eine schwerwiegende Beeinträchtigung wichtiger psychischer und auch kognitiver Fähigkeiten bezeichnet, die zu einer deutlichen Störung des Realitätsbezugs führen. Hierzu zählen v.a.:

- **Störungen des Ich-Erlebens** (Gedankenbeeinflussung, -entzug oder -eingebung),
- **Störungen des Denkens** (Gedankenabbrechen, inkohärentes Denken etc.),
- **Störungen der Wahrnehmung** (Halluzinationen und Wahn).

Auch der Begriff Wahn ist schwierig zu definieren. In der ICD-10 (*Dilling et al. 1993*) fehlen entsprechende Definitionen. Als allgemein akzeptiert kann die klassische Definition für einen Wahn von *K. Schneider* angesehen werden.

Ein Wahn ist eine a priori feststehende Überzeugung, an der festgehalten wird, obwohl sie einer Überprüfung nicht stand hält.

Die Problematik der Definition eines Wahns ist Gegenstand ausführlicher psychopathologischer Betrachtungen (*Jaspers 1913; Scharfretter 1997; Schneider 1973*). Verschiedene Formen eines Wahns können unterschieden werden (*AGP 1989; Cummings 1985; Scharfetter 1997*):

- **Beziehungswahn und Eifersuchtswahn,**
- **Beeinträchtigungs- und Verfolgungswahn** (auch Wahn, bestohlen oder hintergangen zu werden),
- **koästhestischer Wahn** (Wahn, dass Körperteile sich verändern bzw. verändert werden),
- **Größenwahn,**
- **hypochondrischer Wahn** (meist bei depressiven Störungen),
- **Schuldwahn** (meist bei depressiven Störungen),
- **Verarmungswahn** (meist bei depressiven Störungen),
- **Capgras-Syndrom** (Unfähigkeit, Personen zu erkennen, Patient meint statt dessen einen Doppelgänger zu sehen; v.a. bei dementen Patienten).

Diagnostische Kriterien

Die ICD-10 unterscheidet 6 Unterformen der Schizophrenie. Die wesentlichen diagnostischen Merkmale der Schizophrenie sind in folgender Übersicht zusammengefaßt.

Diagnostische Kriterien für eine Schizophrenie
(nach ICD-10, leicht gekürzt)

Die Schizophrenie ist durch Denk- und Wahrnehmungsstörungen sowie eine inadäquate oder verflachte Affektlage charakterisiert.

Es gibt keine pathognomischen Symptome, typisch sind insbesondere bei gemeinsamem Auftreten:

1. Gedankenlautwerden, -eingebung, -entzug oder ausbreitung
2. Kontrollwahn, Beeinflussungswahn, Gefühl des Gemachten bezogen auf Körperbewegungen oder bestimmte Gedanken, Tätigkeiten oder Empfindungen
3. Kommentierende oder dialogische Stimmen, die über den Patienten und sein Verhalten sprechen
4. Anhaltender, kulturell unangemessener und völlig unrealistischer Wahn
5. Anhaltende Halluzinationen jeder Sinnesmodalität, evtl. begleitet von Wahngedanken
6. Gedankenabreißen oder Einschiebungen in den Gedankenfluss, was zu Zerfahrenheit, Danebenreden oder Wortneuschöpfungen (Neologismen) führt
7. Katatone Symptome wie Erregung, Haltungsstereotypien, Mutismus etc.
8. »Negative« Symptome wie auffällige Apathie, Sprachverarmung, verflachter Affekt

---

Im ICD-10 sind auch Kriterien für eine organische wahnhafte oder schizophreniforme Störung aufgeführt, die sich von denen der Schizophrenie in einigen Punkten unterscheiden.

Epidemiologie

Schizophrene Störungen treten meist erstmals im Alter zwischen 20 und 40 Jahren auf (bei Männern früher als bei Frauen (*Häfner et al. 1993*)). Spätmanifestationen nach dem 45. Lebensjahr sind selten. Da die Schizophrenie sehr häufig chronisch verläuft (*Ciompi et al. 1975; Huber etal. 1979*), kommen schizophrene Störungen auch bei älteren Menschen vor. Jedoch ist die Symptomatik (s. unten) im Alter oft wenig ausgeprägt. Bestimmte Symptome wie Wahn oder Halluzinationen kommen bei älteren Menschen oft isoliert vor. Meist sind in diesen Fällen keine anderen typischen schizophrenen Symptome in der Vorgeschichte bekannt.

Die Prävalenz schizophrener Störungen wird bei 20- bis 60-Jährigen mit etwa 0,5%, die von wahnhaften Störungen mit 0,14% der Allgemeinbevölkerung angegeben (*Fichter et al. 1990*). Bei über 65-Jährigen sind schizophrene Störungen seltener (*Dilling et al. 1978*). In gerontopsychiatrischen ambulanten Diensten oder Tageskliniken tritt eine wahnhafte Symptomatik aber wesentlich häufiger auf (bei bis zu 15% der dort behandelten Patienten (*Jovic, 1988; Kanowski 1981*)).

Pathogenese

Die Ursache schizophrener Störungen ist bisher nicht hinreichend geklärt. Allgemein wird davon ausgegangen, dass es sich bei der Schizophrenie um eine sog. multifaktorielle Erkrankung handelt, d.h. eine Reihe von Faktoren müssen gleichzeitig vorhanden sein, damit die Erkrankung »auftritt«, also wesentliche Symptome erkennbar werden. Das familär gehäufte Auftreten von schizophrenen Erkrankungen hat zu der Annahme geführt, dass eine erhöhte Vulnerablität, die genetisch bedingt ist, ein wichtiger pathogenetischer Faktor für eine Schizophrenie ist. Eine Reihe von »Kandidaten-Genen« auf den Chromosomen 6p, 9, und 20 sind bei Schizophrenen gehäuft zu finden (*Moises et al. 1995*).

Als Ursachen für einen W*ahn* im Alter werden zahlreiche Faktoren diskutiert, z.B.:

- **psychosoziale Faktoren** (Kontaktmangel) (*Janzarik 1973*);
- **sensorische Deafferenzierung** (v.a. durch zunehmende Taubheit, auch bei Visusverlust; *Christenson et al. 1984; Cooper et al. 1976; Kay et al. 1961; Kraepelin 1915*);
- **zunehmender Verlust der intellektuellen Leistungsfähigkeit** (beginnende Demenz);
- **Induktion durch Medikamente** [→ Tabelle 4.20].

Biochemische Modelle

Einige Medikamente, die eine erhöhte Ausschüttung von Katecholaminen (v.a. Dopamin und Noradrenalin) bewirken bzw. analog wirken (wie z.B. L-DOPA), können einen Wahn induzieren [Tabelle 4.20]. So fanden sich bei Parkinson-Patienten mit einer L-DOPA induzierten Psychose in vielen Hirnarealen eine erhöhte Konzentration an Noradrenalin und Dopamin (*Birkmayer 1978*). Diese Ergebnisse stützen das biologische Modell eines Dopamin-Überschusses bei der Schizophrenie (Dopamin-Hypothese, s. *Kornhuber 1992*). Es gibt aber auch Hinweise auf Veränderungen anderer Neurotransmitter-Systeme, v.a. des Glutamat-Systems, bei der Schizophrenie (*s. Kornhuber 1992*).

Klinische Symptomatik und Verlauf

Die Schizophrenie ist kein einheitliches Krankheitsbild, sondern zeigt mehrere Unterformen mit unterschiedlichen psychopathologischen Charakteristika (s. ICD-10) und Verlaufsformen (s. *Ciompi et al. 1975; Huber et al. 1979*). Im Alter treten nur noch selten Phasen mit einer floriden (produktiven) »Plus-Symptomatik« (Verfolgungswahn, Halluzinationen etc.) auf. Es überwiegen die chronifizierten Störungen. Dabei kann durchaus eine Wahnsymptomatik im Vordergrund stehen, meist handelt es dabei um einen systematisierten Wahn. Häufig stehen jedoch bei schizophrenen Störungen im Alter sog. «Negativ-Symptome« im Vordergrund. Leider gibt es bis heute keine allgemein verbindliche Definition für »Negativ-« bzw. »Plus-Symptome« bei der Schizophrenie (s. *Möller 1995*). Im Allgemeinen werden zu den Negativ-Symptomen gerechnet:

- **formale Denkstörungen,**
- **kognitive Störungen, Aufmerksamkeitsstörungen etc.,**
- **Anhedonie, verflachter Affekt, Antriebsmangel.**

Zu den Plus-Symptomen werden v.a. Symptome gezählt wie:

- **Halluzinationen,**
- **psychomotorische Unruhe,**
- **erhöhte Reizbarkeit,**
- **Misstrauen bis hin zur Feindseligkeit,**
- **aggressives Verhalten.**

Häufig entwickelt sich ein Wahn im Alter schleichend mit Fortschreiten der Grunderkrankung (z.B. bei degenerativen ZNS-Erkrankungen). Gehäuft tritt bei einer (v.a. beginnenden) Demenz ein Wahn (v.a. bestohlen oder hintergangen zu werden) auf (*Burns et al. 1990a; Cummings et al. 1987; Devanand 1999; Wragg et al. 1989*). Bei wahnhaften Störungen im Alter sind Verfolgungs- und Beziehungswahn am häufigsten (*Almeida et al. 1995*). Häufig treten auch akustische Halluzinationen und visuelle Halluzinationen, v.a. bei Sehstörungen, gleichzeitig auf (*Almeida et al. 1995; Howard et al. 1994*).

Diagnostik

Die Diagnose einer schizophrenen Störung oder eines Wahns ist in vielen Fällen schwierig, da die Patienten sehr misstrauisch sind und oft nicht spontan über ihre Symptome und Wahninhalte berichten. Nicht selten wird der Untersucher in das Wahnsystem mit einbezogen. Es verlangt häufig die ganze Kunst der psychiatrischen Gesprächsführung, einen Wahn, Halluzinationen und Denkstörungen zu explorieren. Als standardisierte Instrumente zur Erfassung dieser Symptome kann das AGP-Manual herangezogen werden. Der Wahninhalt kann z.B. anhand des AGP-Manuals (*AGP 1989*) genauer angegeben werden. Falls ein Wahn im Rahmen einer schweren

Kriterien für ein organische wahnhafte oder schizophreniforme Störung
(nach ICD-10)

A. Die allgemeinen Kriterien für eine psychische Störung auf Grund einer
   Erkrankung, Schädigung oder Funktionsschädigung des Gehirns oder einer
   körperlichen Erkrankung, einschließlich Hormonstörungen müssen vollstän-
   dig oder teilweise erfüllt sein.
B. Das klinische Bild wird durch Wahnideen bestimmt (Verfolgungswahn, Wahn
   körperlicher Veränderung, Krankheits, Todes- und Eifersuchtswahn), die einen
   unterschiedlichen Grad an Systematisierung aufweisen.
C. Das Bewusstsein ist klar und das Gedächtnis intakt.
   Folgende zusätzliche Symptome können vorhanden sein:
   – Halluzinationen,
   – schizophrene Denkstörungen,
   – isolierte katatone Symptome,
   – Stereotypien,
   – Negativismus,
   – Impulshandlungen.

Depression auftritt, ist zu prüfen, ob die Wahninhalte synthym (z.B. Schuldwahn)
oder dysthym (z.B. Verfolgungswahn) sind.

Eine schizophrene Störung sollte nur diagnostiziert werden, wenn die in der ICD-
10 oder dem DSM-IV geforderten Kriterien erfüllt sind. Dies gilt insbesondere auch
hinsichtlich der Dauer der nachgewiesenen Symptomatik. Die diagnostische Zuordnung von Wahnstörungen im Alter anhand operationalisierter Kriterien ist oft
schwierig (*Almeida et al. 1995; Howard et al. 1994*).

Diagnose

Die Diagnose einer schizophrenen wie auch einer wahnhaften Störung und von Halluzinationen erfolgt immer klinisch. Eine Schizophrenie sollte nur diagnostiziert
werden, wenn die in operationalisierten diagnostischen Leitlinien, wie im ICD-10
oder im DSM-IV, geforderten charakteristische Symptome vorliegen und mindestens
6 Monate bestehen.

Vorkommen

Eine Wahnsymptomatik oder Halluzinationen ist bei einer großen Anzahl von
Krankheiten, Medikamenten und Intoxikationen (Pilze und Schwermetalle) beschrieben worden (s. Übersicht *Cummings 1985; Nasrallah 1992*). Die wichtigsten sind in
Tabellen 4.19 und 4.20 zusammengestellt. Ein Wahn tritt bei älteren Menschen v.a. bei
einer Demenz, bei einer Depression und isoliert auf.

Tabelle 4.19. Erkrankungen, bei denen eine wahnhafte oder schizophreniforme Störung auftreten kann

Bei Erkrankungen des zentralen Nervensystems (ZNS):	– Alzheimer-Krankheit – Zerebrovaskulären Prozesse (v.a. subkortikale Prozesse) – Degenerative Erkrankungen wie Chorea Huntington[a], M. Pick[a], spino-ponto-zerebelläre Atrophien[a] – Entzündliche Prozesse wie Neuro-Lues, (HIV-) Enzephalitis – Systemischer Lupus erythematodes – Hirntumoren (v.a. temporale) – Stoffwechsel-Prozesse (M. Wilson[a], idiopathische Stammganglienverkalkung) – Epilepsie (v.a. Temporallappen-)
Bei Stoffwechsel- und endokrinen Störungen:	– Addison-Syndrom – Cushing-Syndrom – Hypo-/ Hyperparathyreodismus[a] – Hypo-/Hyperthyreose[a] – Vitamin-B_{12}-Mangel

[a] Selten.

Tabelle 4.20. Medikamente, die eine wahnhafte oder schizophreniforme Störung induzieren können[a]

Medikamentengruppe	Häufigkeit von Halluzinationen oder Wahnsymptomen
Dopaminerge Anti-Parkinson-Mittel (z.B. L-DOPA, Bromocriptin, Lisurid)	+++ (20–30%)
Trizyklische Antidepressiva (z.B. Amitriptylin, Clomipramin,etc.)	+ (0,3–0,6%)
Anticholinergika (Anti-Parkinson-Mitteln) (z.B. Biperiden)	+
Kurzwirksame Benzodiazepine (z.B.Triazolam)	+
Corticosteroide Digitalis-Präparate Gyrase-Hemmer Diphenylhydantoin Cimetidin Ketamine	+ + + + + +

[a] Literatur: *Cummings 1985; Grohmann et al. 1990; Lesser et al. 1979; Lipowski 1989; Poser et al. 1983; Schneider et al. 1984; Stoudemire 1988.*

Risikofaktoren

Risikofaktoren für eine Erstmanifestation einer schizophrenen Störung im Alter sind bisher nicht bekannt. Als Risikofaktoren für ein Wahnsyndrom bzw. Hallzinationen im Alter sind außer der Einnahme von Medikamenten, die wahninduzierend wirken können [→ Tabelle 4.20], die oben erwähnten Faktoren wie v.a. soziale Isolierung, Schwerhörigkeit und dementieller Abbbau anzusehen.

Differenzialdiagnose

Psychopathologischer Befund

Da es auch im Rahmen einer Schizophrenie oft zu schwerwiegenden kognitiven Störungen kommt (*von Kraeplin* 1896; als »Dementia praecox« beschrieben), ist bei älteren Patienten mit einer chronischen Schizophrenie die Abgrenzung zur Demenz häufig schwierig. Wegweisend für eine Demenz ist der Nachweis von Gedächtnisstörungen [Tabelle 4.21].

Tabelle 4.21. Differenzierung schizophrenes Residuum – Wahnsyndrom – Demenz

	Schizophrenes Residuum	Wahnsyndrom	Demenz
Beginn	Meist vor dem 40. Lebensjahr	Meist nach dem 40. Lebensjahr	Meist nach dem 60. Lebensjahr
Affekt – Angst – depressive Stimmung	Verflacht Häufig	Häufig Meist keine	Meist keine Häufig
Aufmerksamkeit	Meist reduziert	Normal → reduziert	Normal → reduziert
Auffassung	Häufig reduziert	Normal → reduziert	Reduziert
Orientierung	Normal	Normal	Meist beeinträchtigt
Gedächtnis – Kurzzeitgedächtnis – Langzeitgedächtnis	Normal	Normal Normal	Gestört Oft beeinträchtigt
Halluzinationen	Häufig	Sehr häufig	Meist keine
Wahn	Häufig	Obligat	Meist kein
Psychomotorik	Häufig verlangsamt Stereotypien	Normal	Meist normal → verringert/gesteigert
Sprache	Normal	Unauffällig	Wortfindungsstörungen

→ In späteren Krankheitsphasen bzw. bei schwerer Ausprägung

Bei Dementen können ein Wahn (v.a. bestohlen oder hintergangen zu werden) oder Halluzinationen auftreten. Für solche Fälle sieht die ICD-10 die Diagnose Demenz mit anderen Symptomen, vorwiegend wahnhaft und halluzinatorisch vor. Ein Wahnsyndrom bzw. Halluzinose kann von einer Demenz durch das Fehlen von kognitiven und Gedächtnisausfällen abgegrenzt werden [→ Tabelle 4.21].

Häufig wird in der Literatur nicht eindeutig zwischen einer Halluzinose, einer organisch wahnhaften Störung und einem Delir unterschieden, da Halluzinationen und ein Wahn häufig im Rahmen eines Delirs auftreten können. Anhaltspunkte zur Unterscheidung sind in Tabelle 4.22 zusammengestellt.

Tabelle 4.22. Differenzierung Halluzinose-Wahnsyndrom-Delir

	Halluzinose	Wahnsyndrom	Delir
Beginn	Häufig schleichend	Häufig schleichend	Plötzlich
Bewusstsein	Klar	Klar	Getrübt
Affektivität – Angst – depressive Stimmung	Häufig meist keine	Häufig Meist keine	Häufig Meist keine
Aufmerksamkeit	Normal → reduziert	Normal → reduziert	Deutlich reduziert
Auffassung	Normal → reduziert	Normal → reduziert	Reduziert
Orientierung	Normal	Normal	Gestört, v.a. zeitlich
Gedächtnis	Normal	Normal	Gestört
Halluzinationen	Obligat	Sehr häufig	Häufig optisch u. akustisch
Wahn	Kein	Obligat	Häufig
Sonstige psychopatholog. Symptome	Häufig Misstrauen	ausgeprägtes Misstrauen	Schlaf/wach-Umkehr
Psychomotorik	Normal	Normal	Verringert/gesteigert (stark wechselnd)
Sprache	Unauffällig	Unauffällig	Inkohärent
Körperliche Symptome	Keine	Keine	Häufig: Tremor, Schwitzen, Tachykardie

→ In späteren Krankheitsphasen bzw. bei schwerer Ausprägung.

Differenzierung eines Neglect-Syndroms von einem Wahnsyndrom

Nach einer schweren Hirnschädigung kann ein Patient zu der Überzeugung kommen, dass eine schwerwiegende Störung (z.B. Hemiplegie) einer Körperhälfte nicht existiere; Anosognosie, in leichterer Form: Neglect-Syndrom (*Müller-Oehring et al. 1998; Poeck 1997*). Die Abgrenzung eines Neglect-Syndroms von einem Wahn ist nicht immer leicht, denn bei einem Neglect-Syndrom ist oft die Überzeugung, eine Körperhälfte existiere nicht mehr, ziemlich feststehend und kann auch ohne sensorische Störungen bestehen. Meist ist die linke Körperhälfte betroffen. Es können Störungen aller sensorischen und motorischen Modalitäten auftreten. Neuropsychologische Untersuchungen sprechen dafür, dass die zu Grunde liegende Störung bei einem Neglect-Syndrom darin liegt, dass die Aufmerksamkeit nicht auf die gestörte Seite gerichtet werden kann. Häufig, aber nicht immer, liegt eine Schädigung im Parietallappen vor (s. *Poeck 1997*). Ein einfaches Untersuchungsverfahren zur Diagnose eines Neglect-Syndroms besteht darin, Blumen, eine Uhr oder etwas Ähnliches nachzeichnen oder eine Linie auf einem Blatt halbieren zu lassen. Bei Patienten mit einem Neglect findet sich dann typischerweise eine Vernachlässigung der einen Raumhälfte. Ein klinischer Hinweis ist häufig eine Apraxie beim Anziehen.

Ein coenästhetischer Wahn, der am ehesten zu differenzialdiagnostischen Schwierigkeiten mit einem Neglect-Syndrom Anlass geben könnte, ist im Alter sehr selten (*Huber 1957*) Mitunter kann auch die Abgrenzung einer Konversionsstörung (nach ICD-10: dissoziative Störung) Neglect-Syndrom differenzialdiagnostische Probleme bereiten.

Neurologischer Befund

Bei Schizophrenen treten gehäuft neurologische »soft signs« auf, z.b. der Palmomental-Reflex, Greif-Reflex, Schnauz-Reflex, schnelle alternierende Bewegungen etc. (*Mohr et al. 1997*). Sie gehen oft mit kognitiven Störungen einher (*Flashman et al. 1996; Wong et al. 1997*). Die »soft signs« sind aber im Alter meist schwer abzugrenzen, da sie unspezifisch sind und häufig auch bei degenerativen Abbauprozessen auftreten. Bei chronischen Schizophrenen sind häufig auffällige stereotype Bewegungsmuster bzw. -abläufe (Manerismen) und Haltungen (katatone Symptome) zu beobachten. Diese sind nicht auf neurologische Störungen zurückzuführen.

Da ein Wahn bzw. Halluzinationen meist erst spät im Verlauf von neurologischen Erkrankungen [→ Tabelle 4.19] auftreten, ist fast immer die neurologische Grunderkrankung schon bekannt. Da kein enger zeitlicher Zusammenhang (ICD-10 Kriterium) für organische Ursache zwischen Wahn und neurologischer Symptomatik besteht, ist die sichere Zuordnung mitunter schwierig. Bei einem Neglect-Syndrom besteht meist eine Halbseitensymptomatik.

Den *Laborbefunden* kommt neben der Anamnese eine wichtige Rolle bei der Differenzialdiagnose einer wahnhaften Störung im Alter zu, da die meisten Substanzen, die einen Wahn induzieren können, in Körperflüssigkeiten nachgewiesen werden können [→ Tabelle 4.20]. Pharmakogen induzierte paranoide Zustände (wie z.b. bei Psychopharmaka-Überdosierung) können durch Spiegelbestimmungen bzw.»Drugholidays« nachgewiesen bzw. weitgehend ausgeschlossen werden. Allerdings kann bei empfindlichen Personen auch schon bei normalen Medikamentenspiegeln ein Wahnsyndrom auftreten.

Die *bildgebende Verfahren* tragen nur wenig zur Differenzialdiagnose einer Schizophrenie, eines Wahnsyndroms oder von Halluzinationen im Alter bei. Zum Ausschluss eines Hirntumors, eines idiopathischen Stammganglien-Verkalkung etc. kann bei entsprechendem Verdacht ein CT bzw. MRT dennoch sinnvoll sein.

Elektrophysiologische Verfahren

Dem EEG kommt bei der Diagnose einer Epilepsie, insbesondere einer Temporallappen-Epilepsie entscheidende Bedeutung zu. Da diese eine mögliche Ursache für eine organische wahnhafte Störung ist, ist zu empfehlen, bei jedem Patienten mit einer wahnhaften oder schizophreniformen Störung ein EEG abzuleiten. Auch können sich mitunter im EEG Hinweise auf akute Intoxikationen finden.

Therapie

Meist wird eine wahnhafte oder schizophreniforme Störung ebenso wie eine Schizophrenie im Alter mit hochpotenten Neuroleptika behandelt. Leider sprechen chronifizierte wahnhafte Störungen und ein Altersparanoid nur unzureichend auf die neuroleptische Behandlung an. Da bei älteren Schizophrenen meist eine ausgeprägte »Negativsymptomatik« vorliegt, ist der Einsatz von atypischen Neuroleptika mit entsprechendem Wirkprofil zu empfehlen (*Madhusoodanan et al. 1999; Sajatovic et al. 1996, 1998*), z.b.:

- **Risperidon** [Risperdal Lsg⁻] **initial 2mal 5 Trpf./Tag,**
  dann maximal 3mal 2 mg/Tag (oral als Tabletten).

Cave: Strenge Indikation bei kardiovaskulärer Vorschädigung (*Zarate et al. 1997*)
Dosisabhängige extrapyradimale Störungen (>1 mg/Tag !, *Katz et al. 1999*)

Auch klassische Neuroleptika, v.a. Butyrophenon-Derivate, die im Gegensatz zu den
Phenothiazinen und Thioxanthenen kaum anticholinerge Wirkungen aufweisen,
werden bei älteren Patienten mit schizophrenen oder wahnhaften Störungen häufig
eingesetzt.

Bei akut auftretender bzw. ausgeprägter Symptomatik:

- **Haloperidol** [z.B. Haldol] **initial 2 mg oral oder i.v./i.m.,**
  dann bis maximal 2mal 5 mg/Tag oral.

Cave: Allgemeine Nebenwirkungen von klassischen Neuroleptika, besonders
extrapyramidale Störungen. Bei Patienten >75 Jahre Dosis halbieren, möglichst
immer einschleichen. Haloperidol senkt die »Krampfschwelle«, daher Vorsicht bei
Patienten mit zerebralen Krampfanfällen in der Vorgeschichte.

Bei psychomotorischer Unruhe:

- **Pipamperon** [Dipiperon] **initial 25 mg oral,**
  anschließend bis 360 mg/Tag oral (auch als Saft).
- **Melperon** [z.B. Eunerpan-Liquidum] **3mal 5 ml/Tag oral (= 3mal 25 mg)**
  bis maximal 300 mg/Tag,
  auch i.m.-Gabe möglich: [Eunerpan] **3mal 1 Amp./Tag.**

Cave: Zu starke Sedierung → Stürze.

Eine im Alter aufgetretene Wahnsymptomatik erweist sich in vielen Fällen als weitgehend therapieresistent. In einer Studie war bei Patienten mit einem Altersparanoid in
etwa 2/3 der Fälle die Wahnsymptomatik medikamentös nicht oder nur unzureichend
beeinflussbar und bei 20% (häufig gleichzeitig leicht dementen Patienten) ließ sich
eine Heimunterbringung nicht umgehen (*Wetterling 1994a*).

Bei Induktion durch Medikamente

Bei einer durch Medikamente induzierten wahnhaften Störung bzw. Halluzinationen
ist ein Absetzen oder, falls dies nicht möglich ist, eine Reduktion des Medikaments
anzustreben. Ansonsten Therapie wie oben.

Durch L-DOPA oder durch dopaminerge Substanzen (Bromocryptin, Lisurid etc.)
induzierte wahnhafte oder schizophreniforme Störungen bei *Parkinson-Patienten*

[→ Abschn. 4.4.2] können, wenn eine Dosisreduktion nicht möglich ist oder keine Besserung bewirkt, mit dem atypischen Neuroleptikum Clozapin behandelt werden (*Barak et al. 1999, Parkinson Study Group 1999; Trosch et al. 1998*):

> • **Clozapin** [z.B. Leponex] **12,5–50 mg/Tag** (langsame Dosissteigerung!)
>
> *Cave*: Hohes Risiko einer Agranulozytose, regelmäßige Blutbildkontrollen.

MERKSÄTZE

▶ Schizophrene Störungen sind im Alter seltener als bei jüngeren Menschen.
   → Meist besteht eine sog. »Negativsymptomatik« mit kognitiven Störungen und Denkstörungen.
   → Daher ist eine genaue Differenzialdiagnose zu einer (beginnenden) Demenz erforderlich.

▶ Aber bei älteren Menschen treten gehäuft Wahnsymptome und Halluzinationen auf.
   → In diesen Fällen sollte immer eine »organische« Ursache, v.a. eine beginnende Demenz ausgeschlossen werden.
   → Da häufig Medikamente die Ursache sind, ist eine genaue Medikamentenanamnese unerlässlich.

▶ Zur Behandlung von schizophrenen oder wahnhaften Störungen im Alter sollten atypische Neuroleptika eingesetzt werden, z.B. Risperidon (Risperidal).

4.7
Neurotische Störungen, insbesondere Angststörungen im Alter

Terminologie

Neurotische Störungen sind schwierig zu definieren (s. *Hoffman et al. 1999*). In den operationalisierten Diagnosesystemen wie DSM-IV (*Saß et al. 1996*) und ICD-10 (*Dilling et al. 1993*), in denen der Versuch einer schulen- und theorieunabhängigen deskriptiven Klassifikation unternommen wird, wird das Neurosenkonzept nicht mehr verwendet. Eine Neurose ist eine psychisch bedingte Gesundheitsstörung, deren Symptome unmittelbare Folge und symbolischer Ausdruck eines krankmachenden seelischen Konfliktes sind, der unbewußt bleibt. In der klassischen Psychoanalyse wird davon ausgegangen, dass der Konflikt in der Kindheitsentwicklung verwurzelt ist. Nach neueren tiefenpsychologischen Ansätzen ist ein Zusammenhang mit einem Kindheitstrauma nicht mehr zwingend. Entscheidender ist die Art der Konfliktverarbeitung. Bei der gestörten (= neurotischen) Konfliktverarbeitung handelt es sich um eine Erlebens- und Verhaltensstörung, die sich in psychischen und körperlichen Symptomen, Verhaltensauffälligkeiten sowie Charaktereigenschaften manifestieren kann (*Mentzos 1984*). Eine neurotische Konfliktverarbeitung ist inadäquat, stellt aber für den Betreffenden die bestmögliche Antwort auf den Konflikt dar. Die häufigsten neurotischen Störungen im Alter sind Angststörungen und Phobien. Angst ist eine ubiquitäre menschliche Erlebensreaktion auf bestimmte, meist als bedrohlich erlebte Umweltreize oder Situationen. Daher ist die Abgrenzung der »normalen« Angst oder auch der Angst im Rahmen anderer psychischer Störungen von einer Angststörung häufig schwierig. In seltenen Fällen, z.b. bei einer Hyperthyreose, kann eine Angststörung auch organisch bedingt sein. Als phobische Störungen werden Ängste bezeichnet, die ausschließlich oder überwiegend durch eindeutig definierte, im allgemeinen ungefährliche Situationen (z.b. größere Menschenmengen, öffentliche Plätze, allein reisen etc.) oder Objekte (z.b. Hunde oder Spinnen) hervorgerufen werden. Diese Situationen oder Objekte werden charakteristischerweise gemieden oder voller Angst ertragen.

Andere neurotische Störungen sind im Alter mit Ausnahme von (meist depressiven) Belastungsreaktionen eher selten. Die Inzidenz (das erstmalige Auftreten) von dissoziativen, somatoformen und auch Zwangsstörungen im Alter ist gering. Aber entsprechende Störungen können bei einem früheren Auftreten im Alter fortbestehen.

Diagnostische Kriterien

Die ICD-10 unterscheidet phobische Störungen (z.b. Agoraphobie, soziale Phobie F40) und andere Angststörungen (z.b. Panikstörung, generalisierte Angststörung F41). Zur Diagnosestellung der einzelnen Angststörungen werden in der ICD-10 neben den allgemeinen Kriterien für eine Angststörung noch weitere Symptome gefordert.

Epidemiologie

Fundierte epidemiologische Daten über Angststörungen im Alter liegen bisher kaum vor (s. *Fichter et al. 1990; Häfner et al. 1986*). Die in der Oberbayern-Studie (*Fichter et al. 1990*) angegebenen Prävalenzzahlen für Angstneurosen und Phobien zeigen, dass die Häufigkeit nach dem 65. Lebensjahr deutlich im Vergleich zu jüngeren Altersgruppen zurückgeht. Allerdings zeigt diese Untersuchung auch, dass es ganz entscheidend auf die angewandten Kriterien zur Diagnose einer Angststörung ankommt. In diesem Zusammenhang ist festzustellen, dass bisher keine altersspezifischen psychopathometrischen Verfahren zur Diagnostik und Verlaufsmessung von Angststörungen vorliegen (s. *Wetterling 2000b*). Die in der Praxis häufige Verschreibung von Benzodiazepinen bei älteren Patienten zeigt jedoch, dass oft von älteren Patienten Störungen angegeben werden, die in einem gewissen Kontext zur Angst stehen können, z. B. Depressionen, Schlafstörungen etc.. Angstsstörungen treten gehäuft bei Frauen auf.

Allgemeine Symptome für Angststörungen (nach ICD-10, leicht modifiziert)

Es müssen mindestens zwei der folgenden Symptome vorliegen:
- Palpitationen, Herzklopfen oder erhöhte Herzfrequenz,
- Schweißausbrüche,
- fein- oder grobschlägiger Tremor,
- Mundtrockenheit (nicht medikamentös bedingt),
- Atembeschwerden oder Beklemmungsgefühl,
- Thoraxschmerzen oder -missempfindungen,
- Übelkeit oder abdominelle Missempfindungen,
- Schwindelgefühle, Unsicherheit, Schwäche oder Benommenheit,
- Gefühl, die Umgebung sei unwirklich (Derealisation) oder
  man befinde sich nicht wirklich hier (Depersonalisation),
- Angst vor Kontrollverlust (Angst, verrückt zu werden),
- Angst zu sterben,
- Hitzewallungen oder Kälteschauer,
- Gefühllosigkeit oder Kribbelgefühle.

Deutliche emotionale Belastung durch das Vermeidungsverhalten oder die Angstsymptome und Einsicht, dass diese übertrieben oder unvernünftig sind.

Die Symptome beschränken sich ausschließlich oder vornehmlich auf die gefürchteten Situationen oder Gedanken an sie.

Klinische Symptomatik und Verlauf

Über die Symptomatik und den Verlauf von Angststörungen im Alter ist bisher relativ wenig bekannt. Nach dem klassischen Konzept der Angststörung als einer neurotischen Störung ist davon auszugehen, dass Angststörungen wie auch andere neurotische Störungen im Alter an Intensität verlieren und somit seltener in Erscheinung treten. Die psychopathologische Ausprägung von Angst und depressiven Störungen im Alter zeigt sehr viele Gemeinsamkeiten (*Wetterling 2000b*), so dass davon auszugehen ist, dass sich auf der Symptomebene Angst und depressive Störungen im Alter weitgehend überlappen.

Phobien

Phobische Angst ist subjektiv, physiologisch und im Verhalten von anderen Angstformen nicht zu unterscheiden; sie reicht von leichtem Unbehagen bis hin zu panischer Angst. Befürchtungen des Patienten können sich auf Einzelsymptome wie Herzklopfen oder Schwächegefühl beziehen und treten häufig zusammen mit sekundären Ängsten vor dem Sterben, Kontrollverlust oder dem Gefühl, wahnsinnig zu werden, auf. Die Angst wird nicht durch die Erkenntnis gemildert, dass andere Menschen die fragliche Situation nicht als gefährlich oder bedrohlich betrachten. Allein die Vorstellung, dass die phobische Situation eintreten könnte, erzeugt gewöhnlich schon Erwartungsangst.

Panikstörung (episodisch paroxysmale Angst/F41.0)

Das wesentliche Kennzeichen sind wiederkehrende schwere Angstattacken (Panik), die sich nicht auf eine spezifische Situation oder besondere Umstände beschränken und deshalb auch nicht vorhersehbar sind. Wie bei anderen Angsterkrankungen variieren die Symptome von Person zu Person. Die einzelnen Anfälle dauern meistens nur Minuten, manchmal auch länger. Häufigkeit und Verlauf der Störung sind ziemlich unterschiedlich. Patienten erleben in einer Panikattacke häufig ein schnelles Ansteigen der Angst und der vegetativen Symptome und einen langsamen Rückgang der Symptomatik. Wenn Panikattacken in besonderen Situationen auftreten, kann sich auch eine Agoraphobie ausbilden (Agoraphobie mit Panikstörung F40.01). Einer Panikattacke folgt meist die ständige Furcht vor einer erneuten Attacke (Erwartungsangst).

Generalisierte Angststörung (F41.1)

Das wesentliche Symptom ist eine generalisierte und anhaltende Angst, die aber nicht auf bestimmte Situationen in der Umgebung beschränkt oder darin nur besonders betont ist. Häufig werden Befürchtungen geäußert, der Patient selbst oder ein Angehöriger könnte demnächst erkranken oder verunglücken, sowie eine große Anzahl anderer Sorgen und Vorahnungen. Diese Störung findet sich häufiger bei Frauen, oft in Zusammenhang mit langdauernder Belastung durch äußere Umstände. Der Verlauf ist unterschiedlich, tendiert aber zu Schwankungen und Chronifizierung.

Risikofaktoren

Als Risikofaktoren für neurotische Störungen sind nach der klassischen psychoanalytischen Lehre nicht bewältigte Konflikte aus der Kindheit anzusehen. Inwieweit dies auch für neurotische Störungen bei älteren Menschen zutrifft, ist noch nicht hinreichend untersucht worden.

Diagnostik

Die Diagnose einer neurotischen Störung, insbesondere einer Angststörung, erfolgt rein klinisch. Dabei ist besonderer Wert auf die Exploration bzw. Klärung der belastenden Situation zu legen. Bei älteren Menschen sollte gezielt nach altersspezifischen Ängsten wie Angst vor Vorlust von Angehörigen, Angst vor Einsamkeit, Angst vor Verlust der Autonomie (Pflegebedürftigkeit, Altenheim etc.) und Angst vor dem eigenen Tod oder dem Tod von Angehörigen gefragt werden.

Differenzialdiagnose

Im Alter ist die psychopathologische Differenzierung von Angst und Depression häufig schwierig (s. *Angst et al. 1986, 1989; Paykel 1971; Wetterling 2000b*). Im Alter betreffen die Ängste sehr häufig lebensgeschichtlich relevante Themen z.B. Tod, Verlust von Angehörigen etc. Im Alter gestaltet sich auch die Differenzierung von Angst und einer

Paranoia z. B. bei beginnender Demenz mitunter schwierig. Zur Differenzierung von Angst und Depression wurden verschiedene Theorien entwickelt (s. *Van Valkenburg et al. 1984*). Nach dem unitaristischen Modell stellen Angst und Depression ein Kontinuum auf einer psychopathologischen Dimension dar, darunter unterscheiden sie sich nur quantitativ. Zu Grunde liegt die Hypothese, dass chronischer Stress zur Angst führen kann; die dann letztendlich auch in einer Depression enden kann. Das pluralistische Modell geht davon aus, dass sich auf der Symptomebene Angststörungen und Depression überlappen, d.h. also sehr ähnliche oder gleichartige Symptome zeigen können, aber sich durch einen unterschiedlichen Verlauf unterscheiden (*Roth et al. 1972; Stavrakaki et al. 1986*). Das kombinierte Auftreten von Ängsten und depressiven Symptomen unterscheidet sich nach diesem Modell von einer reinen Angststörung oder Depression und zeichnet sich durch das gleichzeitige Auftreten von typischen Symptomen beider Störungen aus (*Downing et al. 1974; Prusoff et al. 1974; Wetterling 2000b*).

Therapie

Die Behandlung der neurotischen Störungen erfolgt im Allgemeinen psychotherapeutisch. In den letzten Jahren sind auch spezifische Ansätze zur psychotherapeutischen Behandlung älterer Menschen entwickelt worden (s. *Radebold 1997; Hautzinger 1997a*).

Eine medikamentöse Therapie ist bei schweren Angststörungen oft indiziert, um die Patienten in einen Zustand zu versetzen, in dem es ihnen möglich ist, sich in eine Psychotherapie begeben zu können. Eine alleinige medikamentöse Behandlung über eine längere Dauer (>4 Wochen) ist abzulehnen, da die vorwiegend verwendeten Benzodiazepine ein erhebliches Abhängigkeitpotenzial haben und es so zu einer iatrogen unterstützten Sucht kommen kann [→ Abschn. 4.8]. Einige Untersuchungen (s. *Weyerer et al. 1997*) zeigen, dass ein erheblicher Prozentsatz der Altenheimbewohner einen Medikamentenmissbrauch betreibt. Zur Behandlung schwerer Angstzustände sollte ein Benzodiazepin mit einer Halbzeit unter 24 Stunden und ohne aktive Metaboliten gewählt werden, um eine Kumulation zu vermeiden, z.B.

- **Oxazepam** [z.B. Adumbran] **5–20 mg/Tag**
  Cave: Wegen des erheblichen Suchtpotenzials sollten Benzodiazepine nur in Einzelfällen länger als 4 Wochen gegeben werden.

Alternativen:
- **Buspiron** [Bespar] **3mal 5–10 mg/Tag**
  Cave: Verzögerter Wirkungseintritt (nach 10–14 Tagen).
- **Trazodon** [Thombran] **25–200 mg/Tag** (aufsättigen)
  Cave: Priapismus, vorwiegend sedierende und antidepressive Wirkung.
- Trizyklische Antidepressiva, z.B. **Doxepin** [z.B. Aponal] **bis 100 mg/Tag**
  Cave: Anticholinerge Nebenwirkungen, vorwiegend sedierende und antidepressive Wirkung.

Panikattacken und auch Zwangsstörungen, die im Alter selten sind, können medikamentös behandelt werden mit Serotonin-Wiederaufnahmehemmer wie z.B.

- **Citalopram** [z.B. Cipramil] **1mal 20 mg/Tag** oder
- **Paroxetin** [z.B. Tagonis] **1mal 20 mg/Tag.**

Psychotherapie

Die Behandlung neurotischer Störungen, insbesondere der Angststörungen ist die Domäne der Psychotherapie. Spezifische Behandlungsansätze für Angststörungen im Alter existieren bisher nicht. Angststörungen können kognitiv verhaltenstherapeutisch und mit Entspannungsübungen (autogenem Training) behandelt werden. Bei Phobien hat sich ein Expositionstraining zur Desensibilisierung bewährt. Generalisierte Angststörungen werden vorwiegend tiefenpsychologisch behandelt. Bei älteren Angstpatienten mit altersspezifischen Ängsten (vor Verlust des Partners, vor Pflegebedürfigkeit etc.) ist eine supportive (stützende) Gesprächstherapie angezeigt.

MERKSÄTZE

▶ Neurotische Störungen, v.a. Angststörungen, sind im Alter seltener als bei jüngeren Menschen.

▶ Bei älteren Menschen muß gezielt nach altersspezifischen Ängsten gefragt werden, z.B.:
   – Angst vor Vorlust von Angehörigen,
   – Angst vor Einsamkeit,
   – Angst vor Verlust der Autonomie (Pflegebedürftigkeit, Altenheim etc.),
   – Angst vor dem eigenen Tod.

▶ Angststörungen können sich im Alter hinter einer depressiven Symptomatik verbergen, daher genau nach Ängsten fragen.

▶ Die Behandlung sollte v.a. psychotherapeutisch erfolgen.

▶ Unterstützend können Benzodiazepine gegeben werden.
   → Nur für einen begrenzten Zeitraum verordnen (möglichst unter 4 Wochen wegen des erheblichen Abhängigkeitspotenzials).
   → Nur Benzodiazepine ohne wirksamen Metaboliten verordnen.

▶ Bei Panikattacken und Zwangsstörungen sollten Serotonin-Wiederaufnahmehemmer gegeben werden.

4.8
Suchterkrankungen im Alter

Terminologie

Der Begriff Sucht leitet sich von dem altdeutschen Wort »siechen« ab. Damit ist gemeint, dass der Betreffende an einer Erkrankung zu Grunde geht. Dies trifft auch den Kern einer Sucht nach einer psychotropen Substanz. Der Betreffende wird von dieser Substanz, z.B. Alkohol oder einem Beruhigungsmittel, abhängig und kann, obwohl er es will, den Gebrauch (Konsum) nicht dauerhaft einstellen. Er ist der Substanz »verfallen« und leidet zunehmend (= siechen) psychisch und häufig auch körperlich durch den weiteren Gebrauch.

Diagnostische Kriterien

Es ist schwierig, allgemein verbindliche Kriterien für einen Substanzmissbrauch aufzustellen. So unterscheiden sich die diesbezüglichen Definitionen in dem DSM-IV (Saß et al. 1996) und der ICD-10 (Dilling et al. 1993) deutlich. Diese Kriterien sind nur bedingt auf ältere Menschen anwendbar. In dem DSM-IV und der ICD-10 wird zwischen Substanz-Abhängigkeit und schädlichem Substanz-Gebrauch unterschieden. Diese Differenzierung ist jedoch, v.a. bei älteren alkoholkranken Menschen, häufig sehr schwierig. Daher wird oft keine Differenzierung vorgenommen und allgemein von Alkoholismus gesprochen.

Diagnostische Kriterien für eine Substanz-Abhängigkeit
(nach ICD-10, leicht gekürzt)

Die Diagnose Abhängigkeit soll nur gestellt werden, wenn irgendwann während des letzten Jahres drei oder mehr der folgenden Kriterien vorhanden waren:

1. in starker Wunsch oder eine Art Zwang, eine psychotrope Substanz (z.B. Alkohol oder Medikamente) zu konsumieren;
2. verminderte Kontrollfähigkeit bezüglich des Beginns, der Beendigung und der Menge des Konsums dieser Substanz;
3. ein körperliches Entzugssyndrom;
4. Nachweis einer Toleranz (um den gleichen vom Konsumenten erwünschten Effekt zu erreichen, werden deutlich erhöhte Mengen der Substanz benötigt);
5. fortschreitende Vernachlässigung anderer Vergnügen oder Interessen zugunsten des Konsums der Substanz;
6. anhaltender Substanzkonsum trotz des Nachweises eindeutiger schädlicher Folgen.

Epidemiologie

Über die Häufigkeit von Suchterkrankungen im Alter gibt es nur wenige epidemiologische Daten. Während eine Reihe von amerkanischen Studien (s. *Atkinson 1990*; *Kraemer et al.* 1999) darauf hinweisen, dass auch viele ältere Menschen Alkoholprobleme haben (1–6%), zeigen epidemiologische Studien in Deutschland (*Dilling et al. 1978; Fichter et al.* 1990), dass die Zahl der Alkoholabhängigen dort im Alter abnimmt (von etwa 6% der 18- bis 60-Jährigen auf etwa 1% der über 60-Jährigen). Der Rückgang ist v.a. auf die deutlich verminderte Lebenserwartung von Alkoholabhängigen zurückzuführen (s. *Feuerlein 1996*). Auch im Alter sind Männer erheblich häufiger alkoholabhängig als Frauen.

Ein Medikamentenmissbrauch, insbesondere auch der iatrogene, d.h. durch Ärzte veranlasste, ist unter alten Menschen hoch. Besonders in Altenheimen (s. *Riedel-Heller et al. 1999; Weyerer et al.* 1997) werden häufig sedierende Medikamente (Benzodiazepine und niedrigpotente Neuroleptika) zu lange ohne ausreichende Indikation verschrieben. Frauen sind häufiger als Männer medikamentenabhängig.

Pathogenese

Die Pathogenese der Suchterkrankungen ist bisher nicht zufriedenstellend geklärt (s. *Wetterling 1997*), denn eine Vielzahl von Faktoren kann zur Entwicklung einer Sucht beitragen:
– familiäre (genetische) Belastung,
– psychiatrische Erkrankung (besonders Angst-, depressive oder Persönlichkeitsstörungen),
– »sozialer Stress« (z.B. familiäre Spannungen, aber auch Langeweile, Einsamkeit),
– leichte Erreichbarkeit des Suchtstoffes, auch »verführende Umgebung« (Saufmilieu).

Bei älteren Suchtpatienten sind diese Faktoren nicht so häufig anzutreffen wie bei jüngeren, insbesondere nicht bei denjenigen, die erst spät einen Missbrauch oder eine Abhängigkeit entwickelt haben (»late onset«) (*Atkinson et al. 1990; Wetterling et al. in Vorbereitung*).

Diagnose

Die Diagnose einer Alkohol- oder Medikamenten-Abhängigkeit oder eines schädlichen Gebrauchs ist häufig schwierig zu stellen, da die Betroffenen oft jeglichen erhöhten Konsum bestreiten [→ *Abwehr*, Abschn. 3.2]. Darüber hinaus sind die Kriterien der ICD-10 für eine Alkoholabhängigkeit nur bedingt bei älteren Patienten anwendbar, insbesondere bei denen, die erst nach dem 45. Lebensjahr ihren erhöhten Alkoholkonsum begonnen haben (»late onset alcoholism«). Die Abgrenzung zum schädlichen Substanzmissbrauch ist insbesondere bei älteren Patienten schwierig, da diese trotz eines erheblichen Konsums nicht die ICD-10-Kriterien für eine Abhängigkeit erfüllen (*Wetterling et al. in Vorbereitung*).

Therapie

Die Therapieziele bei Suchtpatienten sind sehr unterschiedlich je nach dem Zustand, in dem sich der Betreffende befindet (s. *Wetterling et al. 1997*). Neben der Behandlung der oft schwerwiegenden körperlichen Folgen der Suchterkrankung (z.B. kognitive Ausfälle, Polyneuropathie etc.) (s. *Wetterling 2000b*) sollte der erste Schritt in der Therapie einer Suchterkrankung darin liegen, den Betreffenden von der Notwendigkeit der Veränderung seines Alkohol- bzw. Medikamentenkonsums zu überzeugen und eine Behandlungsbereitschaft zu erzeugen (»Motivation«). Der nächste Schritt in der Behandlung ist der Entzug.

Alkoholentzug

Bisher gibt es nur wenige Studien über Alkoholentzug bei Älteren (s. Zusammenfassung bei *Kraemer et al. 1999; Wetterling et al. 2000c*). Die Studien kommen zu unterschiedlichen Ergebnissen. Sie zeigen, dass bei älteren Patienten ein leicht erhöhtes Risiko eines schweren Entzuges besteht, insbesondere ein erhöhtes Risiko an Entzugskomplikationen wie z.B. Stürze mit Oberschenkelhalsbruch und Verwirrtheitszuständen, die nicht immer von durch andere Erkrankungen verursachten Verwirrtheitszuständen abzugrenzen sind. Sichere Hinweise auf eine Häufung von Delirien bei älteren Patienten fanden sich nicht. Die Entzugsbehandlung unterscheidet sich nicht von der jüngerer Patienten (s. *Wetterling 1997, 1998*). Es empfiehlt sich eine genaue Überwachung des Alkoholentzugs mit Hilfe einer entsprechenden Skala (z.B. AES-Skala, s. *Wetterling 1998*):

1. Feststellung der Schwere der Alkoholentzugssymptomatik anhand der AES-Skala. Bei Delir-Weiterleitung auf eine Überwachungsstation.
2. Blutabnahme für Laborparameter (Alkoholspiegel) und EKG.
3. Ausschluss bzw. Nachweis von komplizierenden körperlichen Erkrankungen, insbesondere intrakranielle Blutungen, Pankreatitis, gastrointestinale Blutung, Elektrolytstörung, Pneumonie oder Thoraxtrauma. Bei Delir Abgrenzung von anderen Erkrankungen, die zum Delir führen können [→ Kap. 4.3].
4. *Behandlung eines leichten Alkoholentzugs:* (bei AES-Summenwert <6 und einem Wert für psychische Symptome <6) kann in der Regel auf die Gabe von Medikamenten verzichtet werden.
5. *Behandlung eines mittelschweren Alkoholentzugs:* (bei AES-Summenwert <10 und einem Wert für psychische Symptome <6):
   Carbamazepin [z.B. Tegretal] **2- bis 4mal 200 mg/Tag**
   Alternative: **Clonidin** [Paracefan] **initial 75 µg oral bis 1500 µg/Tag**
   Cave: Blutdrucksenkung, Bradykardie, immer Monitoring bei älteren Patienten.
6. *Behandlung eines schweren Alkoholentzugs:* (bei AES-Summenwert ≥10 *oder* einem Wert für psychische Symptome ≥6);
   Clomethiazol [Distraneurin] **bis zu 2 Kps. bzw. 10 ml Mixtur/2 Std.**
   (Tageshöchstdosis 20 Kps. bzw. 200 ml Mixtur)

Cave: Verschleimung, Ateminsuffizienz, gute Überwachung gewährleisten (Monitor), zu starke Sedierung, Patient muss leicht erweckbar bleiben.
Alternative bei pulmonalen Komplikationen bzw. Vorerkrankungen:
Diazepam [z.B. Valium[R]] **maximal 10 mg/2 Std. (oral oder i.v.) oder Clonidin (s. oben) + Haloperidol** [z.B. Haldol] **maximal 5 mg/4 Std.**
Cave: Zu starke Sedierung (Diazepam),
Blutdrucksenkung und Bradykardie (Clonidin),
Clonidin und Diazepam i.v. immer Intensivüberwachung.

Die AES-Überwachungskurve sollte so lange geführt, bis der Patient einen Tag lang einen Summenwert AES-S <5 aufweist. Die Medikamente sind dann über einen Zeitraum von 3–5 Tagen stufenweise abzusetzen (»ausschleichen«).

7. **Weitere Maßnahmen**, v.a. bei schwerem Entzugssyndrom:
   – Elektrolytstörungen langsam ausgleichen (Cave: pontine Myelinolyse),
   – bei Delir i.v.-Zugang legen, 100 mg Thiamin langsam i.v., dann 500 ml 5,25%, Glukose i.v. infundieren (zur Vermeidung einer Wernicke-Enzephalopathie).

Alkoholentwöhnung

Zur Alkoholentwöhnung bei älteren Patienten existieren erst wenige Studien (s. *Mundle et al. 1996*). Danach weisen ältere Alkoholkranke eine bessere Prognose als jüngere auf.

Medikamentenentzug

Über Medikamentenentzüge im Alter gibt es in der Literatur kaum spezielle Hinweise.

Ein **Benzodiazepinentzug** bei älteren Patienten sollte schrittweise durchgeführt werden: zunächst die letzte Dosis halbieren, dann jeweils nach 1 Woche schrittweise die Dosis weiter halbieren. Nach einer Woche einer Äquivalenzdosis von 2 mg Diazepam kann dann vollständig abgesetzt werden.
Cave: Während eines Benzodiazepinentzug treten häufig vermehrt Ängste und Unruhe auf, so dass Therapieabbrüche nicht selten sind. In diesen Fällen langsamer reduzieren.

Medikamentenentwöhnung

Zur Medikamentenentwöhnung bei älteren Patienten existieren bisher kaum Untersuchungen.

Komplikationen

Körperliche Vorerkrankungen sowie oftmals bestehende leichte kognitive Defizite können bei älteren Suchtpatienten dazu führen, dass die Wirkungen der psychotropen Substanz (z.B. Alkohol oder Benzodiazepine) schwerwiegender und länger anhaltend sind als bei jüngeren Patienten. Insbesondere ist mit einer Verschlechterung der kognitiven Leistungen zu rechnen. Auch kommt es auf Grund des sedierenden Effekts häufig zu Stürzen und in deren Folge zu Knochenbrüchen (z.B. Oberschenkelhalsbrüchen).

MERKSÄTZE

▶ Suchterkrankungen sind auch im Alter recht häufig.
  → Eine Alkoholabhängigkeit ist im Alter eher selten, aber häufig besteht besonders bei Männern ein Alkoholmissbrauch.
  → Eine Medikamentenabhängigkeit ist im Alter häufig. Besonders ältere Frauen betreiben einen Missbrauch von »Beruhigungsmitteln«.

▶ Die ICD-10-Kriterien einer Abhängigkeit sind oft nicht erfüllt, obwohl schon alkoholbedingte Schädigungen erkennbar sind.

▶ Bei älteren Menschen ist der Medikamentenmissbrauch sehr häufig iatrogen, daher gezielt nach (sedierenden) Medikamenten fragen.

▶ Alkohol- und Medikamentenentzüge bei alten Menschen weisen insbesondere bei gleichzeitig vorliegenden körperlichen Erkrankungen häufiger Komplikationen auf als bei jüngeren.

5 Verhaltensauffälligkeiten

Bei gerontopsychiatrischen Patienten können auch unabhängig von den klassischen Syndromen eine Reihe von schwerwiegenden Störungen auftreten, die sich v.a. als Verhaltensauffälligkeit manifestieren:

- Aggression,
- Antriebssteigerung, Unruhe,
- Apathie/Antriebsminderung,
- Bewegungsstörungen (extrapyramidale und Gangstörungen),
- Schlafstörungen,
- verminderte Nahrungsaufnahme.

Dabei sind Übergänge von einzelnen Symptomen bzw. Kombinationen möglich [→Abb. 5.1]. Daher sind die medikamentösen Behandlungsansätze und die weiteren therapeutischen Maßnahmen weitgehend identisch.

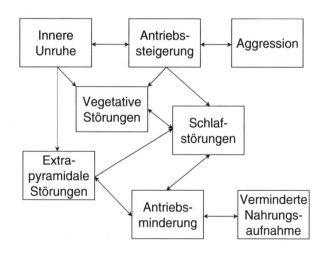

Abb. 5.1. Mögliche Zusammenhänge häufiger Verhaltensauffälligkeiten bei gerontopsychiatrischen Patienten

5.1
Aggression

Gerontopsychiatrische Patienten zeigen häufig ein aggressives Verhalten. Aggressive Durchbrüche können den Umgang mit gerontopsychiatrischen Patienten außerordentlich erschweren, denn eine Ursache für die oft abrupt auftretende Aggression ist für Außenstehende häufig nicht zu erkennen. Ein wesentlicher Grund hierfür ist eine verminderte Impulskontrolle. Aggressives Verhalten ist bisher nur sehr unzureichend medikamentös beeinflussbar (s. Übersicht *Steinert 1992*). Die Therapieansätze beruhen zum großen Teil auf entsprechenden Erfahrungsberichten, da gezielte Studien auch aus ethischen Gründen bei gerontopsychiatrischen Patienten kaum vorliegen.

Allgemeine Behandlungshinweise für aggressive und/oder erregte Patienten:

Grundregeln für den Umgang mit **Patienten, die zu aggressivem Verhalten** neigen (in Anlehnung an: *Lloyd 1993; Rudolf 2000; Wetterling 1998b*):

- **Ruhe bewahren,**
- **Konfrontation möglichst vermeiden,**
- **versuchen, mit dem Patienten ins Gespräch zu kommen,**
- **Verständnis signalisieren,**
- **Hilfe anbieten (insbesondere auch Medikamente),**
- **Erregung steigernde Personen wegschicken,**
- **deutlich Grenzen setzen, ohne dass der Patient dies als Gegenwalt ansieht**
  (Hinzuziehen mehrerer Personen etc.).

Nur im Extremfall mechanische Fixierung am Bett für die unbedingt notwendige Zeit (Dokumentation der Gründe in der Krankenakte!). Vor evtl. notwendigen Injektionen für ausreichende Ruhigstellung des Patienten durch Pflegepersonal sorgen, um so Injektionsfehler zu vermeiden.

- **Haloperidol** [z.B. Haldol] **inizial: bis zu 5 mg i.v. oder i.m.**
  Dann: bis Aggressivität sistiert 1 mg/2 Std. i.v.
  Danach: bis zu 10 mg/Tag p.o.
  Cave: extrapyramidale Nebenwirkungen, paradoxe Wirkungen.
  Häufig ist eine Kombination mit einem »niedrigpotentem« Neuroleptikum notwendig, z.B. Pipamperon [Dipiperon] oder Melperon [Eunerpan].

Alternativen:

- **Carbamazepin** [z.B. Tegretal] **bis zu 900 mg/Tag p.o.** (langsam einschleichen + Blutspiegel kontrollieren!; *Lemke et al. 1994*).
  Carbamazepin soll besonders bei Patienten mit EEG-Veränderungen geeignet sein, aggressives Verhalten zu dämpfen (*Mattes 1988*).
  Cave: Hautexanthem, Blutbild-Veränderungen, Hyponatriämie.

- **Risperidon** [Risperdal Lsg.] **0,5–1,5 mg/Tag** (*DeDeyn et al. 1999*)
  Cave: Strenge Indikation bei kardiovaskulärer Vorschädigung (*Zarate et al. 1997*)
  Dosisabhängige extrapyradimale Störungen (>1 mg/Tag !; *Katz et al. 1999*).
- **Benzodiazepine** (z.B. Diazepam und Lorazepam)
  Inizial: **Diazepam** [z.B. Valium] **bis zu 10 mg** i.m.
  Dann: bis Aggressivität sistiert 2 mg/Std. p.o.
  Danach: maximal 30 mg/Tag (maximal 4 Wochen, dann ausschleichen!)
  Cave: bei i.v.-Gabe Atemdepression, paradoxe Reaktion (Steigerung der Aggressität).
  Von allen Benzodiazepinen soll besonders Lorazepam [z.B. Tavor] zur Behandlung aggressiver Patienten geeignet sein (*Bond et al. 1988*). Zu beachten ist aber das hohe Suchtpotenzial von Benzodiazepinen.

Bei *chronisch rezidivierender Aggressität* wird die Gabe von β-Blockern empfohlen (*Greendyke et al. 1986; Yudofsky et al. 1987*): Nach Ausschluss der Kontraindikationen für β-Blocker wie Asthma bronchiale, chronisch obstruktive Lungenerkrankung, insulinpflichtiger Diabetes mellitus, koronare Herzerkrankung, persistierende Angina pectoris und Hyperthyreose:

- **Testdosis von 20 mg Propanolol** [z.B. Dociton] **p.o.**
  Falls keine Hypotension oder Bradykardie auftritt, Steigerung der Dosis (unter Blutdruck- und Pulskontrolle).
  Jeden 2. Tag um 20 mg Propanolol p.o. auf maximal 100 mg/Tag erhöhen.
  Die Wirkung tritt erst verzögert ein (nach 4–6 Wochen!).
  Cave: Hypotone Dysregulation, Herzrhythmusstörungen.

Weiter werden in der Literatur zur Behandlung von aggressiven Zuständen empfohlen:

- **Buspiron** [Bespar] **inizial 15 mg/Tag, bis zu 45–60 mg/Tag** (sehr langsam aufdosieren!) *Ratey et al. 1991*)
  Cave: Verzögerter Wirkungseintritt, paradoxe Wirkung möglich.

5.2
Antriebssteigerung/motorische Unruhe/Erregungszustand

Eine Antriebssteigerung, die sich häufig auch als motorische Hyperaktivität äußert, kann bei einigen gerontopsychiatrischen Störungen auftreten [Tabelle 4.2]. Die Ursachen für eine Antriebssteigerung sind vielfältig und noch unzureichend geklärt. Von einer Antriebssteigerung sollte nur gesprochen werden, wenn sie zielgerichtet ist. Bei den meisten gerontopsychiatrischen Patienten besteht aber eine *ungerichtete* Aktivitätssteigerung mit motorischer Unruhe. Hierfür werden einige Begriffe häufig weitgehend synonym gebraucht:

- **Agitiertheit** (meist gebraucht bei depressiven Patienten),
  Kennzeichen: nicht still sitzen (stehen) können
- **Psychomotorische Unruhe** (oft verwendet bei Epileptikern und Deliranten),
  Kennzeichen: Nesteln, stereotypisches Wiederholen bestimmter Bewegungsabläufe.
- **Umtriebigkeit** (überwiegend bei verwirrten oder dementen Patienten benutzt),
  Kennzeichen: zielloses Umhergehen (»wandering«).

Diese drei Formen der motorischen Unruhe sind in vielen Fällen nicht klar zu differenzieren. Bei Patienten, die mit Neuroleptika behandelt werden, kann die Unterscheidung zwischen einer motorischen Unruhe und einer neuroleptika-induzierten Akathisie äußerst schwierig sein (*Fleischhacker et al. 1989; Seidel 1989*) [→ Abschn. 5.4].

Tabelle 5.2. Antriebssteigerung und innere Unruhe – Vorkommen und Behandlungsmöglichkeiten

Vorkommen bei	Mögliche Medikamente
Delir	Clomethiazol Pipamperon, Melperon,
Demenz	Carbamazepin Pipamperon, Melperon, Risperidon Clomethiazol
Depressive Störung	Amitriptylin[a], Dopexin[a], Mianserin, Trazodon
Schizophrenie	Risperidon, Pipamperon, Melperon
Wahnhafte Störung – Akathisie bei Behandlung mit klassischen Neuroleptika	Klassische Neuroleptika absetzen → Umsetzen auf atypisches Neuroleptikum, z.B. Risperidon

[a] *Cave:* anticholinerge Nebenwirkungen!

Eine Antriebssteigerung kann im Extremfall zu einem Erregungszustand führen. Erregungszustände können (z.B. bei Affektstau bzw. -durchbrüchen und hochgradiger Ambivalenz) plötzlich, d.h. ohne Vorwarnzeichen, auftreten. Sie zeichnen sich v.a. dadurch aus, dass eine geordnete verbale Kommunikation nicht mehr möglich ist. Der Patient ist also für verbale Interventionen nicht mehr erreichbar. Im Erregungszustand kommt es häufig zu aggressiven Durchbrüchen. Diese sind aber meist wenig zielgerichtet. Die Behandlung eines Erregungszustandes kann sich an den Leitlinien in Abschn. 5.1 und auch 5.2 orientieren (*Rudolf 2000; Wetterling 1998b*). Angehörige/Pflegepersonen sollten entsprechend unterrichtet werden.

5.3
Antriebsminderung (Apathie)

Eine Minderung des Antriebs geht häufig mit einer Interessen- und Lustlosigkeit einher. Sie ist also Ausdruck einer fehlenden Motivation. Oft wird der Begriff Apathie weitgehend synonym mit Antriebsminderung gebraucht. Die Begriffe Motivation wie auch Apathie sind schwierig zu definieren und zu differenzieren (*Marin 1990; Pekrun 1990*). Eine Apathie liegt dann vor, wenn eine hochgradige Störung der Motivation besteht, ohne dass gleichzeitig eine Beeinträchtigung des Bewusstseins oder der geistigen Fähigkeiten und keine affektive Störung vorliegt (*Marin 1990*). Die Extremform stellt die Abulie dar. Bei einer Abulie ist aber häufig schwierig zu klären, inwieweit kognitive Defizite mit für die Störung verantwortlich sind. Als Extremform der Antriebsminderung, v.a. bei starker affektiver Erregung, kann ein Stupor gelten. Die extreme Form der motorischen Hemmung stellt der akinetische Mutismus dar. Hierbei liegt eine zentrale Störung der Motorik zu Grunde (v.a. bei Prozessen im Dienzephalon, auch beim Parkinson-Syndrom und bei Spätstadien von dementiellen Abbauprozessen, z.B. bei Alzheimer-Erkrankung).

Unter einer Vigilanzstörung wird allgemein der Zustand einer verminderten gerichteten Aufmerksamkeit oder Reaktionsbereitschaft verstanden. Das Konzept der Vigilanz (*Bente 1981; Ulrich et al. 1987*) ist recht komplex und zeigt viele Ähnlichkeiten zu dem des Antriebs. So wird die Vigilanz als eine entscheidende Komponente des Antriebs angesehen. Aber ebenso wie zur Motivation tragen auch zum Antrieb viele Faktoren bei. Eine Antriebsminderung ist bei gerontopsychiatrischen Patienten häufig anzutreffen [Tabelle 7.3]. Die Genese ist vielfältig. Zur Entstehung einer Antriebsminderung können beitragen:

Psychosoziale Faktoren:
- Reaktion auf die durch die Erkrankung verlorenen Fähigkeiten mit stark regressiven Tendenzen;
- fehlende Stimulation durch die Umwelt (auch Überforderung mit sekundärer Resignation).

Organische Faktoren:
- v.a. frontale und dienzephale Hirnschädigungen;
- Medikamentenwirkung (v.a. bei chronischer Einnahme oder bei Intoxikationen).

Bisher gibt es kaum fundierte Therapieansätze für Patienten mit einer Antriebsminderung. Daher basieren die Behandlungsvorschläge [Tabelle 5.3] v.a. auf Erfahrungen mit depressiven Patienten (Analogieschluss) und sind nur als Anregung zur Planung einer medikamentösen Therapie anzusehen. Neben der medikamentösen Therapie sind verhaltenstherapeutische Maßnahmen (Belohnung des erwünschten Verhaltens) oft hilfreich. Auch durch ein Eingehen auf spezifische Wünsche der Patienten, z.B. Spazierengehen, Musizieren, Vorlesen, Spielen einfacher Spiele etc. kann oft eine Aktivierung erreicht werden.

Tabelle 5.3. Antriebsminderung und Apathie – Vorkommen und Behandlungsmöglichkeiten

Vorkommen	Mögliche Medikamente
Demenz	Serotonin-Wiederaufnahmehemmer, z.B. Paroxetin Amantadin, Memantin
Depressive Störung	Serotonin-Wiederaufnahmehemmer, z.B. Paroxetin
Schizophrenie Wahnhafte Störung	Atypisches Neuroleptikum, z.B. Risperidon
Parkinson-Syndrom	Amantadin, Memantin

Von einer Reihe von Autoren werden Amantadin-Derivate zur Aktivierung (»Vigilanzsteigerung«) bei gerontopsychiatrischen Patienten empfohlen, u.a. bei Parkinson-Patienten (*Fünfgeld 1972; Schwab et al. 1969*) und dementen Patienten (*Ambrozi et al. 1988; Erkulwaters et al. 1989*).

5.4
Emotionale Instabilität (Affektlabilität), Reizbarkeit

Gerontopsychiatrische Patienten sind mitunter nicht in der Lage, ihre Affekte ausreichend zu steuern (Affektlabilität). Dies kann zu einem für die Patienten oft sehr belastenden Zwangsweinen oder -lachen führen. Diese Störungen sollen gehäuft bei (vaskulären) Hirnstammprozessen, seltener auch bei Frontalhirnläsionen auftreten. Zur Therapie werden v.a. trizyklische Antidepressiva (*Robinson et al. 1993; Schifler et al. 1985*) und auch Serotonin-Wiederaufnahmehemmer (*Nahas et al. 1998*) empfohlen.

● **Amitriptylin** [z.B. Saroten] **bis zu 100 mg/Tag**

Bei Frontalhirnprozessen kommt es häufig zur einer Affektverflachung, oft mit läppischem Affekt, d.h. einer unangemessenen Heiterkeit, meist zusammen mit einer Distanzlosigkeit. Erfolgversprechende Behandlungsansätze für diese Störungen existieren bisher nicht. Vor allem bei Temporallappenläsionen, aber auch bei anderen Hirnschädigungen kann es zu einer erhöhten Reizbarkeit kommen. In schweren Fällen ist therapeutisch wie bei Erregungszuständen zu verfahren [→ Tabelle 5.2].

5.5
Gangstörungen und andere Bewegungsstörungen

Gangstörungen und andere, v.a. extrapyramidale Bewegungstörungen treten bei gerontopsychiatrischen Patienten häufig auf. Die Genese ist variabel (v.a. degenerativer Abbau und Medikamentennebenwirkung z.B. bei klassischen Neuroleptika).

Gangstörungen

Gangstörungen treten bei älteren Menschen recht häufig auf, besonders bei Patienten bei einem Parkinson-Syndrom und mit zerebrovaskulären Störungen, die mit Marklagerveränderungen einhergehen (*Masdeu et al. 1989; Hennerici et al. 1994*). Die *Kennzeichen* sind:
- kurzschrittiger, etwas unsicherer Gang,
- fehlende Mitbewegung der Arme,
- Schwierigkeiten, die Gangbewegungen zu iniitieren,
- Schwierigkeiten, schnell die Gangrichtung zu wechseln.

Daneben sind Gangstörungen auch häufig bei Patienten mit einem Hydrozephalus normotensivus anzutreffen. Je nach Ergebnis der unbedingt erforderlichen Abklärung mit einem bildgebenden Verfahren (z.B. CT, MRT) ist die Behandlungsstrategie zu wählen. Bei vaskulären Marklager-Veränderungen besteht oft gleichzeitig eine Standunsicherheit (*Hennerici et al. 1994*).

Extrapyramidale Bewegungsstörungen

Extrapyramidale Bewegungsstörungen können in folgende Gruppen unterteilt werden:

1. **Hypokinesen,**
2. **Hyperkinesen,**
3. **Dyskinesien (Athetose, Dystonie, Chorea),**
4. **Myoklonien.**

Hypokinese

Als Hypokinesen werden Bewegungen bezeichnet, bei denen der normale Ablauf und Umfang verringert ist (z.B. vermindertes Mitschwingen der Arme beim Gehen). Ist auch die mimische Muskulatur betroffen, spricht man von einer Hypomimie. Sind die Bewegungen nicht mehr möglich, spricht man von Akinese bzw. Amimie. Eine Hypo- bzw. Akinese ist ein charakteristisches Symptom beim Parkinson-Syndrom. Sie kann aber auch bei anderen degenerativen ZNS-Erkrankungen, z.B. Alzheimer-Demenz, auftreten. Differenzialdiagnostisch ist darauf zu achten, dass auch ältere Depressive häufig eine Hypomimie zeigen, die aber durch die affektive Störung erklärt werden kann. Die Therapie hypokinetischer Störungen kann sich an der des Parkinson-Syndroms orientieren:

- Bei hypokinetischer Krise: **Amantadin** [PK-Merz] 500 ml als Infusion.
- **L-DOPA** [z.B. Madopar oder Nacom] **bis zu 300 mg/Tag.**

Hyperkinese

Die Differenzierung zwischen Hyperkinesien und Dyskinesien (s. unten) ist nicht immer eindeutig. Auch werden die Begriffe in der Literatur unterschiedlich verwendet. Meist wird der Begriff Hyperkinesie für schnelle unwillkürliche, überschießende, häufig weitausfahrende (choreatiforme) Bewegungen mit den Gliedmaßen oder im Schultergürtel und für mehr distal betonte, langsamere (athetotische) Dreh-Spreiz-Bewegungen Begriff Dyskinesie verwendet. Den benutzt man bei langsamer ablaufenden, häufig medikamentös induzierten, unwillkürlichen Bewegungen.

Charakteristisch sind Hyperkinesien für die ***Chorea Huntington***, eine erbliche degenerative, meist zur Demenz führende Erkrankung (s. *Deuschl et al. 1988; Rosen-*

blatt et al. 2000), die aber meist bei unter 65-Jährigen auftritt. Bisher ist keine erfolgversprechende Therapie der Chorea Huntington bekannt.

Tremor (Zittern der Gliedmaßen, v.a. der Hände, aber des Kopfes) ist eine sehr häufige hyperkinetische Bewegungsstörung, die bei einer Reihe von Erkrankungen auftreten kann, so dass bei Tremor als führendem Symptom die Differenzialdiagnose schwierig werden kann. Die Therapie hat sich nach der Grunderkrankung zu richten:

Ruhetremor (bes. beim Parkinson-Syndrom):
- **Biperiden** [Akineton] **bis 3mal 1 Drg./Tag**
  oder andere Anticholinergika: **Trihexylphenyl** [Artane] **bis 3mal 4 mg/Tag.**

Aktions-/Haltetremor (essentieller oder seniler Tremor):
- **Propanolol** [z.B. Dociton] **inizial 10 mg/Tag, dann bis zu 200 mg/Tag.**

Intentionstremor (zerebellärer Tremor):
bisher keine zufriedenstellende Therapie bekannt.

Dyskinesie

Als Dyskinesien werden spontane unwillkürliche Bewegungen, die nicht einer intendierten Bewegung entsprechen, bezeichnet. Besonders häufig treten sie bei Einnahme von klassischen Neuroleptika wie Haloperidol oder Flupenthixol auf. Nach dem Zeitpunkt des Auftretens wird zwischen Frühdyskinesien (unmittelbar bis wenige Tage nach Neuroleptika-Einnahme) und Spätdyskinesien (häufig erst nach mehreren Jahren Neuroleptika-Einnahme) unterschieden. Ältere Patienten sind besonders gefährdet sind, Spätdyskinesien zu entwickeln (s. Übersicht *Wetterling 1994*).

Frühdyskinesien bei Behandlung mit »klassischen« Neuroleptika sollten – wenn möglich – durch eine Dosisreduzierung verringert bzw. zum Verschwinden gebracht werden. Akut ist die Gabe von Anticholinergika angezeigt, z.B.:

- **Biperiden** [Akineton] **1 Amp. i.v.**

In Hinblick auf die Häufigkeit der durch »klassische« Neuroleptika induzierten **Spätdyskinesien** (>20%) ist die Indikation zur einer, insbesondere längeren Behandlung mit klassischen Neuroleptika bei älteren Menschen genau zu überprüfen. Bisher sind viele Behandlungsversuche bei Spätdyskinesien unternommen worden, aber es konnte keine allgemein befriedigende Therapie entwickelt werden (s. Übersicht *Wetterling 1994*). Empfohlen wird v.a.:

- **Umsetzen auf »atypische« Neuroleptika (z.B. Risperidon etc.).**

Dyskinesien können auch bei längerer L-DOPA-Therapie bei Parkinson-Patienten auftreten. Diese »Peak-of-dose-Dyskinesen« bei L-DOPA-Therapie können durch Dosisumverteilung oder durch die Gabe von Retardpräparaten oder/und Zugabe von Selegilin verringert werden.

Myoklonie

Als Myoklonien bezeichnet man schnelle, ruckartige, mitunter irreguläre Muskelkontraktionen. Sie kommen bei infektösen (z.B. Creutzfeldt-Jakob-Syndrom, Herpes-Enzephalitis) und in den Endstadien von degenerativen Erkrankungen (z.B. Alzheimer-Erkrankung) vor. Eine Therapie kann nur symptomatisch mit z.B. Clonazepam und/oder Lisurid erfolgen.

5.6
Veränderte Nahrungsaufnahme

Gerontopsychiatrische Patienten verweigern mitunter die Nahrungsaufnahme oder neigen (seltener) zu einer übermäßigen Nahrungsaufnahme. Auch einige Medikamente, v.a. Serotonin-Wiederaufnahmehemmer, führen häufig zu einer Gewichtsabnahme (*Brymer et al. 1992*). Andere Medikamente, v.a. atypische Neuroleptika mit einer stark antiserotonergen Wirkung wie z.B. Zotepin und Clozapin (*Wetterling et al. 1999*), können eine Gewichtszunahme bewirken. Ob diese Medikamente bei Essstörungen auch therapeutisch genutzt werden können, ist bisher noch nicht hinreichend untersucht worden.

5.7
Schlafstörungen

Ungefähr ein Drittel seines Lebens verbringt der Mensch schlafend. Normalerweise werden pro Nacht 4–5 Schlafzyklen mit je etwa 100 min. Dauer durchlaufen. Die Regulierung des Schlaf-Wach-Rhythmus ist sehr komplex. Schlafstörungen treten im Alter gehäuft auf. Die subjektiv empfundene Schlafstörung unterscheidet sich bei den einzelnen Krankheitsbildern nicht nur interindividuell, sondern sie kann beim Einzelnen selbst von Nacht zu Nacht variieren. Daher ist zunächst eine Analyse des subjektiven Schlafempfindens und -bedürfnisses sowie der Schlafgewohnheiten und der äußeren Bedingungen (z.B. Geräuschpegel, Zubettgehzeit etc.) vorzunehmen. Für Schlafstörungen sind eine Reihe von Klassifikationen vorgeschlagen worden. Schlafstörungen können v.a. im Alter auf medizinische oder psychiatrische Krankheiten zurückzuführen sein (z.B. Depression, Parkinson-Syndrom oder Asthma bronchiale).

Verschiedene Störungen des Schlafs sind denkbar (*ASDC 1979*):

- *fragmentierter Schlaf* (Störung des normalen Schlafrhythmus),
- *veränderter Schlaf-Wach-Rhythmus* (Schlaf zur Tageszeit, wach zur Nacht),
- *Hypo- bzw. Insomnie* (Schlafdefizit bzw. -losigkeit),
- *Hypersomnie* (verlängerte Schlafdauer und/oder exzessive Schläfrigkeit).

Tabelle 5.4. Schlafstörungen: Vorkommen und Behandlungsmöglichkeiten

Vorkommen	Mögliche Medikamente
Delir	Pipamperon, Melperon Clomethiazol
Demenz	Pipamperon, Melperon, Promethazin* Clomethiazol
Depressive Störung	Zolpidem, Zopiclon
Schizophrenie Wahnhafte Störung	Pipamperon, Melperon, Promethazin*
Herz- und Lungenerkrankungen	Behandlung der Grunderkrankung

Bei gerontopsychiatrischen Patienten liegt häufig eine Schlaf-Wach-Umkehr und/ oder ein stark fragmentierter Schlaf vor (*Bliwise et al. 1989*). Bei Alzheimer-Patienten findet sich oft ein der Schlafapnoe ähnliches Schlafmuster mit längeren Atempausen. Ein Schlafapnoe-Syndrom ist aber wahrscheinlich nur in wenigen Alzheimer-Fällen der Grund für nächtliche Unruhezustände (*Hoch et al. 1989*).

Spezielle Hinweise, welche Medikamente bei bestimmten Arten der Schlafstörung therapeutisch besonders gut wirksam sind, existieren bisher kaum (s. *Wetterling 1995*). Insbesondere liegen für gerontopsychiatrische Patienten kaum Erfahrungen vor, so dass die in Tabelle 5.4 gemachten Angaben nur als Anregungen zur Therapieplanung anzusehen sind. Zuerst sind verhaltenstherapeutische Maßnahmen mit dem Ziel einer besseren »Schlafhygiene« angezeigt. Dabei ist auf folgende Punkte zu achten auf:

- regelmäßige Zubettgehzeiten,
- tagsüber nur kurze »Ruhepausen« mit Möglichkeit zum Schlaf (Mittagsschlaf),
- vorheriger Gang zu Toilette,
- in den letzten 2 Stunden vor dem Zubettgehen keine größeren Menge trinken,
- bei Verordnung von sedierenden Medikamenten Zeitdauer bis zum Wirkungseintritt berücksichtigen; entsprechend Einnahmezeitpunkt festlegen.

MERKSÄTZE

▶ Verhaltensstörungen sind bei gerontopsychiatrischen Patienten sehr häufig, besonders bei Dementen.
  → Oft abruptes Auftreten.
  → Leider häufig nur geringe therapeutische Beeinflussbarkeit.

▶ Bei gerontopsychiatrischen Patienten sind besonders oft folgende Verhaltensstörungen zu beobachten:
  – aggressives Verhalten (Verweigerungshaltung),
  – Bewegungs-/Gangstörungen,
  – emotionale Störungen (Apathie, Zwangsweinen etc.),
  – Schlafstörungen.

▶ Neben dem Versuch einer medikamentösen Therapie der Verhaltensstörungen sollten immer verhaltenstherapeutische Maßnahmen (Verstärkung des erwünschten Verhaltens) eingeleitet werden.
  → Auch eine Veränderung der Umgebung ist häufig sinnvoll und nützlich (Milieutherapie).
  → Schulung der Pflegepersonen/Angehörigen im Umgang mit den Verhaltensstörungen.
  → Bei Schlafstörungen ist auf entsprechende Maßnahmen (Schlafhygiene) zu achten.

6 Rechtliche Aspekte

6.1
Betreuungsgesetz

Viele gerontopsychiatrische Patienten können auf Grund ihrer kognitiven und körperlichen Beeinträchtigungen einige Bereiche des täglichen Lebens (z.B. finanzielle Belange) nicht mehr selbstständig bewältigen. In solchen Fällen kann, wenn keine Verwandten oder Freunde diese Aufgaben übernehmen können, ein Betreuer helfen.

Rechtliche Grundlagen

Nach dem Betreuungsgesetz (BtG) sind Umfang und Grad der Beeinträchtigungen und der daraus resultierende Aufgabenkreis, in dem die Unterstützung durch einen Betreuer erfolgen soll, genau zu definieren. Diese können umfassen:

– **Sorge um das persönliche Wohl (z.B. Organisation von ambulanten Hilfe, etc.) (§ 1901, Abs. 1 BGB);**
– **Sicherstellung der ärztlichen Heilbehandlung (§ 1901, Abs. 3 BGB);**
– **Vertretung gegenüber Behörden, Gerichten, Heimleitung etc. (§ 1902 BGB);**
– **Vermögen (§ 1903, Abs. 1 BGB);**
– **Aufenthaltsbestimmung (Unterbringung nach § 1906 BGB);**
– **Wohnungsauflösung (§ 1907 BGB).**

Das Betreuungsgesetz ist ein sog. Artikelgesetz, d.h. es besteht im Wesentlichen aus einer Reihe von Änderungen schon bestehender Gesetzesartikel anderer Gesetzbücher (z.B. BGB). Eine Betreuung darf grundsätzlich nur zur *Abwendung einer erheblichen Gefahr für die betreffende Person* (z.B. schwere Gesundheitsgefährdung) und das Vermögen des Betreffenden vom zuständigen Vormundschaftsgericht angeordnet werden (§ 1903 BGB).

Einen *Antrag auf Betreuung* kann nur der Betreffende selbst stellen. Angehörige, Bekannte bzw. behandelnde Ärzte können die Einleitung einer Betreuung bei der zuständigen Betreuungsbehörde oder dem Vormundschaftsgericht *nur* anregen. Diese werden dann von Amts wegen tätig. Das Verfahren zur Anordnung der Betreuung ist im Allgemeinen relativ kompliziert und langwierig, da zunächst für das Vormundschaftsgericht ein Sozialbericht erstellt werden muß, aus dem hervorgeht, auf welchen Aufgabenkreis sich die Betreuung erstrecken soll (§ 8 Betreuungsbehörden-gesetz). Meist ist auch noch ein oder mehrere Gutachter hinzuzuziehen, wobei der Erstgutachter im Normalfall ein Nervenarzt bzw. Psychiater ist (§ 68b FGG). Ferner muß eine Anhörung des Betroffenen mit einer Erörterung der Betreuungsmaßnahme durch das Gericht stattfinden (§ 68 FGG), sofern dieser hierdurch nicht einen schwer-wiegenden (meist psychischen) Schaden erleiden würde. Erst nach Abschluss des Ver-fahrens wird vom Vormundschaftsgericht ein Betreuer bestimmt. Eine Betreuung ist zeitlich befristet; es muß spätestens nach 5 Jahren gerichtlich überprüft werden, ob die Gründe zur Einrichtung einer Betreuung fortbestehen.

Wichtige Fragen bei Betreuungsgutachten sind:
1. Leidet der zu Begutachtende an einer gerontopsychiatrischen Erkrankung? (Diagnose?)
2. Wie weitgehend und auf welchen Gebieten ist der Betreffende in der Ausübung seiner Angelegenheiten beeinträchtigt?
3. Ist eine Hilfe erforderlich? Wenn ja, welcher Art sollte sie sein?
4. Sind andere Formen der Hilfe (z.B. Vollmachterteilung für Angehörige) möglich?
5. Ist eine Betreuung nötig? Wenn ja, auf welchen Gebieten? (Aufgabengebiete des Betreuers)

6.2
Strafrecht

Gerontopsychiatrische Patienten sind mit Ausnahme von im Erregungszustand begangenen Sachbeschädigungen oder Körperverletzungen fast nie Täter, sondern meist Opfer von Straftaten. In den wenigen Fällen, in denen es im Erregungszustand zu strafbaren Handlungen kommt, ist zu überprüfen, ob die Voraussetzungen des § 20 (Schuldunfähigkeit) oder § 21 (verminderte Schuldfähigkeit) vorliegen. Dies ist bei sehr vielen gerontopsychiatrischen, v.a. dementen Patienten, der Fall.

6.3
Zivilrecht

Geschäftsfähigkeit

Die Fähigkeit, verbindlich Geschäfte und Verträge einzugehen (Geschäftsfähigkeit), kann bei Patienten mit einer gerontopsychiatrischen Störung eingeschränkt sein.

In der Rechtsprechung wird bei Volljährigen von dem Bestehen einer Geschäfts-fähigkeit ausgegangen. Die Geschäftsunfähigkeit ist also im Zweifelsfall (meist durch ein psychiatrisches Gutachten) nachzuweisen.

Rechtliche Voraussetzungen

§ 104 Abs. 2 BGB: »*Geschäftsunfähig ist, wer sich in einem die freie Willensbestimmung ausschließenden Zustand krankhafter Störung der Geistestätigkeit befindet, sofern nicht der Zustand seiner Natur nach ein* **vorübergehender** *ist.*«

Ein unter Betreuung Stehender ist nicht automatisch geschäftsunfähig!
Bei der Beurteilung der Geschäftsfähigkeit sind v.a. folgende Fragen zu klären:

1. Bestand bei Geschäftsabschluss eine gerontopsychiatrische Störung? (Diagnose?)
2. War dieser Zustand nur vorübergehend?
3. In welchem Umfang konnte der Betreffende Informationen zum Sachverhalt aufnehmen? (Auffassungsstörungen?)
4. In welchem Umfang konnte der Betreffende Informationen und Wahlmöglichkeiten nutzen? (Einschränkung der Urteils- und Entscheidungsfähigkeit?)
5. Ist seine Willenserklärungen konstant? (Einschränkung der Steuerungsfähigkeit, Beeinflussbarkeit?)

Aufklärung über und Einwilligung in ärztliche Maßnahmen

Grundsätzlich sind alle Ärzte verpflichtet, den Patienten über alle geplanten ärztlichen Maßnahmen aufzuklären. Häufig gestaltet sich aber die Aufklärung über notwendige geplante ärztliche Maßnahmen bei gerontopsychiatrischen Patienten schwierig, weil diese häufig nicht in der Lage sind, den Inhalt einer Aufklärung zu verstehen oder/und intellektuell adäquat zu verarbeiten, so dass sie daraus eine Willensentscheidung – nämlich die Einwilligung in die ärztliche Maßnahme – herleiten können.

Rechtliche Grundlagen

Eindeutige rechtliche Bestimmungen hinsichtlich der Aufklärung über bzw. der Einwilligung in ärztliche Maßnahmen bestehen in der BRD nicht, so dass als Anhaltspunkte für die Vorgehensweise nur auf höchstrichterliche Entscheidungen zurückgegriffen werden kann. Nach der gängigen Rechtsprechung ist eine umfassende Aufklärung über die Diagnose und die geplante Behandlung sowie eine anschließende Einwilligung durch den Patienten immer erforderlich (*Deutsch 1991; BGHZ 29/46; BGHZ 29/176*), bevor eine ärztliche Maßnahme erfolgen kann. Andernfalls ist der Tatbestand der Körperverletzung (nach § 223 StGB) erfüllt. Auch über die Gabe von Medikamenten und insbesondere deren mögliche Nebenwirkungen ist der Patient aufzuklären. Die Aufklärung soll in einem vertrauensvollen Gespräch zwischen dem Arzt und dem Kranken erfolgen. Die Aufklärung hat zum Ziel, den Patienten in die Lage zu versetzen, eine wirksame Einwilligungserklärung für den Eingriff abzugeben bzw. gegen ihn zu entscheiden. Sie hat daher auf das Informationsbedürfnis und die Verständnismöglichkeiten des Patienten, z.B. mit einer gerontopsychiatrischen Störung, Rücksicht zu nehmen (*Deutsch 1991*). Die Gestaltung des Aufklärungsgesprächs liegt weitgehend im Ermessen des Arztes (*Deutsch 1991; Kern et al. 1983*). Der Umfang der Aufklärung richtet sich nach der Dringlichkeit des Eingriffes. Je dringlicher ein Eingriff ist, desto geringer sind die Anforderungen an den Umfang der Aufklärung und umgekehrt. Eine Aufklärung sollte enthalten (*Wetterling et al. 1994*):

- Erläuterung des Befundes und der Diagnose,
- Erörterung des Wesens und Umfangs der ärztlichen Maßnahme,
- Darstellung von alternativen Behandlungsverfahren und deren Vor- und Nachteilen,
- Erläuterung des Risikos bei Nichtdurchführung der ärztlichen Maßnahme.

In der Rechtsprechung wird generell davon ausgegangen, dass ein volljähriger Patient selbst durch den behandelnden Arzt aufgeklärt wird. Voraussetzung für ein Aufklärungsgespräch ist, dass der Patient nicht schwerwiegend hinsichtlich seiner Auffassung und seiner natürlichen Einsicht- und Urteilsfähigkeit gestört ist (*BGH, 1956; BGHZ 29/46*). Falls die intellektuelle Leistungsfähigkeit desjenigen, der aufgeklärt werden soll, eingeschränkt oder aufgehoben ist, ist nach dem Betreuungsgesetz (§ 1896 BGB) eine Betreuung mit dem Aufgabenkreis Sicherstellung der ärztlichen Heilbehandlung oder Einwilligung in die ärztliche Heilbehandlung (§ 1901, Abs. 3 BGB) anzuregen. Nach der Rechtsprechung ist aber immer derjenige aufzuklären, der auch die Einwilligung in die ärztliche Maßnahme gibt (*BGHZ 105,45*). Dennoch ist *jeder* Patient im Rahmen seiner Verständnismöglichkeiten aufzuklären (*Deutsch 1991*).

Nach § 1904 BGB sind die Möglichkeiten eines Betreuers begrenzt. Die Einwilligung des Betreuers in eine Untersuchung des Gesundheitszustandes, eine Heilbehandlung oder einen ärztlichen Eingriff bedarf der Genehmigung des Vormundschaftsgerichtes, wenn die begründete Gefahr besteht, dass der Betreute auf Grund der Maßnahme stirbt oder einen schweren und länger dauernden gesundheitlichen Schaden erleidet. Ohne die Genehmigung darf die Maßnahme nur durchgeführt werden, wenn mit dem Aufschub erhebliche Gefahr für den Betreffenden verbunden ist.

Als Anhaltspunkte zur Abschätzung, ob der Patient in der Lage ist, dem Aufklärungsgespräch adäquat zu folgen, und ob er auch in der Lage ist, eine Einwilligungserklärung abzugeben, können folgende Fragen dienen (s. auch *Neubauer 1993; Neubauer et al. 1994*):

1. Verfügt der Patient über eine Krankheitseinsicht, insbesondere zur Art und Schwere der Erkrankung?
2. Kann der Patient gegebene Informationen (Aufklärung) in vollem Umfang verstehen? (Auffassungsstörungen?).
3. Kann der Patient die gegebenen Informationen nutzen, um zu einer Willenserklärung zu gelangen? (Urteilsfähigkeit?).

Testierfähigkeit

Bei Patienten mit einer gerontopsychiatrischen Störung taucht häufig die Frage auf, ob sie bei Abfassung eines Testaments testierfähig sind oder waren. Der behandelne Arzt wird in solchen Fällen von interessierter Seite (potentiellen Erben) gedrängt, eine Stellungnahme (Bescheinigung) abzugeben. Hierzu ist die Kenntnis der rechtlichen Grundlagen und von Beurteilungsleitlinien erforderlich.

Rechtliche Voraussetzungen (§ 2229, Abs. 4 BGB)

Nicht testierfähig ist, wer wegen krankhafter Störung der Geistestätigkeit, wegen Geistesschwäche oder wegen Bewusstseinsstörung nicht in der Lage ist, die Bedeutung einer von ihm abgegebenen Willenserklärung einzusehen und nach dieser Einsicht zu handeln.
Die Beweislast hat derjenige, der die Testierfähigkeit anzweifelt.

Beurteilungsleitlinien

Nach der Rechtsprechung liegt eine Testierfähigkeit nur dann vor, wenn der Erblasser in der Lage ist, sich über die Tragweite seiner Anordnungen ein klares Urteil zu bilden und nach diesem Urteil frei von den Einflüssen etwaiger Dritter zu handeln (*BayOL 1991; OLG Köln 1991*). Dazu gehört insbesondere auch, dass der Erblasser urteilsfähig ist in Bezug auf die Auswirkungen der testamentarischen Anordnungen auf die persönlichen und wirtschaftlichen Verhältnisse der Betroffenen sowie über die Gründe, die für und gegen ihre sittliche Berechtigung sprechen (*BayOLG 1991; OLG Köln 1991*). Weitere Hinweise zur Beurteilung der Testierfähigkeit s. *Wetterling et al. 1996.*

Fahrerlaubnis

Viele ältere Menschen sind auf das Autofahren angewiesen, um sich ausreichend selbst versorgen zu können, insbesondere Alleinstehende in kleineren Gemeinden ohne gute Einkaufsmöglichkeiten etc. Da zunehmend mehr ältere Menschen über eine längere Fahrpraxis verfügen, stellt sich immer häufiger die Frage, ob und inwieweit ältere Menschen noch in der Lage sind, am heutigen Straßenverkehr teilzunehmen. Diese Frage betrifft ganz besonders gerontopsychiatrische Patienten (*Wetterling et al. 1994, 1995*).

Ein von dem Gemeinsamen Beirat für Verkehrsmedizin beim Bundesminister für Verkehr und beim Bundesminister für Jugend, Familie und Gesundheit herausgegebenen Gutachten über »Krankheit und Kraftverkehr« schließt eine Fahreignung für akute psychiatrische Störungen *aus (Lewrenz et al. 1996)*. Nach Beurteilungsgrundsätzen dieses Gutachtens ist frühestens drei Monate nach Abklingen der Krankheitserscheinungen wieder eine Fahreignung gegeben, sofern keine chronische Störung vorliegt und die Prognose der Grunderkrankung günstig ist. Nachuntersuchungen sollten in der Regel nach ein, zwei und vier Jahren erfolgen. Bei chronischen, also den meisten gerontopsychiatrischen Störungen muß »die Beurteilung der Eignung zum Führen von Kraftfahrzeugen von Art und Schwere der Störung oder einer Wesensänderung abhängig gemacht werden ... Schwere Störungen schließen auch die Eignung zum Führen von Kraftfahrzeugen dieser Klassen aus« (*Lewrenz et al. 1996*).

Die Frage, ob eine Verkehrtüchtigkeit bei einem beginnenden dementiellen Abbau noch besteht und damit die Fahrerlaubnis nicht entzogen werden soll, ist schwierig zu entscheiden (*Drachman 1988*). Nach dem Gutachten »Krankheit und Kraftverkehr« (*Lewrenz et al. 1996*) ist ein Dementer zum Führen von Fahrzeugen ungeeignet, denn Alzheimer-Patienten haben im Vergleich zu gleich alten Gesunden ein deutlich

Tabelle 6.1. Liste von Symptomen, bei deren Autreten gerontopsychiatrische Patienten aufgefordert werden sollten, nicht mehr Auto zu fahren

---

Anamnestisch (unbedingt auch Fremdanamnese!):

1. Auftreten von Problemen beim Autofahren
   (Beinahe-Unfälle, gehäuftes Missachten von Verkehrszeichen, Nichtbeachten der Vorfahrtsregeln etc.)

2. Auftreten von Orientierungsstörungen
   (Verfahren in bekannter Umgebung)

3. Auftreten von nächtlichen Verwirrtheitszuständen, Synkopen, transitorischen ischämischen Attacken oder zerebralen Krampfanfällen

4. Auftreten von Schwierigkeiten (oder häufigen Fehlern) bei einfacheren alltäglichen Tätigkeiten
   (Anziehen, Einkaufen etc., insbesondere beim Umgang mit Geräten (Kaffeemaschine, Radio etc.)

5. Auftreten von körperlichen Störungen, die den Bewegungsablauf beeinträchtigen
   (Paresen, Rigor, Spastik, Tremor etc.)

6. Auftreten von Wahnsymptomen oder einer schweren depressiven Verstimmung

Bei ärztlicher Untersuchung:

1. Auftreten von Auffassungsstörungen

2. Auftreten von Konzentrationsstörungen (Abschweifen im Gespräch etc.)
   oder von vorzeitigen Ermüdungserscheinungen

3. Verschreibung von sedierenden Medikamenten
   (Schlafmittel etc.)

(etwa 8-fach) erhöhtes Risiko, in einen Verkehrsunfall verwickelt zu werden (*Friedland et al. 1988*). Da aber sehr schwierig festzulegen ist, wann ein dementieller Abbau beginnt und was noch als altersentsprechende Leistungseinbuße anzusehen ist, ist die konkrete Entscheidung in jedem Einzelfall problematisch. In Zweifelsfällen sollte eine Beurteilung anhand testpsychologischer Untersuchungen vorgenommen werden (*Wetterling et al. 1994*). Der behandelnde Arzt sollte bei Vorliegen bestimmter Symptome den Patienten nahelegen, den Führerschein abzugeben. In ausgeprägten Fällen kann bei einer Gefährdung anderer Personen das Ordnungsamt eingeschaltet werden.

Fahrtauglichkeitsgutachten dürfen *nur* von Ärzten angefertigt werden, die in Kursen (z.B. bei der Ärztekammer) eine entsprechende Fachkunde erworben haben.

6.4
Sozialrecht (Pflegeversicherung)

In Deutschland gab es Ende 1998 nach Angaben des Bundesgesundheitsministeriums rund 1,81 Mio. Pflegebedürftige. Rund 535 000 Pflegebedürftige leben in Heimen (*BMG 2000*). Hiervon sind über 85% über 65 Jahre alt (*Krug 1992*). Auf Grund der ungünstigen Bevölkerungsentwicklung ist mit einem Ansteigen der Zahlen zu rechnen. Für die Pflege sind erhebliche finanzielle Aufwendungen notwendig, besonders die hohen Kosten für die Heimpflege gerontopsychiatrischer Patienten sind außerordentlich hoch (s. *Hallauer 1999*). Um die Sozialhilfe nicht durch Zahlungen für die Pflege älterer Menschen, die die hohen Beträge für ihre Pflege häufig nicht aufbringen können, zu belasten, wurde in Deutschland 1995 zur Absicherung des Pflegerisikos die Pflege-Versicherung eingeführt. Die Gewährung von Pflegegeld ist an eine Reihe von Voraussetzungen geknüpft:

Pflegebedürftigkeit im Sinne der Pflegeversicherung liegt dann vor, wenn der Betreffende bei gewöhnlichen und regelmäßig wiederkehrenden Verrichtungen des täglichen Lebens dauerhaft, voraussichtlich für mindestens sechs Monate, in erheblichem oder höherem Maße auf Hilfe in den folgenden Bereichen angewiesen ist: Körperpflege, Ernährung, Mobilität und hauswirtschaftliche Versorgung. Als gewöhnliche und regelmäßig wiederkehrende Verrichtungen des täglichen Lebens sind im PflegeVG § 14 erwähnt [s. auch Tabelle 2.3]:

1. **Im Bereich der Körperpflege:**
   Waschen, Duschen, Baden, Zahnpflege, Kämmen, Rasieren, Darm- oder Blasenentleerung.

2. **Im Bereich der Ernährung:**
   Mundgerechtes Zubereiten oder Aufnahme der Nahrung.

3. **Im Bereich der Motilität:**
   Selbstständige Aufstehen und Zubettgehen, An- und Auskleiden, Gehen, Stehen, Treppensteigen oder Verlassen und Wiederaufsuchen der Wohnung.

4. **Im Bereich der hauswirtschaftlichen Versorgung:**
   Einkaufen, Kochen, Reinigen der Wohnung, Spülen, Wechseln und Waschen der Wäsche und Kleidung oder Beheizen.

Für die Leistungsgewährung werden die pflegebedürftigen Personen einer von drei Pflegestufen zugeordnet. Die Zuordnung erfolgt durch einen Gutachter vom Medizinischen Dienst der Krankenkassen (MDK):

- *Pflegestufe I (erheblich pflegebedürftig):*
  Die Betreffenden benötigen mindestens einmal am Tag Hilfe bei der Körperpflege, der Ernährung oder der Mobilität für wenigstens zwei Verrichtungen aus einem oder mehreren Bereichen und zusätzlich mehrfach in der Woche Hilfen bei der hauswirtschaftlichen Versorgung.
- *Pflegestufe II (schwer pflegebedürftig):*
  Die Betreffenden brauchen mindestens dreimal täglich zu verschiedenen Tageszeiten Hilfe bei der Körperpflege, der Ernährung oder der Mobilität und zusätzlich mehrfach in der Woche Hilfen bei der hauswirtschaftlichen Versorgung.
- *Pflegestufe III (schwerstpflegebedürftig):*
  Die Betreffenden benötigen täglich rund um die Uhr, auch nachts, Hilfe bei der Körperpflege, Ernährung oder Mobilität und zusätzlich mehrfach in der Woche Hilfen bei der hauswirtschaftlichen Versorgung.

Der Zeitaufwand, den pflegende Angehörige oder eine andere nicht als Pflegekraft ausgebildete Pflegeperson wöchentlich im Tagesdurchschnitt für die Grundpflege und hauswirtschaftliche Versorgung dafür erbringt, muß in der Pflegestufe I mindestens 90 Minuten betragen, wobei auf die Grundpflege mehr als 45 Minuten entfallen müssen. Für die Anerkennung der Pflegestufe II muß dieser Hilfebedarf mindestens drei Stunden betragen (mindestens zwei Stunden Grundpflege). In der Pflegestufe III muß der Zeitbedarf für diese Leistungen mindestens fünf Stunden betragen; dabei muß die Grundpflege mindestens vier Stunden ausmachen.

Die Leistungen der Pflegeversicherung richten sich nach der Pflegestufe und danach, ob jemand ambulant oder stationär gepflegt werden muß. Die Höhe der ambulanten (häuslichen) Pflegeleistungen richtet sich nach der jeweiligen Pflegestufe. In der sozialen Pflegeversicherung steht dem Pflegebedürftigen ein Wahlrecht zwischen der Sachleistung (Pflegeeinsätze durch einen Vertragspartner der Pflegekasse, z.B. Sozialstation) und der Geldleistung (mit der der Pflegebedürftige die erforderliche Pflege in geeigneter Weise selbst sicherstellt, z.B. durch Angehörige) zu. Eine Kombination von Sach- und Geldleistungen ist möglich. Auch die Zahlungen der Pflegeversicherung bei stationärer Pflege richten sich nach der Pflegestufe.

Wenn eine nicht erwerbsmäßig tätige Pflegeperson, die einen Menschen ambulant pflegt, verreist oder aus anderen Gründen verhindert ist, hat der Pflegebedürftige einen Anspruch auf eine Urlaubsvertretung für bis zu vier Wochen im Jahr. Wenn die häusliche Pflege nicht in ausreichendem Umfang sichergestellt werden kann, kann der Pflegebedürftige teilstationär in Einrichtungen der Tages- und Nachtpflege betreut oder – falls auch dies nicht ausreicht – in eine Kurzzeit-Pflegeeinrichtung aufgenommen werden.

Nach Einführung der Pflegeversicherung zeigte sich, dass häufig Probleme dadurch entstanden, dass gerontopsychiatische Patienten nicht oder nur in niedrige Pflegestufen eingruppiert wurden, da einige psychopathologische Phänomene wie fehlende Motivation, Antriebs- und Kommunikationsstörungen, Wahn und soziale Isolierung nur schwer quantitativ zu erfassen sind. Die oben genannten Kriterien des PflegeVG für eine Pflegebedürftigkeit werden nur von einem Teil der gerontopsychiatrischen Patienten, v.a. von denen mit einer ausgeprägten Demenz, erfüllt (*Wetterling et al. 1997*). Dieser Tatbestand hat oft dazu geführt, dass die Betreffenden länger zu Hause versorgt werden müssen, denn in Pflegeheimen werden bevorzugt bzw. ausschließlich Personen aufgenommen, die Leistungen aus der Pflegeversicherung erhalten. Nach § 13 des Pflege-Versicherungs-Gesetzes (PflegeVG) sind Leistungen nach dem Bundessozialhilfegesetz erst dann zu erwarten, wenn nach dem PflegeVG keine Leistungspflicht besteht.

Es zeichnet sich ab, dass die Leistungen aus der Pflegeversicherung nicht ausreichen, die hohen Kosten für die Heimpflege gerontopsychiatrischer Patienten zu finanzieren, denn diese liegen oft deutlich über dem höchsten von der Pflegeversicherung übernommenen Satz von 3300 DM liegen. Die Kosten für einen Platz in einem Pflegeheim liegen deutlich höher (60 000–100 000 DM; *Hallauer 1999*).

MERKSÄTZE

▶ Für ältere psychiatrisch erkrankte Menschen, die nicht mehr in der Lage sind, wichtige Lebensbereiche selbstständig zu bewältigen, besteht die Möglichkeit der Einrichtung einer gesetzlichen Betreuung.
  → Eine Betreuung sollte nur dann eingerichtet werden, wenn keine anderen Hilfen möglich sind (z.B. freiwillige soziale Hilfsdienste, Vollmachterteilung an Verwandte etc.).
  → In der Regel muß der Betroffene einer Betreuung zustimmen.
  → Eine Betreuung umfaßt nur bestimmte Aufgabenbereiche.

▶ Im Falle einer Pflegebedürftigkeit gerontopsychiatrischer Patienten können unter den entsprechenden Voraussetzung die Leistungen der Pflege-Versicherung in Anspruch genommen werden. Hierzu gehören z.B.:
  → ambulante Pflege durch Angehörige oder Pflegedienste,
  → auch deren Urlaubsvertretung bzw. ein kurzzeitiger Aufenthalt in einer Tagesklinik,
  → stationäre Pflege in Pflegeheimen,
  → Prüfung der Pflegebedürftigkeit durch den medizinischen Dienst der Krankenkassen.

7 Medikamente

Allgemeine Vorbemerkungen

Bei älteren, häufig multimorbiden Patienten muß bei der Verschreibung von Medikamenten besonders sorgfältig verfahren werden. So sind bei der Behandlung von älteren Menschen mit Medikamenten, insbesondere Psychopharmaka, eine Reihe von pharmakologischen Besonderheiten zu beachten:

- **langsamerer Metabolismus,**
- **verringerte Ausscheidung** (reduzierte renale und hepatische Elimination),
- **verringertes Verteilungsvolumen** (Zunahme des Fettgewebeanteils, reduzierte Bindung an Plasmaproteine und Gewebe),
- **Wechselwirkungen mit anderen Medikamenten,**
- **höhere Nebenwirkungsrate,**
- **kardiale oder zerebrale Vorschädigung beachten.**

Hieraus leiten sich einige grundsätzliche Empfehlungen zur medikamentösen Therapie bei Alterspatienten ab:
- Einschleichende Aufdosierung. Ebenso sollten Medikamente nur sehr langsam abgesetzt werden, abrupte Medikamentenwechsel sind zu vermeiden.
- Wegen des verringerten Metabolismus sollten (in Abhängigkeit vom Alter) niedrigere Dosierungen als bei jüngeren Patienten verordnet werden (etwa 1/3 bei über 80-jährigen).
- Bei Medikamenten mit einer langen Wirkungsdauer (langen Halbwertszeit) besteht die Gefahr einer Überdosierung (Kumulation) und eines Hang-over [→ Tabelle 7.2].
- Da ältere Menschen sehr häufig mehrere Medikamente einnehmen, sind bei der Verordnung zusätzlicher Medikamente die Wechselwirkungen sehr genau zu berücksichtigen [→ Tabelle 7.1. und 7.3.].
- Es ist mit Überdosierungen, besonders bei Medikamenten mit einer langen Wirkungsdauer, zu rechnen, die häufig mit psychischen Symptomen (z.B. einem deliranten Zustandsbild) einher gehen.

Hinweise zu den Tabellen

Die Wirkung von Psychopharmaka auf Neurotransmitter-Systeme ist sehr komplex, da eine Reihe von Effekten möglich ist, so z.b. Wirkungen auf präsynaptische Rezeptoren (→ Veränderung der Ausschüttung des Neurotransmitters in den synaptischen Spalt), auf postsynaptische Rezeptoren (inhibitorisch oder aktivierend → Wirkung auf sekundäre Transmitter z.b. cyclo-AMP) und auf die Wiederaufnahme des Neurotransmitters über Transporter in das präsynaptische Neuron (→ Erhöhung der Konzentration im synaptischen Spalt) sowie eine Hemmung des Abbaus der Neurotransmitter. Manche Medikamente zeigen einige der genannten Wirkungen. Darüberhinaus ist auch noch eine Dosisabhängigkeit zu berücksichtigen. Auf Grund der komplexen Wirkungen und der Vielzahl der Rezeptoren bzw. -untertypen ist in einer Übersicht nur eine vereinfachende globale Darstellung der Effekte der Psychopharmaka möglich. Daher sind in Tabelle 7.1 die Wirkungen der verschiedenen Medikamente auf bestimmte Neurotransmitter-Systeme nur summarisch dargestellt.

In Tabelle 7.2 sind die wesentlichen pharmakologischen Eigenschaften der wichtigsten im Text erwähnten Psychopharmaka zusammengestellt. Der Abbau erfolgt in der Leber v.a. über Cytochrome P450-Oxidasen. Es sind einige Untertypen bekannt. Medikamente, die über das gleiche Enzym abgebaut werden, können gegenseitig ihren Abbau behindern (→ höhere Blutspiegel, eher Nebenwirkungen) oder aber in einigen Fällen auch beschleunigen (→ niedrigere Blutspiegel, geringere Wirkung).

Bei der Betrachtung der besonders bei der Behandlung von älteren Menschen wichtigen Wechselwirkungen zwischen Medikamenten ist zu berücksichtigen [→ Tabellen 7.2 und 7.3a–f], dass verschiedene Medikamente aus der gleichen Stoffklasse, z.B. trizyklische Antidepressiva oder atypische Neuroleptika sehr unterschiedliche Wechselwirkungen haben können. Daher wird hier ausdrücklich auf die ausführlichen Darstellungen in *Arnzeimittelkursbuch 1999* und *Benkert et al. 2000* verwiesen.

Tabellen

Tabelle 7.1. Pharmakologisches Wirkprofil der wichtigsten im Text genannten Medikamente

	Acetyl-cholin (M₁)	Dopamin (D₂)	GABA	Hist-amin (H₁)	Nor-adrenalin (alpha₁)	Nor-adrenalin (alpha₂)	Serotonin (5-HT)
Effekte bei stimulierender/ aktivierender Wirkung	Aktivierung	schizophrene Symptome, Halluzinationen	Sedation		Antidepressiv	Unruhe, Tremor Tachykardie	Antidepressiv Unruhe, Schlafstörungen
Effekte bei hemmender Wirkung	Kognitive Störungen → Delir#	Extrapyramid. Bewegungsstörungen sex. Störungen	Krampfanfälle Unruhe	Sedation Gewichtszunahme	Schwindel orthostatische Dysregulation	Sedation	Sedation Anxiolyse Gewichtszunahme
Benzodiazepine (Oxazepam etc.)	0	0	+++	0	0	0	0
Carbamazepin	0	-	++	0	-	-	0
Cholinesterase-Hemmer (Donezepil, etc.)	+++	0	0	0	0	0	0
Atypische Neuroleptika (Risperidon etc)*	0	---		0	-	--	-	---
Klassische Neuroleptika (Haloperidol, etc.) *	0	---		0	0	-	0	-
Serotonin-Wiederaufnahmehemmer (Paroxetin, etc.)	-	0	0	0	0	0	---
Trizyklische Antidepressiva (Amitriptylin, etc)*	---	0	0	++	--	-	-

--- stark hemmende, -- hemmende, - schwach hemmende Wirkung, +++ stark aktivierende, ++ aktivierende, + schwach aktivierende Wirkung

* Erhebliche Gruppenunterschiede (atypische Neuroleptika s. *Arnt et al. 1998*; trizyklische Antidepressiva und klassische Neuroleptika s. *Benkert et al. 2000*; Nootropika s. *Müller 1999*).

Vegetative Störungen wie Akkommodationsstörungen, AV-Überleitungsstörungen, Miktionsstörungen, Mundtrockenheit, Obstipation, Sinustachykardie.

Tabelle 7.2. Metabolismus der wichtigsten im Text genannten Medikamente

	Halbwertszeit HWZ (Std)	Wirkungseintritt (Std)[#]	Aktive Metaboliten	Ausscheidung über Leber/ Darm	Ausscheidung über Niere	Metabolismus über Cytochrome P450 3A4	2D6
Benzodiazepine* (Oxazepam etc.)	(4)-15	(1)-3	0				
Carbamazepin	20°	8	+ HWZ: 8 Std			+++	
Cholinesterase-Hemmer (Donezepil, etc.)	70	3-4	+		+++	xxx	xxx
Atypische Neuroleptika (Risperidon etc)*	4 (3–20)	2	+ HWZ:20Std	15%	70%		xxx
Klassische Neuroleptika (Haloperidol, etc.) *	20	2-4	0		+++		+
Serotonin-Wiederaufnahmehemmer (Paroxetin, etc.)	8-30		0				+++
Trizyklische Antidepressiva (Amitriptylin, etc)*	15	1-5	+ Nortriptylin HWZ: 30 Std			xxx	xxx
Wechselwirkung mit anderen, häufig in der Behandlung älterer Menschen verordneten Medikamenten						Cortison Fluoxetin- Nefazodon- Nifedipin Verapamil-	β-Blocker Ajmalin Ondansetron

* sehr heterogene Substanzgruppen, daher Angaben nur für angegebene Substanz gültig
Quellen: Benkert et al. 2000; Naber et al. 1999.
[#] Abhängig von der Darreichungsform, Angaben beziehen sich auf Tabletten, Saft oder Infusionen schnellerer Wirkungseintritt.
° Enzyminduktion, dadurch Verkürzung der HWZ bei längere Gabe; xxx Substrat mit - hemmender Wirkung, + aktivierender Wirkung.

Tabelle 7.3a–g. Wechselwirkungen von wichtigen im Text erwähnten Medikamenten (in alphabetischer Reihenfolge) mit anderen in der Behandlung älterer Menschen häufig verordneten Medikamenten

Tabelle 7.3a. Benzodiazepine (z.B. Oxazepam, Diazepam etc.)

Komedikation	Mögliche Wechselwirkungen
Amantadin	Blutdruckabfall
Antidepressiva, v.a. trizyklische	Verstärkte Sedierung
Carbamazepin	Verstoffwechselung beschleunigt → geringere Blutspiegel
Digoxin	Erhöhung der Blutspiegel
L-DOPA	Verringerte Wirkung
Neurolepika	Wirkungsverstärkung, besonders Sedierung (besonders Clozapin!)
Schlafmittel (Antihistaminika, Zopiclon etc.)	Verstärkte ZNS-dämpfende Wirkung
Schmerzmittel, besonders Opioide	Verstärkte ZNS-dämpfende Wirkung

Tabelle 7.3b. Carbamazepin

Komedikation	Mögliche Wechselwirkungen
Digoxin	Verstoffwechselung beschleunigt → geringere Blutspiegel
atypische und klassische Neurolepika	Verstoffwechselung beschleunigt → geringere Blutspiegel
Serotonin-Wieder-aufnahmehemmer	Verstoffwechselung beschleunigt → geringere Blutspiegel (besonders von Citalopram) Fluoetin, Fluxamin → Erhöung Carbamazepin-Blutspiegel
Schmerzmittel, besonders Opioide	Verstärkte ZNS-dämpfende Wirkung

Tabelle 7.3c. Cholinesterasehemmer (Donepezil etc.)

Komedikation	Mögliche Wechselwirkungen
Anticholinergika	Verminderte Wirkung
β-Blocker	Bradykardie verstärkt
Carbamazepin	Verstoffwechselung beschleunigt → geringere Blutspiegel

Tabelle 7.3d. Atypische Neuroleptika (Risperidon)*

Komedikation	Mögliche Wechselwirkungen
Antihypertonika	Blutdrucksenkung verstärkt
β-Blocker	Erhöhte Blutspiegel
Carbamazepin	Verstoffwechselung beschleunigt → geringere Blutspiegel
L-DOPA	Verringerte Wirkung
trizyklische Antidepressiva	Erhöhte Blutspiegel

*Große Gruppenunterschiede → Angaben beziehen sich auf das angegebene Medikament, ausführlichere Darstellung der Wechselwirkungen s. *Arnzeimittelkursbuch 1999; Benkert et al. 2000*

Tabelle 7.3e. Klassische Neuroleptika (Haloperidol)*

Komedikation	Mögliche Wechselwirkungen
Anticholinergika	Erniedrigte Spiegel
Carbamazepin	Verstoffwechselung beschleunigt → geringere Blutspiegel
Clonidin	Herzrhythmusstörungen
Fluoxetin	Erhöhte Blutspiegel

*Große Gruppenunterschiede → Angaben beziehen sich auf das angegebene Medikament, ausführlichere Darstellung der Wechselwirkungen s. *Arnzeimittelkursbuch 1999; Benkert et al. 1998.*

Tabelle 7.3f. Serotonin-Wiederaufnahmehemmer (z.B. Paroxetin)*

Komedikation	Mögliche Wechselwirkungen
Carbamazepin	Verstoffwechselung beschleunigt → geringere Blutspiegel
Digoxin	Herzrhythmusstörungen
(klassische) Neurolepika	Blutspiegelerhöhung → Wirkungsverstärkung
trizyklische Antidepressiva	Erhöhte Blutspiegel

*Große Gruppenunterschiede → Angaben beziehen sich auf das angegebene Medikament, ausführlichere Darstellung der Wechselwirkungen s. *Arnzeimittelkursbuch 1999; Benkert et al. 1998.*

Tabelle 7.3g. Trizyklische Antidepressiva (z.B. Amitriptylin)*

Komedikation	Mögliche Wechselwirkungen
β-Blocker, Clonidin	Blutdrucksenkung verstärkt → orthostat. Dysregulation
Benzodiazepine	Verstärkte Sedierung
Carbamazepin	Verstoffwechselung beschleunigt → geringere Blutspiegel
Digoxin	Herzrhythmusstörungen
Insulin	Verringerte Wirkung
(Atypische) Neuroleptika	Risperidon: erhöhte Blutspiegel
(Klassische) Neurolepika	Wirkungsverstärkung, besonders Sedierung, Blutspiegelerhöhung, vermehrt anticholinerge Wirkungen
Schlafmittel (Antihistaminika, Zopiclon etc.)	Verstärkte ZNS-dämpfende Wirkung
Schmerzmittel, besonders Opioide	Verstärkte ZNS-dämpfende Wirkung
Serotonin-Wiederaufnahmehemmer	Erhöhte Blutspiegel

*Große Gruppenunterschiede → Angaben beziehen sich auf das angegebene Medikament, ausführlichere Darstellung der Wechselwirkungen s. *Arnzeimittelkursbuch 2000; Benkert et al.1998.*

Anhang

Wichtige Adressen (ohne Gewähr)

BAGSO Bundesarbeitsgemeinschaft der Senioren-Organisationen
Stockenstr. 14, 53113 Bonn
Tel.: 0228/635391, Fax: 02 28/63 53 10

Bund Deutscher Hirnbeschädigter e.V. (Bundesleitung)
Humboldtstr. 32, 53115 Bonn
Tel.: 02 28/65 10 12

Deutsche Alzheimer Gesellschaft e.V
Kantstr. 152, 10623 Berlin
Tel.: 030/31 50 57 33, Fax: 030/31 50 57 35

Deutsche Hirnliga e.V.
c/o Prof. Dr. Kunczik
Nussbaumstr. 80363 München

Deutsche Parkinson Vereinigung- Bundesverband e.V.
Moselstr. 31, 41464 Neuss
Tel.: 02131/41016, Fax: 0 21 31/4 54 45

Deutsche Schlaganfall-Liga e.V.
Carl-Bertelsmann-Str. 256, 33111 Gütersloh
Tel.: 0 52 41/70 20 70

Kuratorium Deutsche Altershilfe Wilhilmine-Lübke-Stiftung e.V.
An der Pauluskirche 3, 50677 Köln
Tel.: 02 21/93 18 47-0

NAKOS Nationale Kontakt- und Informationsstelle zur Anregung und Unterstützung
von Selbsthilfegruppen
Albrecht-Achilles-Str. 65, 10709 Berlin
Tel.: 0 30/8 91 40 19, Fax: 030/8934014 www.nakos.de

Wichtige Adressen im Internet

1. für Ärzte: www.alois.de, medline (frei unter): www.ncbi.nlm.nih.gov (PubMed)
2. für Angehörige: www.alzheimerforum.de, www.vetera.de,
   www.zdf.de/ratgeber/praxis.de/nakos/ bzw. www.nakos.de

Literatur

Adam P, Fabre N, Guell A, Bessoles G, Roulleau J, Bes A (1983) Cortical atrophy in Parkinson disease: correlation between clinical and CT findings with special emphasis on prefrontal atrophy. Am J Neuroradiol 4: 442–445

Ad hoc committee on guidelines for the management of transient ischemic attacks of the stroke council of the American Heart Association (1994) Guidelines for the management of transient ischemic attacks. Stroke 25:1320–1335

Adler G, Brassen M, Schnitzler M, Addochio P, Bramesfeld A (2000) Angst als Begleitsymptom der Altersdepression. Fortschr Neurol Psychiat 68:12–16

Alafuzoff I, Iqbal K, Friden H, Adolfsson R, Winblad B (1987) Histopathological criteria for progressive dementia disorders: clinical-pathological correlation and classification by multivariate data analysis. Acta Neuropathol 74:209–225

Alexopoulos GS, Abrams RC, Young RC, Shamoian CA (1988) Cornell scale for depression in dementia. Biol Psychiatry 23:271–284

Alexopoulos GS, Meyers BS, Young RC, Mattis S, Kakuma T (1993) The course of geriatric depression with 'reversible dementia': a controlled study. Am J Psychiatry 150:1693–1699

Alexopoulos GS, Meyers BS, Young RC, Kakuma T, Feder M, Einhorn A, Rosendahl E (1996) Recovery in geriatric depression Arch Gen Psychiatry 53:305–312

Alexopoulos GS, Meyers BS, Young RC, Campbell S, Silbersweig D, Charlson M (1997a) Vascular depression' hypothesis. Arch Gen Psychiatry 54:915–922

Alexopoulos GS, Meyers BS, Young RC, Kakuma T, Silbersweig D, Charlson M (1997b) Clinically defined vascular depression. Am J Psychiatry 154:562–565

Almeida OP, Howard RJ, Levy R, David AS (1995) Psychotic states arising in late life (late paraphrenia) psychopathology and nosology. Br J Psychiatry 166:205–214

Almkvist O (1994) Neuropsychological deficits in vascular dementia in relation to Alzheimer's disease: reviewing evidence for functional similarity or divergence. Dementia 5:203–209

Almkvist O, Winblad B (1999) Early diagnosis of Alzheimer dementia based on clinical and biological factors. Eur Arch Psychiatry Clin Neurosci 249 Suppl 3:3–9

Alzheimer A (1907) Über eine eigenartige Erkrankung der Hirnrinde. Allg Z Psychiat 64: 146–148

Alzheimer Europe (Hrsg) (1999) Handbuch der Betreuung und Pflege von Alzheimer-Patienten. Thieme, Stuttgart

Amaducci L, Angst J, Bech P, Benkert O, Bruinvels J, Engel RR, Gottfries CG et al. (1990) Consensus Conference on the Methodology of Clinical Trials of »Nootropics«, Munich, June 1989. Pharmacopsychiatry 23:171–175

Ambrozi L, Danielczyk W (1988) Die Behandlung zerebraler Funktionsstörungen mit Memantine bei psychogeriatrischen Patienten-Ergebnisse einer Phase II-Doppelblindstudie. Pharmacopsychiatry 21:144–146

Andersen G, Vestergaard K, Lauritzen L (1994) Effective treatment of poststroke depression with the selective serotonin reuptake inhibitor citalpram. Stroke 25:1099–1104

Andersen J, Abro E, Gulmann N, Hjelmsted A, Pedersen HE (1980) Anti-depressive treatment in Parkinson's disease: a controlled trial of the effect of nortriptyline in patients with Parkinson's disease treated with L-DOPA. Acta Neurol Scand 62: 210–219

Angst J, Dobler-Mikola A (1986) Assoziation von Angst und Depression auf syndromaler und diagnostischer Ebene. In: Helmchen H, Linden M (Hrsg) Die Differenzierung von Angst und Depression. Springer, Berlin, S 75–82

Angst J, Vollrath M (1989) Beziehungen zwischen Angst und Depression. In: Kielholz P, Adams C (Hrsg) Die Vielfalt von Angstzuständen : Deutscher Ärzte-Verlag, Köln, S 79–100

Ansthey IM, Brodaty H (1995) Antidepressants and the elderly: double-blind trials 1987–1992. Int J Geriatr Psychiatry 10:265–279

Anthony JC, LeResche L, Niaz U, von Körff MR, Folstein MF (1982) Limits of the »Mini-Mental-State« as a screening test for dementia and delirium among hospital patients. Psychol. Med. 12:397–408

Arbeitsgemeinschaft für Gerontopsychiatrie (1989) Das AGP-System. Springer, Berlin Heidelberg New York Tokyo

Arnold U, Pössl J (1993) Psychopathologische Diagnostik. In: Von Cramon DY, Mai N, Ziegler W (Hrsg) Neuropsychologische Diagnostik. VCH, Weinheim, S 287–310

Arnt J, Skarsfeldt T (1998) Do novel antipsychotics have similar pharmacological characteristics? Neuropsychopharmacol 18:63–101

Arolt V, Driessen M, Bangert-Verleger A, Neubauer H, Schürmann A, Seibert W (1995) Psychische Störungen bei internistischen und chirurgischen Kranken-hauspatienten. Prävalenz und Behandlungsbedarf. Nervenarzt 66:670–677

Arrigo A, Casale R, Giorgi I, Guarnaschelli C, Zelaschi F (1989) Effects of intravenous high dose codergocrine mesylate ('Hydergine') in elderly patients with severe multi-infarct dementia: a double-blind, placebo-controlled trial. Curr Med Res Opinion 1:491–500

Arzneimittelkursbuch 99/2000-transparenz-telegramm. A.V.I. Arzneimittel-Verlags GmbH, Berlin

Association of Sleep Disorders Centers (ASDC) (1979) Diagnostic classification of sleep and arousal disorders. Sleep 2:1–137

Atkinson RC, Shiffrin RM (1968) Human memory: a proposed system and its control processes. In: Spence KW, Spence JT (Hrsg) The psychology of learning and motivation. Advances in research and theory, vol 2. Academic Press, New York, S 89–195

Atkinson RM (1990) Aging and alcohol use disorders: diagnostic issues in the elderly. Int Psychogeriatrics 2:55–72

Atkinson RM, Tolson RL, Turner JA (1990) Late versus early onset problem drinking in older men. Alcohol Clin Exp Res 14:574–579

Babikian V, Ropper AH (1987) Binswanger's disease: a review. Stroke 18:2–12

Baddeley AD, Wilson BA (1986) Amnesia, autobiographical memory and confabulation In: Rubin DC (Hrsg) Autobiographical memory. Cambridge Univ Press, Cambridge, MA, S 225–252

Baddeley AD (1992) Working memory. Science 255:556–559

Baldwin R (1997) Depressive Erkrankungen. In: Förstl H (Hrsg) Lehrbuch der Gerontopsychiatrie. Enke, Stuttgart, S 408–418

Baldwin RC, Tomenson B (1995) Depression in later life. A comparison of symptoms and risk factors in early and late onset cases. Br J Psychiatry 167:649–652

Baltes MM, Kindermann T (1985) Die Bedeutung der Plastizität für die klinische Beurteilung des Leistungsverhaltens im Alter. In: Bente D, Coper H, Kanowski S (Hrsg) Hirnorganische Psychosyndrome im Alter II. Springer, Berlin Heidelberg New York, S 171–184

Baltes PB (1984) Intelligenz im Alter. Spectrum der Wissenschaft 46–60

Bandelow H, Rüther E (1990) Serotonin und Depression. In: Beckmann H, Osterheider M (Hrsg) Neurotransmitter und psychische Erkrankungen. Springer, Berlin Heidelber New York Tokyo, S 29–41

Barak Y, Wittenberg N, Naor S, Kutzuk D, Weizman A (1999) Clozapine in elderly psychiatric patients: tolerability, safety, and efficacy. Psychiatry 40:320–325

Barclay LL, Zemcov A, Blass JP, Sansone J (1985) Survival in Alzheimer's disease and vascular dementias. Neurology 35:834–840

Barger SW, Harmon AD (1997) Microglial activation by Alzheimer amyloid precursor protein and modulation by apolipoprotein E. Nature 388:878–881

Baumgartner A (1993) Schilddrüsenhormone und depressive Erkrankungen- kritische Übersicht und Perspektiven. Teil I: Klinik. Nervenarzt 64:1–10

Becker JT, Huff J, Nebes RD, Holland A, Boller F (1988) Neuropsychological function in Alzheimer's disease. Arch Neurol 45:263–268

Beffert U, Danik M, Krzywkowski P, Ramassamy C, Berrada F, Poirier J (1998) The neurobiology of apolipoproteins and their receptors in the CNS and Alzheimer's disease. Brain Res – Brain Res Rev 27:119–142

Benkert O, Hippius H (2000) Kompendium der Psychiatrischen Pharmakotherapie. Springer, Berlin Heidelberg New York Tokyo

Bennett DA, Wilson RS, Gilley DW, Fox JH (1990) Clinical diagnosis of Binswanger's disease. J Neurol Neurosurg Psychiat 53:961–965

Bente D (1981) Vigilanzregulation, hirnorganisches Psychosyndrom und Alters-erkrankungen: Ein psychophysiologisches Modell. In: Bente D, Coper H, Kanowski S (Hrsg) Hirnorganische Psychosyndrome im Alter. Springer, Berlin Heidelberg, S 63–73

Benton AL (1963) The revised visual retention test. Psychological Corp, New York

Berg G, Edwards DF, Daniger L, Berg L (1987) Longitudinal change in three brief assessments of SDAT. J Am Geriatr Soc 35:205–212

Berg L, Danziger WL, Storandt M, Coben LA, Gado M, Hughes CP, Knesevich JW et al. (1984) Predictive features in mild senile dementia of the Alzheimer type. Neurology 34:563–569

Bergener M (1986) Depressionen im Alter: Entstehungsbedingungen, Symptomatologie, Diagnostik und Differentialdiagnostik. In: Bergener M (Hrsg) Depressionen im Alter. Steinkopff, Darmstadt, S 23–43

Bergman H, Chertkow H, Wolfson C, Stern J, Rush C, Whitehead V, Dixon R (1997) HM-PAO (CERETEC) SPECT brain scanning in the diagnosis of Alzheimer's disease. J Am Geriatr Soc 45:15–20

Berrol S (1990) Issues in cognitive rehabilitation. Arch Neurol 47:219–220

Bes A, Orgogozo JM, Poncet M, Rancurel G, Weber M, Bertholom N, Calvez R et al. (1999) A 24-month, double-blind, placebo-controlled multicentre pilot study of the efficacy and safety of nicergoline 60 mg per day in elderly hypertensive patients with leukoaraiosis. Eur J Neurol 6:313–322

Beyreuther K (1997) Molekularbiologie der Alzheimer-Demenz. In: Förstl H (Hrsg) Lehrbuch der Gerontopsychiatrie. Enke, Stuttgart, S 31–43

BGA (1991) Gemeinsames Papier der das Bundesgesundheitsamt beratenden Zulassungskommissionen für neue Stoffe (Kommission A) und der Aufbereitungskommission 'Neurologie, Psychiatrie' (Kommission B3). Empfehlung zum Wirksamkeitsnachweis von Nootropika im Indikationsbereich » Demenz « (Phase III). Bundesgesundhblatt 1991; 7:342–350

Bickel H (1997) Epidemiologie psychischer Erkrankungen im Alter. In: Förstl H (Hrsg) Lehrbuch der Gerontopsychiatrie. Enke, Stuttgart, S 1–15

Bickel H, Jaeger J (1986) Die Inanspruchannahme von Heimen im Alter. Z Gerontol 19:30–39

Biggins CA, Boyd JL, Harrop FM, Madeley P, Mindham RH, Randall JI, Spokes EG (1992) A controlled, longitudinal study of dementia in Parkinson's disease. J Neurol Neurosurg Psychiatry 55:566–571

Bigl V (1997) Morpho-funktionelle Veränderungen des Gehirns im Alter und bei altersbegleitenden Hirnleistungsstörungen. In: Förstl H (Hrsg) Lehrbuch der Gerontopsychiatrie. Enke, Stuttgart, S 44–57

Binswanger O (1894) Die Abgrenzung der allgemeinen progressiven Paralyse. Berliner Klin Wochenschr 31:1103–1105, 1137–1139, 1180–1186

Birkmayer W (1978) Toxic delirium after L-Dopa medication. J Neural Transm (Suppl) 14:163–166

Blacker D, Albert MS, Bassett SS, Go RC, Harrell LE, Folstein MF (1994) Reliability and validity of NINCDS-ADRDA criteria for Alzheimer's disease. The National Institute of Mental Health Genetics Initiative. Arch Neurol 51:1198–1204

Blaettner U, Goldenberg G (1993) Hören. In: Von Cramon DY, Mai N, Ziegler W (Hrsg) Neuropsychologische Diagnostik. VCH, Weinheim, S 39–52

Blessed G, Tomlinson BE, Roth M (1968) The association between quantitative measures of dementia and senile change in the cerebral grey matter of elderly subjects. Br J Psychiatry 114:797–811

Bleuler E (1911) Dementia praecox oder die Gruppe der Schizophrenien. In: Aschaffenburg G (Hrsg) Handbuch der Psychiatrie 4/1. Deuticke, Leipzig

Bliwise DL, Yesavage JA, Tinklenberg JR, Dement WC (1989) Sleep apnea in Alzheimer's disease. Neurobiol Aging 10:343–346

BMG (2000) www.bmgesundheit/pflege/

Bode M, Haupt M (1998) Alkoholismus im Alter. Fortschr Neurol Psychiat 66:450–458

Bond A, Lader M (1988) Differential effects of oxazepam and lorazepam on aggressive responding. Psychopharmacology 95:369–373

Bondareff W, Mountjoy CQ, Roth M, Rossor MN, Iversen LL, Reynolds GP (1987) Age and histopathologic heterogeneity in Alzheimer's disease. Arch Gen Psychiatry 44:412–417

Bonhoeffer K (1917) Die exogenen Reaktionstypen. Arch Psychiatr Nervenkr 58:58–70

Bowen DM, Davidson AN (1986) Biochemical studies of nerve cells and energy metabolism in Alzheimer's disease. Br Med Bull 42:75–80

Bowen J, Teri L, Kukull W, McCormick W, McCurry SM, Larson EB (1997) Progression to dementia in patients with isolated memory loss. Lancet 349:763–765

Bowler JV, Munoz DG, Merskey H, Hachinski V (1998) Fallacies in the pathological confirmation of the diagnosis of Alzheimer's disease. J Neurol Neurosurg Psychiatry 64:18–24

Braak H, Braak E (1994) Pathology of Alzheimer's disease. In: Calne DB (ed) Neurodegenerative diseases. WB Saunders, Philadelphia, pp 585–613

Bracco L, Gallato R, Grigoletto F, Lippi A, Amaducci L, SMID group (1989) Survival in presenile and senile Alzheimer's disease. J Neural Transm (P-D Sect) 1:39

Bracco L, Campani D, Baratti E, Lippi A, Inzitari D, Pracucci G, Amaducci L (1993) Relation between MRI features and dementia in cerebrovascular disease patients with leukoaraiosis: a longitudinal study. J Neurol Sci 120:131–136

Brodaty H (1992) Carers: training informal carers. In: Arie T (Hrsg) Advances in Psychogeriatrics. Churchill Livingstone, Edinburgh

Brodaty H (1996) Caregivers and behavioral disturbances: effects and inter-ventions. Int Psychogeriatry 8:455–458

Brodaty H, Harris L, Peters K, Wilhelm K, Hickie I, Boyce P, Mitchell P et al. (1993) Prognosis of depression in the elderly. A comparison with younger patients. Br J Psychiatry 163:589–596

Brodaty H, Moore CM (1997) The clock drawing test for dementia of the Alzheimer 's type: A comparison of three scoring methods in a memory disorders clinic. Int J Geriatr Psychiatry 12:619–629

Bron B (1990) Alterstypische psychopahologische Besonderheiten bei endogenen und neurotisch-reaktiven Depressionen im höheren Lebensalter. Nervenarzt 61:170–175

Brun A (1994) Pathology and pathophysiology of cerebrovascular dementia: pure subgroups ob obstructive and hypoperfusive etiology. Dementia 5:145–147

Brun A, Englund E (1986) A white matter disorder in dementia of the Alzheimer type: A pathoanatomical study. Ann Neurol 19:253–262

Brun A, Gustafson L (1988) Zerebrovaskuläre Erkrankungen. In: Kisker KP, Lauter H, Meyer J–E, Müller C, Strömgren E (Hrsg) Psychiatrie der Gegenwart 6, 3. Aufl, Springer, Berlin Heidelberg, S 253–295

Brymer C, Winogard CH (1992) Fluoxetine in elderly patients: is there cause for concern? J Am Geriatr Soc 40:902–905

Buch K, Riemenschneider M, Bartenstein P, Willoch F, Müller U, Schmolke M, Nolde T et al. (1998) Tau Protein: Ein potentieller Indikator zur Früherkennung der Alzheimer Krankheit. Nervenarzt 69:379–385

Buntinx F, Kester A, Bergers J, Knottnerus JA (1996) Is depression in elderly people followed by dementia? Age Aging 25:231–233

Burns A, Jacoby R, Levy R (1990a) Psychiatric phenomena in Alzheimer's disease. I. disorders of thought content. Br J Psychiatry 157:72–76

Burns A, Jacoby R, Levy R (1990b) Psychiatric phenomena in Alzheimer's disease. III. disorders of mood. Br J Psychiatry 157:81–86

Burns A, Rossor M, Hecker J, Gauthier S, Petit H, Moller HJ, Rogers SL, Friedhoff LT (1999) The effects of donepezil in Alzheimer's disease – results from a multinational trial. Dement Geriatr Cogn Disord 10:237–244

Caplan LR (1985) Transient global amnesia. In: Vinken P, Bruyn G, Klawans H (eds) Handbook of clinical neurology, vol 1 (45). Elsevier, Amsterdam

Chaisson-Stewart GM (1985) An integrated therory of depression. In: Chaisson-Stewart GM (eds) Depression in the elderly. Wiley, New York, pp 56–104

Chandra V, Bharucha NE, Schoenberg BS (1986) Conditions associated with Alzheimer's disease at death: case-control study. Neurology 36:209–211

Christenson R, Blazer D (1984) Epidemiology of persecutory ideation in an elderly population in the community. Am J Psychiatry 141:1088–1091

Chui HC (1989). Dementia. A review emphasizing clinicopathologic correlation and brain-behavior relationships. Arch Neurol 46:806–814

Chui HC, Victoroff JI, Margolin D, Jagust W, Shankle R, Katzman R (1992) Criteria for the diagnosis of ischemic vascular dementia proposed by the State of California Alzheimer's disease diagnostic and treatment centers. Neurology 42:473–480

Ciompi L, Müller C (1975) Lebensweg und Alter der Schizophrenien. Springer, Berlin Heidelberg

Clayton PJ (1990) Bereavement and depression. J Clin Psychiatry 51:34–38

Cole MG (1990) The prognosis of depression in the elderly. Canad Med Ass J 143:633–640

Cooper B, Curry AF (1976) The pathology of deafness in the paranoid and affective psychosis of later life. J Psychosom Res 20:97–105

Cooper B, Mahnkopf B, Bickel H (1984) Psychische Erkrankungen und soziale Isolation bei älteren Heimbewohnern: eine Vergleichsstudie. Z Gerontol 17:117–125

Cooper B, Bickel H, Schäufele M (1992) Demenzerkrankungen und leichtere kognitive Beeinträchtigungen bei älteren Patienten in der ärztlichen Allgemeinpraxis. Nervenarzt 63:551–560

Copeland JRM, Kelleher MJ, Kellett JM, Gourlay AJ, Gurland BJ, Fleiss JL, Sharpe L (1976) A semi-structured clinical interview for the assessment of diagnosis and mental state in the elderly: the geriatric mental state schedule. Psychol Med 6:439–449

Copeland JRM, Dewey ME (1985) Differential diagnosis: depression versus dementia. In: Traber J, Gispen WH (eds) Senile dementia of the Alzheimer type. Springer, Berlin Heidelberg New York, S 72–83

Copeland, Dewey ME, Griffiths-Jones HM (1986) A computerized psychiatric diagnostic system and case nomenclature for elderly subjects: GMS and AGECAT. Psychol Med 16:89–99

Copeland JR, Davidson IA, Dewey ME, Larkin BA, McWilliam C, Saunders PA, Scott LR et al. (1992) Alzheimer's disease, other dementias, depression and pseudodementia: Prevalence, incidence and three-year outcome in Liverpool. Br J Psychiatry 161:230–239

Cummings JL (1985) Organic delusions: Phenomenology, anatomical correlations, and review. Br J Psychiatry 146:184–197

Cummings JL (1986) Subcortical dementia. Neuropsychology, neuropsychiatry, and pathopsychiologie. Br J Psychiatry 149:682–689

Cummings JL (1987) Multi-infarct dementia: diagnosis and management. Psychosomatics 28:117–126

Cummings JL (1992) Depression and Parkinson's disease: a review. Am J Psychiatry 149:443–454

Cummings JL, Miller B, Hill MA, Neshkes R (1987) Delusions, depression, and hallucinations were assessed in 30 patients with dementia of the Alzheimer type (DAT) and 15 with multi-infarct dementia. Arch Neurol 44:389–393

Cummings JL, Mega M, Gray K, Rosenberg-Thompson S, Carusi DA, Gornbein J (1994) The Neuropsychiatric Inventory: comprehensive assessment of psychopathology in dementia. Neurology 44:2308–2314

Curran SM, Murray CM, Van Beck M, Dougall N, O'Carroll RE, Austin MP, Ebmeier KP et al. (1993) A single photon emission computerised tomography study of regional brain function in elderly patients with major depression and with Alzheimer-type dementia. Br J Psychiatry 163:155–165

Dam M, Tonin P, DeBoni A, Pizzolato G, Casson S, Ermani M, Freo U et al. (1996) Effects of fluoxetine and maprotiline on functional recovery in poststroke hemiplegic patients undergoing rehabilitation therapy. Stroke 27:1211–1214

Damasio AR, Eslinger JL, Damasio H, van Hoesen GW, Cornell S (1985a) Multimodal amnestic syndrome following bilateral temporal and basal forebrain damage. Arch Neurol 42:252–259

Damasio AR, Graff-Radford NR, Eslinger JL, Damasio H, Kassell N (1985b) Amnesia following basal forebrain lesions. Arch Neurol 42:263–271

Daniel DG, Zigun JR, Weinberger DR (1992) Brain imaging in neuropsychiatry. In: Yudofsky SC, Hales RE (Hrsg) Textbook of neuropsychiatry. 2nd edn. American Psychiatric Press, Washington, S 165–186

De Deyn PP (1999) From neuronal and vascular impairment to dementia. Pharmacopsychiatry (Suppl) 32:17–24

De Deyn PP, Rabheru K, Rasmussen A, Bocksberger JP, Dautzenberg PL, Eriksson S, Lawlor BA (1999) A randomized trial of risperidone, placebo, and haloperidol for behavioral symptoms of dementia. Neurology 53:946–955

DeKosky ST, Scheff SW (1990) Synapse loss in frontal cortex biopsies in Alzheimer's disease: correlation with cognitive severity. Ann Neurol 27:457–464

Delacourte A (1990) General and dramatic glial reaction in Alzheimer brains. Neurology 40:33–37

Desmond DW, Erkinjuntti T, Sano M, Cummings JL, Bowler JV, Pasquier F, Moroney JT et al. (1999) The cognitive syndrome of vascular dementia: implications for clinical trials. Alzheimer Dis Assoc Disord 13 (Suppl 3):21–29

Deuschl G, Oepen G, Wolff G (1988) Die Huntingtonsche Krankheit. Springer, Berlin Heidelberg New York

Deutsch E (1991) Arzt- und Arzneimittelrecht. 2. Aufl. Springer, Berlin Heidelberg New York Tokyo, S 50–80, 242–243

Devanand DP, Sano M, Tang MX, Taylor S, Gurland BJ, Wilder D, Stern Y et al. (1996) Depressed mood and the incidence of Alzheimer's disease in the elderly living in the community. Arch Gen Psychiatry 53:175–182

Devanand DP, Folz M, Gorlyn M, Moeller JR, Stern Y (1997a) Questionable dementia: clinical course and predictors of outcome. J Am Geriatr Soc 45:321–328

Devanand DP, Jacobs DM, Tang MX, Del Castillo-Castaneda C, Sano M, Marder K, Bell K et al. (1997b) The course of psychopathologic features in mild to moderate Alzheimer disease. Arch Gen Psychiatry 54:257–263

Devanand DP, Marder K, Michaels KS, Sackeim HA, Bell K, Sullivan MA, Cooper TB et al. (1998) A randomized, placebo-controlled dose-comparison trial of haloperidol for psychosis and disruptive behaviors in Alzheimer's disease. Am J Psychiatry 155:1512–1520

Devanand DP (1999)The interrelations between psychosis, behavioral disturbance, and depression in Alzheimer disease. Alzheimer Dis Assoc Disord 13 (Suppl 2):3–8

Dilling H, Weyerer S (1978) Epidemiologie psychischer Störungen und psychiatrische Versorgung. Urban & Schwarzenberg, München

Dilling H, Weyerer S (1984) Psychische Erkrankungen in der Bevölkerung bei Erwachsenen und Jugendlichen. In: Dilling H, Weyerer S, Castell R (Hrsg) Psychische Erkrankungen in der Bevölkerung. Enke, Stuttgart

Dilling H, Mombour W, Schmidt MH (1993) Klassifikation psychischer Krankheiten. Klinisch-diagnostische Leitlinien nach Kapitel V (F) der ICD-10, 2.Aufl. Huber, Bern

Dorman T (1992) Sleep and paroxetine: a comparison with mianserin in elderly depressed patients. Int Clin Psychopharmacol 6 (Suppl 4):53–58

Downing RW, Rickels K (1974) Mixed anxiety-depression: fact or myth? Arch Gen Psychiatry 30:312–317

Drachman DA (1988) Who may drive? Who may not? Who shall decide? Ann Neurol 24:787–788

Duara R, Grady C, Haxby J, Sundaram M, Cutler NR, Heston L, Moore A et al. (1986) Positron emission tomography in Alzheimer's disease. Neurology 36:879–887

Dura JR, Stukenberg KW, Kiecolt-Glaser JK (1991) Anxiety and depressive disorders in adult children caring for demented patients. Psychol Aging 6:467–473

Duffy FH, Albert MS, McAnulty G, Garvey AJ (1984) Age-related differences in brain electrical activity of healthy subjects. Ann Neurol 16:430–438

Dunner DL, Cohn JB, Walshe T, Cohn CK, Feighner JP, Fieve RR, Halikas JP et al. (1992) Two combined, multicenter double-blind studies of paroxetine and doxepin in geriatric patients with major depression. J Clin Psychiatry 53 (Suppl 2):57–60

Eastwood MR, Rifat SL, Nobbs H, Ruderman J (1989) Mood disorder following cerebrovascular accident. Br J Psychiatry 154:195–200

Ebmeier KP, Calder SA, Crawford JR, Stewart L, Cochrane RH, Besson JA (1991) Dementia in idiopathic Parkinson's disease: prevalence and relationship with symptoms and signs of parkinsonism. Psychol Med 21:69–76

Elbaz A, Grigoletto F, Baldereschi M, Breteler MM, Manubens-Bertran JM, Lopez-Pousa S, Dartigues JF et al. (1999) Familial aggregation of Parkinson's disease: a population-based case-control study in Europe. EUROPARKINSON Study Group. Neurology 52:1876–1882

Englund E, Brun A, Alling A (1988) White matter changes in dementia of Alzheimer's type. Brain 111:1425–1439

Erkinjuntti T, Wikström J, Palo J, Autio L (1986a) Dementia among medical inpatients. Evaluation of 2000 consecutive cases. Arch Int Med 146:1923–1926

Erkinjuntti T, Laaksoonen R, Sulkava R, Syrjölinen R, Palo J (1986b) Neuropsychological differentiation between normal aging, Alzheimer's disease and vascular dementia. Acta Neurol Scand 74:393–403

Erkinjuntti T, Haltia M, Palo J, Sulkava R, Paetau R (1988) Accuracy of the clinical diagnosis of vascular dementia: a prospective clinical and post–mortem neuropathological study. J Neurol Neurosurg Psychiat 51:1037–1044

Erkinjuntti T, Ostbye T, Steenhuis R, Hachinski V (1997) The effect of different diagnostic criteria on the prevalence of dementia. N Engl J Med 337:1667–1674

Erkinjuntti T, Bowler JV, DeCarli CS, Fazekas F, Inzitari D, O'Brien JT, Pantoni L et al. (1999) Imaging of static brain lesions in vascular dementia: implications for clinical trials. Alzheimer Dis Assoc Disord 13 (Suppl 3):81–90

Erkulwaters S, Pillai R (1989) Amantadine and the end-stage dementia of Alzheimer's type. South Med J 82:550–554

Ernst C, Angst J (1995) Depression in old age. Is there a real decrease in prevalence? A review. Eur Arch Psychiatry Clin Neurosci 245:272–287

Erzigkeit H (1989) Der SKT-Ein Kurztest zur Erfassung von Gedächtnis- und Aufmetksamkeitsstörungen. Beltz, Weinheim

Erzigkeit H, Lehfeld H, Branik M (1991) Überlegungen zur Anwendung von psychometrischen Testverfahren bei der Diagnostik und Therapiekontrolle dementieller Erkrankungen. In: Möller H-J (Hrsg) Hirnleistungsstörungen im Alter, Springer, Berlin Heidelberg New York Tokyo, S 11–27

Ettlin TM, Staehelin HB, Kischka U, Ulrich J, Scollo-Lavizzari G, Wiggli U, Seiler WO (1989) Computed tomography, electroencephalography, and clinical features in the differential diagnosis of senile dementia. A prospective clinicopathologic study. Arch Neurol 46:1217–1220

Ewert J, Levin HS, Watson MG, Kalisky Z (1989) Procedural memory during posttraumatic amnesia in survivors of severe closed head injury. Arch Neurol 46:911–916

Fairweather DB, Kerr JS, Harrison DA, Moon CA, Hindmarch I (1993) A double blind comparison of the effects of fluoxetine and amitriptyline on cognitive function in elderly depressed patients. Hum Psychopharmacol 8:41–47

Ferris SH, Mackell JA (1997) Behavioral outcomes in clinical trials for Alzheimer disease. Alzheimer Dis Assoc Dis 11 (Suppl 4):10–15

Feuerlein W (1996) Zur Mortalität von Suchtkranken. In: Mann K, Buchkremer G (Hrsg) Sucht. Fischer, Stuttgart, S 213–230

Fibiger HC (1991) Cholinergic mechanisms in learning, memory and dementia: a review of recent evidence. Trends Neurosci 14:220–223

Fichter MM, Witzke W (1990) Affektive Erkrankungen. In: Fichter MM (Hrsg) Verlauf psychischer Erkrankungen in der Bevölkerung. Springer, Berlin, S 112–144

Finlayson RE, Hurt RD, Davis LJ Jr., Morse RM (1988). Alcoholism in elderly persons: a study of the psychiatric and psychosocial features of 216 inpatients. Mayo Clin Proc 63:761–768

Fischer P, Simanyi M, Danielczyk W (1990) Depression in dementia of the Alzheimer type and in multi-infarct dementia. Am J Psychiatry 147:1484–1487

Fischhof PK, Saletu B, Rüther E, Litschauer G, Möslinger-Gehmayr R, Herrmann WM (1992) Therapeutic efficacy of pyritinol in patients with Senile Dementia of the Alzheimer Type (SDAT) and Multi-Infarct Dementia (MID). Neuropsychobiology 26:65–70

Fisher CM (1982a) Transient global amnesia. Precipitating activities and other observations. Arch Neurol 39:605–608

Fisher CM (1982b) Lacunar strokes and infarcts: A review. Neurology 32:871–876

Fisher M, Sotak CH, Minematsu K, Li L (1992) New magnetic resonance techniques for evaluating cerebrovascular disease. Ann Neurol 32:115–122

Flacker JM, Lipitz LA (1999) Serum anticholinergic activity changes with acute illness in elderly medical patients. J Gerontol A 54:M12–16

Flashman LA, Flaum M, Gupta S, Andreasen NC (1996) Soft signs and neuropsychological performance in schizophrenia. Am J Psychiatry 153:526–532

Fleischhacker WW, Miller CH, Bergmann KJ (1989) Die neuroleptika-induzierte Akathisie. Nervenarzt 60:719–723

Flicker C, Ferris SH, Crook T, Bartus RT, Reisberg B (1985) Cognitive function in normal aging and early dementia. In: Traber J, Gispen WH (eds) Senile dementia of the Alzheimer type. Springer, Berlin Heidelberg New York Tokyo, S 2–17

Flint AJ (1998) Choosing appropriate antidepressant therapy in the elderly. A risk-benefit assessment of available agents. Drugs Aging 13:269–280

Förster E (1999) Neuropsychologische Aspekte der Demenzdiagnostik. Ther Umsch 56:83–87

Förstl H, Burns A, Cairns N, Luthert P, Lantos P, Levy R (1992) Organische Grundlagen depressiver Symptome bei Alzheimer Demenz. Nervenarzt 63:566–574

Förstl H, Baldwin B (1994) Pick und die fokalen Hirnatrophien. Fortschr Neurol Psychiat 62:345–355

Förstl H (1999) The Lewy body variant of Alzheimer's disease: clinical, patho-physiological and conceptual issues. Eur Arch Psychiatry Clin Neurosci 249 (Suppl 3):64–67

Folstein M, Folstein S, McHugh PR (1975) Mini–Mental state: A practical for grading the cognitive state of patients for the clinican. J Psychiatric Res 12:189–192

Forsell Y, Jorm AF, Fratiglioni L, Grut M, Winblad B (1993) Application of DSM-III-R criteria for major depressive episode to elderly subjects with and without dementia. Am J Psychiatry 150:1199–1202

Foster JR (1992) Normales Altern-biologische Aspekte. In: Lazarus LW (Hrsg)Grundzüge der Psychogeriatrie, Deutscher Ärzte-Verlag, Köln, S 38–50

Frackowiak RSJ, Pozzilli C, Legg NJ, du Boulay GH, Marshall J, Lenzi GL, Jones T (1981) Regional cerebral,oxygen supply and utilization in dementia. A clinical and physiological study with oxygen–15 and positron tomography. Brain 104:753–778

Francis J, Martin D, Kapoor WN (1990) A prospective study of delirium in hospitalized elderly. JAMA 263:1097–1101

Friedland RP, Koss E, Kumar A, Gaine S, Metzler D, Haxby JV, Moore A (1988) Motor vehicle crashes in dementia of the Alzheimer type. Ann Neurol 24:782–786

Frölich L (1997) Neurochemie-Glukosestoffwechsel-freie Sauerstoffradikale-Apolipoprotein E. In: Weis S, Weber G (Hrsg) Handbuch Morbus Alzheimer. Beltz PsychologieVerlagsUnion, Weinheim, S 411–434

Frölich L, Maurer K (1997) Klinische Untersuchung und Psychometrie. In: Förstl H (Hrsg) Lehrbuch der Gerontopsychiatrie. Enke, Stuttgart, S 84–94

Fuchs A, Hehnke U, Erhart C, Schell C, Pramshohler B, Danninger B, Schautzer F (1993) Video rating analysis of effect of maprotiline in patients with dementia and depression. Pharmacopsychiatry 26:37–41

Fuchs T, Kurz A (1993) Psychotherapie im Alter. In: Steinberg R (Hrsg) Gerontopsychiatrie. Tilia-Verlag, Klingenmünster, S 86–96

Fünfgeld EW (1970) Amantadinwirkung bei Parkinsonismus. Dtsch Med Wochenschr 95:1834–1836

Gado M, Hughes CP, Danziger W, Chi D, Jost G, Berg L (1982) Volumetric measurements of the cerebrospinal fluid spaces in demented subjects and controls. Radiology 144:535–538

Gearing M, Mirra SS, Hedreen JC, Sumi SM, Hansen LA, Heyman A (1996) The Consortium to Establish a Registry for Alzheimer's Disease (CERAD). Part X. Neuropathology confirmation of the clinical diagnosis of Alzheimer's disease. Neurology 45:461–466

Geerlings MI, Schmand B, Jonker C, Lindeboom J, Bouter LM (1999) Education and incident Alzheimer's disease: a biased association due to selective attrition and use of a two-stepp diagnostic procedure? Int J Epidemiol 28:492–497

George AE, de Leon MJ, Gentes CI, Miller J, London E, Budzilovich GN et al. (1986a) Leucoencephalopathy in normal and pathologic ageing: 1. CT of brain lucencies. Am J Neuroradiol 7:561–566

George AE, de Leon MJ, Kalnin A, Rosner L, Goodgold A, Chase N (1986b) Leucoencephalopathy in normal and pathologic ageing: 2. MRI of brain lucencies. Am J Neuroradiol 7:567–570

George AE, de Leon MJ, Stylopoulos LA, Miller J, Kluger A, Smith G, Miller DC (1990) CT diagnostic features of Alzheimer disease: importance of the choroidal/hippocampal fissure complex. Am J Neuroradiol 11:101–107

Geretsegger C, Stuppaeck CH, Mair M, Platz T, Fartacek R, Heim M (1995) Multicenter double blind study of paroxetine and amitriptyline in elderly depressed inpatients. Psychopharmacology 119:277–281

Gertz HJ (1997) Nootropika. In: Förstl H (Hrsg) Lehrbuch der Geronto- psychiatrie. Enke, Stuttgart, S163–171

Gesetz zur sozialen Absicherung des Risikos der Pflegebedürftigkeit (Pflicht- Versicherungsgesetz-PflegeVG) (1994) Bundesgesetzblatt 30:1014–1073

Gilbert PFC (1974) A theory of memory that explains the function and structure of the cerebellum. Brain Res 70:1–18

Gibson GA, Duffy TE (1981) Impaired synthesis of acetylcholine by mild hypoxia and nitrrous oxide. J Neurochem 36:28–37

Goldberg RJ (1997) Antidepressant use in the elderly. Current status of nefazodone, venlafaxine and moclobemide. Drugs Aging 11:119–131

Gottfries CG (1989) Alzheimer's disease– one,two, or several? J Neural Transm (P–D Sect) 1:22

Gottfries CG, Nyth AL (1991) Effect of citalopram, a selective 5-HT reuptake blocker, in emotionally disturbed patients with dementia. Ann NY Acad Sci 640:276–279

Gottfries CG, Blennow K, Karlsson I, Wallin A (1994) The neurochemistry of vascular dementia. 5:163–167

Grawe K (1995) Grundriss einer Allgemeinen Psychotherapie. Psychotherapeut 40:130–145

Grayson DA, Henderson AS, Kay DW (1987) Diagnoses of dementia and depression: a latent trait analysis of their performance. Psychol Med 17:667–675

Greendyke RM, Kanter DR, Schuster DB, Verstreate S, Wooton J (1986) Propanolol treatment of assaultive patients with organic brain disease: a double-blind crossover, placebo-controlled study. J Nerv Ment Dis 174:290–294

Grohmann R, Schmidt LG, Antretter K, Rüther E (1990) Unerwünschte Wirkungen von Psychophar-maka- ausgewählte Ergebnisse aus dem multizentrischen Zehnjahresprojekt AMÜP. Internist 31:468–474

Gurland BJ, Wilder DE (1984) The CARE interview revisited: development of an efficient, systematic clinical assessment. J Gerontol 39:129–137

Gustafson L (1987) Frontal lobe degeneration of non-Alzheimer type. II. Clinical picture and differential diagnosis. Arch Gerontol Geriatr 6:209–233

Hachinski VC, Illif LD, Zilhka E, du Boulay GH, Mc Allister VL, Marshall J, Russell RWR, Symon L (1975) Cerebral blood flow in dementia. Arch Neurol 32:632–637

Hachinski V (1992) Preventable senility: a call for action against the vascular dementias. Lancet 340:645–648

Häfner H, Veiel H (1986) Epidemiologische Untersuchungen zu Angst und Depression. In: Helmchen H, Linden M (Hrsg) Die Differenzierung von Angst und Depression. Springer; Berlin Heidelberg New York, S 65–74

Häfner H, an der Heiden W, Hambrecht W, Riecher-Rössler A, Maurer K, Löffler W, Fätkenheuer B (1993) Ein Kaptel systematischer Schizophrenieforschung – Die Suche nach kausalen Erklärungen für den Geschlechtsunterschied im Ersterkrankungsalter. Nervenarzt 64:706–716

Haggerty JJ, Golden RN, Evans DL, Janowsky DS (1988) Differential diagnosis of pseudodementia in the elderly. Geriatrics 43:61–74

Hallauer J (1999) Alzheimer Forum 2000. Psycho 25 Sonderausgabe I/99, VIII

Hambrecht M (1987) Gedächtnisstörungen bei Frontalhirnläsionen. Nervenarzt 58:131–136

Hamilton M (1960) A rating scale for depression. J Neurol Neurosurg Psychiatry 23:56–62

Hampel H, Padberg F, Buch K, Unger J, Stübner S, Möller HJ (1999) Diagnose und Therapie der Demenz vom Alzheimer Typ. Dtsch Med Wochenschr 124:124–129

Harding A, Halliday G, Caine D, Kril J (2000) Degeneration of anterior thalamic nuclei differentiates alcoholics with amnesia. Brain 123:141–154

Harrington MG, MacPherson P, McIntosh WB, Allam BF, Bone I (1981) The significance of incidential finding of basal ganglia calcification on computed tomography. J Neurol Neurosurg, Psychiat 44:1168–1170

Haupt M, Kurz A (1990) Die Demenz bei Hypothyreose. Fortschr Neurol Psychiatr 58:175–177

Haupt M, Kurz A, Pollmann S, Romero B (1992a) Psychopathologische Störungen bei beginnender Alzheimerscher Krankheit. Fortschr Neurol Psychiatr 60:3–7

Haupt M, Kurz A, Pollmann S, Romero B (1992b) Symptomausprägung und Symptomprogression bei Alzheimer-Krankheit-ein Vergleich zwischen Fällen mit frühem und späten Beginn. Nervenarzt 63:561–565

Haupt M, Janner H, Stierstorfer A, Kretschmar C (1998) Klinisches Erscheinungsbild und Stabilität nicht-kognitiver Symptome bei Patienten mit Alzheimer-Krankheit. Fortschr Neurol Psychiat 66:233–240

Hautzinger M (1997a) Psychotherapie im Alter. In: Förstl H (Hrsg) Lehrbuch der Gerontopsychiatrie. Enke, Stuttgart, S 197–209

Hautzinger M (1997b) Kognitive Verhaltenstherapie bei Depressionen im Alter. In: Radebold H, Hirsch RD, Kipp J, Kortus R, Stoppe G, Struwe B, Wächtler C (Hrsg) Depression im Alter. Steinkopff, Darmstadt, S 60–68

Heede JP, Reischies FM (1986) Bildgebende Hirndiagnostik in der Psychiatrie. Nervenarzt 57:65–79

Heeren TJ, Derksen P, van Heycop Ten Ham BF, van Gent PP (1997) Treatment, outcome and predictors of response in elderly depressed in- patients. Br J Psychiatry 170:436–440

Hellenbrand W, Seidler A, Robra BP, Vieregge P, Oertel WH, Joerg J, Nischan P, Schneider E, Ulm G (1997) Smoking and Parkinson's disease: a case-control study in Germany. Int J Epidemiol 26:328–339

Henderson AS, Jorm AF, Christensen H, Jacomb PA, Korten AE (1997) Aspirin, anti-inflammatory drugs and risk of dementia. Int J Ger Psychiatry 12:926–930

Hennerici MG, Oster M, Cohen S, Schwartz A, Motsch L, Daffertshofer M (1994) Are gait disturbances and white matter degeneration early indicators of vascular dementia? Dementia 5:197–202

Hentschel F, Förstl H (1997) Neuroradiologische Diagnostik. In: Förstl H (Hrsg) Lehrbuch der Gerontopsychiatrie. Enke, Stuttgart, S95–107

Herholz K (1995) FDG PET and differential diagnosis of dementia . Alzheimer Dis Assoc Disord 9:6–16

Herrmann WM, Stephan K, Gaede K, Apeceche M (1997) A multicenter randomized double-blind study on the efficacy and safety of nicergoline in patients with multi-infarct dementia. Dement Geriatr Cogn Disord 8:9–17

Herrschaft H (1992) Nootropika. Spezieller Teil. In: Riederer P, Laux G, Pöldinger W (Hrsg) Neuro-Psychopharamaka Band 5. Springer, Berlin Heidelberg New York Tokyo, S 189–324

Heun R (1997) Demenzen bei andernorts klassifizierten Erkrankungen. In: Förstl H (Hrsg) Lehrbuch der Gerontopsychiatrie. Enke, Stuttgart, S 331–344

Heyman A, Fillenbaum GG, Welsh-Bohmer KA, Gearing M, Mirra SS, Mohs RC, Peterson BL et al. (1998) Cerebral infarcts in patients with autopsy-proven Alzheimer's disease: CERAD, part XVIII. Consortium to Establish a Registry for Alzheimer's Disease. Neurology 51:159–162

Hindmarch I, Lehfeld H, de Jongh P, Erzigkeit H (1998) The Bayer Activities of daily living scale (B-ADL) Dement Geriatr Cogn Disord 9 (Suppl 2):20–26

Hirnliga e.V. (Hrsg) Mit neuem Mut Demenzkranke betreuen. Heidelberg

Hirschfeld RM (1999) Efficacy of SSRIs and newer antidepressants in severe depression: comparison with TCAs. J Clin Psychiatry 60:326–335

Hoch CC, Reynolds CF, Nebes RD, Kupfer DJ, Berman SR, Campbell D (1989) Clinical significance of sleep-disordered breathing in Alzheimer's disease. J Am Geriatr Soc 37:138–144

Hoffmann SO, Hochapfel G (1999) Neurosenlehre, Psychotherapeutische und Psychosomatische Medizin. Schattauer, Stuttgart

Hofman A, Ott A, Breteler MMB, Bots ML, Slooter AJC, van Harskamp F, van Duijn CN et al. (1997) Atherosclerosis, apolipoprotein E, and prevalence of dementia and Alzheimer's disease in the Rotterdam study. Lancet 349:151–154

Hodges JR, Warlow CP (1990a) The aetiology of transient global amnesia. Brain 113:637–657

Hogdes JR, Warlow CP (1990b) Syndromes of transient amnesia: towards classification. a study of 153 cases. J Neurol Neurosurg Psychiatry 53:834–843

Hornykiewicz O, Kish SJ (1984) Neurochemical basis of dementia in Parkinson's disease. Can J Neurol Sci 11 (1984) 185–190

Hountsfield GN (1968) A method of an apparatus for examination of a body by radiation such as X or gamme radiation. Patent office, London, 1283915

Howard R, Almeida O, Levy R (1994) Phenomenology, demography and diagnosis in late paraphrenia. Psychol Med 24:397–410

Hu MT, Taylor-Robinson SD, Chaudhuri KR, Bell JD, Labbe C, Cunningham VJ, Koepp MJ et al. (2000) Cortical dysfunction in non-demented Parkinson's disease patients: A combined (31)P-MRS and (18)FDG-PET study. Brain 123:340–352

Huber G (1957) Die coenästhetische Schizophrenie. Fortschr Neurol Psychiat 25:491–520

Huber G, Gross G, Schüttler R (1979) Schizophrenie. Verlaufs- und sozial-psychiatrische Langzeituntersuchungen an den 1945 bis 1959 in Bonn hospitalisierten Kranken. Springer, Berlin Heidelberg New York

Huber SJ, Shuttleworth EC, Christy JA, Chakeres DW, Curtin A, Paulson GW (1989) Magnetic resonance imaging in dementia of Parkinson's disease. J Neurol Neurosurg Psychiatry 52:1221–1227

Huber SJ, Chakeres DW, Paulson GW, Khanna R (1990) Magnetic resonance imaging in Parkinson's disease. Arch Neurol 47:735–737

Hüwel J, Weisner B, Kemmer H, Heyder J (1998) Depressive Verstimmung im Akutstadium nach erstmaligem ischämischen Hirninfarkt. Nervenarzt 69:330–334

Hughes CP, Berg L, Danziger WL, Coben LA, Martin RL (1982) A new clinical scale for the staging of dementia. Br J Psychiatry 140:566–572

Hulette C, Mirra S, Wilkinson W, Heyman A, Fillenbaum G, Clark C (1995)The Consortium to Establish a Registry for Alzheimer's Disease (CERAD). Part IX. A prospective cliniconeuropathologic study of Parkinson's features in Alzheimer's disease. Neurology 45:1991–1995

Hunter R, McLuskie R, Wyper D, Patterson J, Christie JE, Brooks DN, McCulloch J et al. (1989) The pattern of function-related regional cerebral blood flow investigated by single photon emission tomography with ^{99m}Tc-HMPAO in patients with presenile Alzheimer's disease and Korsakoff's psychosis. Psychol Med 19:847–855

Hutchinson M, Raff U (1999) Parkinson's disease: a novel MRI method for determining structural changes in the substantia nigra. J Neurol Neurosurg Psychiatry 67:815–818

Ihl R, Dierks T, Martin E-M, Frölich L, Maurer K (1992) Die Bedeutung des EEG bei der Früh- und Differentialdiagnose der Demenz vom Alzheimer Typ. Fortschr Neurol Psychiat 60:451–459

Ihl R (1999) Aktueller Stand der Diagnostik- und Therapieleitlinien. In: Müller WE (Hrsg) Dementielle Erkrankungen: Erkennen und behandeln. LinguaMed Verlag, Neu-Isenburg, S 103–124

Ince PG, McArthur FK, Bjertness E, Torvik A, Candy JM, Edwardson JA (1995) Neuropathological diagnoses in elderly patients in Oslo: Alzheimer's disease, Lewy body disease, vascular lesions. Dementia 6:162–168

Inouye SK (1996) Precipitating factors for delirium in hospitalized elderly persons. Predictive model and interrelationship with baseline vulnerability. JAMA 275:852–857

Inouye SK, Viscoli CM, Horwitz RI, Hurst LD, Tinetti ME (1993) A predictive model for delirium in hospitaized elderly medical patients based on admission characteristics. Ann Intern Med 119:474–481

Inskip HM, Harris EC, Barraclough B (1998) Lifetime risk of suicide for affective disorder, alcoholism and schizophrenia. Br J Psychiatry 172:35–37

in 't Veld BA, Launer LJ, Hoes AW, Ott A, Hofman A, Breteler MM, Stricker BH (1998) NSAIDs and incident Alzheimer's disease. The Rotterdam Study. Neurobiol Aging 19:607–611

Iqbal K, Alonso AC, Gong CX, Khatoon S, Pei JJ, Wang JZ, Grundke-Iqbal I (1998) Mechanisms of neurofibrillary degeneration and the formation of neurofibrillary tangles. J Neural Transm (Suppl) 53:169–180

Janzarik W (1973) Über das Kontaktmangelparanoid des höheren Alters und den Syndromcharakter des schizophrenen Krankseins. Nervenarzt 44:515–526

Jagust WJ, Budinger TF, Reed BR (1987) The diagnosis of dementia with single photon emission computed tomography. Arch Neurol 44:258–262

Jaspers K (1913) Allgemeine Psychopathologie. Springer, Berlin

Jellinger K (1989) Morphologie des alternden Gehirns und der (Prä)senilen Demenz. In: Platt D (Hrsg.) Handbuch der Gerontologie vol 5. Fischer, Stuttgart, S 3–56

Jellinger KA, Bancher C (1997) Proposals for re-evaluation of current autopsy criteria for the diagnosis of Alzheimer's disease. Neurobiol Aging 18 (Suppl):55–65

Jellinger KA (1998) The neuropathological diagnosis of Alzheimer's disease. J Neural Trans 53:97–118

Joachim CL, Morris JH, Selkoe D (1988) Clinically diagnosed Alzheimer's disease : autopsy neuropathological results in 150 cases. Ann Neurol 24:50–56

Johnson JC, Gottlieb GL, Sullivan E, Wanich C, Kinosian B, Forciea MA, Sims R et al. (1990) Using DSM III-R criteria to diagnose delirium in elderly general medical patients. J Gerontol 45:M113–M119

Johnson KA, Jones K, Holman BL, Becker JA, Spiers PA, Satlin A, Albert MS (1998) Preclinical prediction of Alzheimer's disease using SPECT. Neurology 50:1563–1571

Johnstone M, Gearing AJ, Miller KM (1999) A central role for astrocytes in the inflammatory response to beta-amyloid; chemokines, cytokines and reactive oxygen species are produced. J Neuroimmunol 93:182–193

Jorm AF (1991) Cross-national comparisons of the occurrence of Alzheimer's and vascular dementias. Eur Arch Psychiatry Clin Neurosci 240:218–222

Jorm AF, van Duijn CM, Chandra V, Fratiglioni L, Graves AB, Heyman A, Kokmen E et al. (1991) Psychiatric history and related exposures as risk factors for Alzheimer's disease: a collaborative reanalysis of case-control studies. EURODEM Risk Factors Research Group. Int J Epidemiol 20 (Suppl 2):43–47

Jovic N (1988) Das paranoide Syndrom während des Alterns. In: Uchtenhagen A, Jovic N (Hrsg) Psychogeriatrie. Ansanger, Berlin Heidelberg New York, S 113–128

Kanowski S (1981) Diagnose und Therapie im Rahmen einer gerontopsychiatrischen Poliklinik und Tagesklinik. In: Häfner H, Heimann H (Hrsg) Gerontopsychiatrie. Fischer, Stuttgart

Kanowski S, Ladurner G, Maurer K, Oswald D, Stein U (1990) Empfehlungen zur Evaluierung der Wirksamkeit von Nootropika. Z Gerontopsychol -psychiatrie 3:67–80

Kanowski S (1994) Age-dependent epidemiology of depression. Gerontology 40 (Suppl 1):1–4

Kanowski S (1996) Das depressive Syndrom. In: Zapotoczky HG, Fischhof PK (Hrsg) Handbuch der Gerontopsychiatrie. Springer, Wien, S 144–147

Kapur N (1993) Transient epileptic amnesia- a clinical update and a reformulation. J Neurol Neurosurg Psychiatry 56:1184–1190

Katz IR, Jeste DV, Mintzer JE, Clyde C, Napolitano J, Brecher M (1999) Comparison of risperidone and placebo for psychosis and behavioral disturbances associated with dementia: a randomized, double-blind trial. Risperidone Study Group. J Clin Psychiatry 60:107–115

Katzman R, Brown T, Thal LJ, Fuld PA, Aronson M, Butters N, Klauber MR et al. (1988) Comparison of rate of annual change of mental status score in four independent studies of patients with Alzheimer's disease. Ann Neurol 24:384–389

Kauppinen RA, Williama SR, Busza AL, van Bruggen N (1993) Applications of magnetic resonance spectroscopy and diffusion-weighted imaging to the study of brain biochemistry and pathology. Trends Neurosci 16:88–95

Kawamura J, Meyer JS, Ichijo M, Kobari M, Terayama Y, Weathers S (1993) Correlations of leuko-araiosis with cerebral atrophy and perfusion in elderly normal subjects and demented patients. J Neurol Neurosurg Psychiatry 56:182–187

Kay DWK, Roth M (1961) Environmental and hereditary factors in the schizophrenias of old age (»late paraphrenia«) and their bearing on the general problem of causation in schizophrenia. J Ment Sci 107:649–686

Keller I, Grömminger O (1993) Aufmerksamkeit. In: Von Cramon DY, Mai N, Ziegler W (Hrsg) Neuropsychologische Diagnostik. VCH, Weinheim, S 1–38

Kerkhoff G, Münßinger U, Marquardt C (1993) Sehen. In: Von Cramon DY, Mai N, Ziegler W (Hrsg) Neuropsychologische Diagnostik. VCH, Weinheim, S 1–38

Kern BR, Laufs A (1983) Die ärztliche Aufklärungspflicht. Springer, Berlin

Kern U, Menges (1992) Proof of efficacy of nootropics for the indication 'dementia'. Phase III recommandations. Pharmacopsychiatry 25:12–135

Khan AU (1986) Clinical disorders of memory. Plenum, New York

Kitani M, Kobayashi S, Yamaguchi S (1990) Computerized tomography with longitudinal follow-up of brain atrophy in patients with Parkinson's disease. Gerontology 36:361–368

Kivelä S-L, Pahkala K (1988a) Symptoms of depression in old people in Finland. Z Gerontol 21:257–263

Kivelä S-L, Pahkala K, Laippala P (1988b) Prevalence of depression in an elder population in Finland. Acta Psychiatr Scand 78:401–413

Klimesch W (1990a) Gedächtnis: Klassifikation und Diagnostik. In: Baumann U, Perrez M (Hrsg) Klinische Psychologie, Bd 1. Huber, Bern, S 93–100

Klimesch W (1990b) Gedächtnis: Ätiologie/Bedingungsanalyse. In: Baumann U, Perrez M (Hrsg) Klinische Psychologie, Bd 1. Huber, Bern, S 182–191

Knapp MJ, Knopman DS, Solomon PR, Pendlebury WW, Davis CS, Gracon SI (1994) A 30-week randomized controlled trial of high-dose tacrine in patients with Alzheimer's disease. The Tacrine Study Group. JAMA 271:985–991

Knopman D, Schneider L. Davis K, Talwalker S, Smith F, Hoover T, Gracon S (1996) Long-term tacrine (Cognex) treatment: effects on nursing home placement and mortality, Tacrine Study Group. Neurology 47:166–177

Kobari M, Meyer JS, Ichijo M (1990) Leuko-araiosis, cerebral atrophy, and cerebral perfusion in normal aging. Arch Neurol 47:161–165

Kobayashi S, Okada K, Yamashita K (1991) Incidence of silent lacunar lesion in normal adults and its relation to cerebral blood flow and risk factors. Stroke 22:1379–1383

Kokmen E, Offord K, Okazaki H (1987) A clinical and autopsy study of dementia in Oldsted county, Minnesota, 1980–1981. Neurology 37:426–430

Kopelman MD (1987) Amnesia: organic and psychogenic. Br J Psychiatry 150:428–442

Koponen H, Stenbäck U, Mattila E, Soininen H, Reinikainen K, Riekkinen PJ (1989) Delirium among elderly persons admitted to a psychiatric hospital: clinical course during the acute stage and one-year follow-up. Acta Psychiatr Scand 79:579–585

Kornhuber J (1992) (Potentielle) Antipsychotika mit neuartigen Wirkmechanismen. In: Rioederer P, Laux G, Pöldinger W (Hrsg) Neuropsychopharmakologie, Bd 4: Neuroleptika. Springer, Wien, S 185–196

Korsakoff SS (1891) Ueber besondere Erinnerungstörungen (Pseudoreminiscenzen) bei polyneuritischer Psychose. Allg Z Psychiat 47

Kosunen O, Soininen H, Paljarvi L, Heinonen O, Talasniemi S, Riekkinen PJ Sr (1996) Diagnostic accuracy of Alzheimer's disease: a neuropathological study. Acta Neuropathol 91:185–193

Kraemer KL, Conigliaro J, Saitz R (1999) Managing alcohol withdrawal in the elderly. Drugs Aging 14:409–425

Kraeplin E (1896) Dementia precox. In: Kraepelin E: Psychiatrie. Ein Lehrbuch für Studierende und Ärzte, 5.Aufl. Barth, Leipzig

Kraepelin E (1915) Der Verfolgungswahn der Schwerhörigen. In: Kraepelin E: Psychiatrie. Ein Lehrbuch für Studierende und Ärzte, 8.Aufl. Barth, Leipzig, S 1441–1448

Kral VA (1962) Senescent forgetfullness: benign and malignant. Can Med Ass J 86:257–260

Kral V (1982) Depressive Pseudodemenz und senile Demenz vom Alzheimer Typ. Nervenarzt 53:284–286

Kramer G (1993) Alzheimer Krankheit. Thieme, Stuttgart

Kratz B, Schröder J, Pantel J, Weimer D, Minnemann E, Lehr O, Sauer H (1998) Leichte kognitive Beeinträchtigung im Alter. Nervenarzt 69:975–982

Krishnan KR, Hays JC, Blazer DG (1997) MRI-defined vascular depression. Am J Psychiatry 154:497–501

Kritchevsky M, Graff-Radford, Damasio AR (1987) Normal memory after damage to medial thalamus. Arch Neurol 44:959–962

Krug W (1992) Pflegebedürftige in Heimen: statistische Erhebungen und Ergebnisse. Bundesminsterium für Familie und Senioren, Kohlhammer, Stuttgart, Berlin, Köln

Kühl K-P, Baltes MM (1988) Zur testpsychologischen Diagnostik der Demenz: Aspekte traditioneller Vorgehensweisen und der »Testing-the-Limits«-Ansatz. Z Gerontopsychol Gerontopsychiat 1:83–93

Kuzis G, Sabe L, Tiberti C, Merello M, Leiguarda R, Starkstein SE (1999) Explicit and implicit learning in patients with Alzheimer disease and Parkinson disease with dementia. Neuropsychiatry Neuropsychol Behav Neurol 12:265–269

Ladurner G, Jeindl E, Schneider G (1982) Die Beziehung zwischen multiplen Infarkten und vaskulärer (Multiinfarkt-)Demenz. Fortschr Neurol Psychiat 50:124–127

Lanctot KL, Best TS, Mittmann N, Liu BA, Oh PI, Einarson TR, Naranjo CA (1998) Efficacy and safety of neuroleptics in behavioral disorders associated with dementia. J Clin Psychiatry 59:550–561

Laitinen L (1969) Desipramine in treatment of Parkinson's disease. Acta Neurol Scand 45:109–113

Launer LJ, Andersen K, Dewey ME, Letenneur L, Ott A, Amaducci LA, Brayne C et al. (1999) Rates and risk factors for dementia and Alzheimer's disease: results from EURODEM pooled analyses. EURODEM Incidence Research Group and Work Groups. European Studies of Dementia. Neurology 52:78–84

Lauter H (1997) Ethische Aspekte der Gerontopsychiatrie In: Förstl H (Hrsg) Lehrbuch der Gerontopsychiatrie. Enke, Stuttgart, S 228–243

Lautenschlager N, Kurz A, Müller U (1999) Erbliche Ursachen und Risikofaktoren der Alzheimer Krankheit. Nervenarzt 70:195–205

Le Bars PL, Katz MM, Berman N, Itil TM, Freedman AM, Schatzberg AF (1997) A placebo-controlled, double-blind, randomized trial of an extract of Ginkgo biloba for dementia. North American EGb Study Group. JAMA 278:1327–1332

Lemke MR, Stuhlmann W (1994) Therapeutische Anwendung von Carbamazepin bei Antriebssteigerung und Affektstörungen gerontopsychiatrischer Patienten. Psychiat Prax 21:147–150

Lesser IM, Mena I, Boone KB, Miller BL, Mehringer CM, Wohl M (1994) Reduction of cerebral blow flow in older depressed patients. Arch Gen Psychiatry 51:677–686

Letenneur L, Gilleron V, Commenges D, Helmer C, Orgogozo JM, Dartigues JF (1999) Are sex and educational level independent predictors of dementia and Alzheimer's disease? Incidence data from the PAQUID project. J Neurol Neurosurg Psychiatry 66:177–183

Levkoff SE, Safran C, Cleary PD, Gallop J, Phillips RS (1988) Identification of factors associated with the diagnosis of delirium in elderly hospitalized patients. J Am Geriatr Soc 36:1099–1104

Levkoff S, Cleary P, Liptzin B, Evans D (1991) Epidemiology of delirium: an overview of research issues and findings. Int Psychogerita 3:253–271

Levkoff S, Liptzin B, Cleary P, Reilly CH, Evans D (1991) Review of research instruments and techniques used to detect delirium. Int Psychogeriat 3:253–271

Levy R, Förstl H, Müller WE (1997) Neurotransmitter-Substitution. In: Förstl H (Hrsg) Lehrbuch der Gerontopsychiatrie. Enke, Stuttgart, S152–162

Lewrenz H, Friedel B (Bearb) (1996) Krankheit und Kraftverkehr. Gutachten des Gemeinsamen Beirats für Verkehrsmedizin beim Bundesminister für Verkehr und beim Bundesminister für Jugend, Familie und Gesundheit. 4. Aufl, Schriftenreihe des Bundesministers für Verkehr, Heft 73 Köllen-Druck, Bonn

Linden M, Kurtz G, Baltes MM, Geiselmann B, Lang FR, Reischies FM, Helmchen H (1998) Depression bei Hochbetagten. Nervenarzt 69:27–37

Lipowski ZJ (1989) Delirium in the elderly patient. N Engl J Med 320:578–582

Lipowski ZJ (1990) Delirium: acute confusional states. Oxford University Press, Oxford S:175–188

Lipsey JR, Robinson RG, Pearlson GD (1984) Nortriptyline treatment for post stroke depression: a double trial. Lancet I:297–300

Liptzin B, Levkoff SE, Cleary PD, Pilgrim DM, Reilly CH, Albert M, Wetle TT (1991) An empirical study of diagnostic criteria for delirium. Am J Psychiatry 148:454–457

Liptzin B, Levkoff SE (1992) An empirical study of delirium subtypes. Br J Psychiatry 161:843–845

Liu B, Anderson G, Mittmann N, To T, Axcell T, Shear N (1998) Use of selective serotonin-reuptake inhibitors of tricyclic antidepressants and risk of hip fractures in elderly people. Lancet 351:1303–1307

Lloyd GG (1993) Acute behaviour disturbances. J Neurol, Neurosurg, Psychiatry 56:1149–1156

Lo Y, Tsai SJ, Chang CH, Hwang JP, Sim CB (1997) Organic delusional disorder in psychiatric in-patients: comparison with delusional disorder. Acta Psychiat Scand 95:161–163

Locascio JJ, Growdon JH, Corkin S (1995) Cognitive test performance in detecting, staging, and tracking Alzheimer's disease. Arch Neurol 52:1087–1099

Loeb C, Gandolfo C (1983) Diagnostic evaluation of degenerative and vascular dementia. Stroke 14:399–401

Loeb C, Gandolfo C, Bino G (1988) Intellectual impairment and cerebral lesions in multiple cerebral infarcts. Stroke 19:560–565

Loeb C (1989) The lacunar syndromes. Eur Neurol 29 (Suppl 2):2–7

Loeb C, Gandolfo C, Croce R, Conti M (1992) Dementia associated with lacunar infarction. Stroke 23:1225–1229

Loewenstein DA, Amigo E, Duara R, Guterman A, Hurwitz D, Berkowitz N, Wilkie F et al. (1989) A new scale for the assessment of functional status in Alzheimer's disease and related disorders. J Geron-tol 44:P114–121

Lopez OL, Kamboh MI, Becker JT, Kaufer DI, DeKosky ST (1997) The apolipoprotein E epsilon 4 allele is not associated with psychiatric symptoms or extrapyramidal signs in probable Alzheimer's disease. Neurology 49:794–797

Luxenberg JS, Haxby JV, Creasey H, Sundaram M, Rapoport SI (1987) Rate of ventricular enlargement in dementia of the Alzheimer type correlates with rate of neuropsychological deterioration. Neuro-logy 37:1135–1140

Mach JR Jr, Dyksen MW, Kuskowski M, Richelson E, Holden L, Jilk KM (1995) Serum anticholinergic activity in hospitalized older persons with delirium: preliminary study. J Am Geriat Soc 43:491–495

Madhusoodanan S, Suresh P, Brenner R, Pillai R (1999) Experience with the atypical antipsychotics-risperidone and olanzapine in the elderly. Ann Clin Psychiatry 11:113–118

Maes M, DeVos N, Wauters A, Demedts P, Maurits VW, Neels H, Bosmans E et al. (1999) Inflammatory markers in younger vs elderly normal volunteers and in patients with Alzheimer's disease. J Psy-chiatr Res 33:397–405

Mann DMA, Yates PO, Marcyniuk B (1987) Dopaminergic neurotransmitter systems in Alzheimer's disease and Down's syndrome at middle age. J Neurol Neurosurg Psychiatry 50:341–344

Mantyla R, Erkinjuntti T, Salonen O, Aronen HJ, Peltonen T, Pohjasvaara T, Standertskjöld-Norden-stam CG (1997) Variable agreement between visual rating scales for white matter hyperintensities on MRI. Comparison of 13 rating scales in a poststroke cohort. Stroke 28:1614–1623

Marcantonio ER, Juarez G, Goldman L, Mangione CM, Ludwig LE, Lind L, Katz N et al. (1994) The relationship of postoperative delirium with psychoactive medications. JAMA 272:1518–1522

Marder K, Leung D, Tang M, Bell K, Dooneief G, Cote L, Stern Y et al. (1991) Are demented patients with Parkinson's disease accurately reflected in prevalence surveys? A survival analysis. Neurology 41:1240–1243

Marder K, Tang MX, Alfaro B, Mejia H, Cote L, Jacobs D, Stern Y et al. (1998) Postmenopausal estrogen use and Parkinson's disease with and without dementia. Neurology 50:1141–1143

Marin RS (1990) Differential diagnosis and classification of apathy. Am J Psychiatry 147:22–30

Marin DB, Green CR, Schmeidler J, Harvey PD, Lawlor BA, Ryan TM, Aryan M et al. (1997) Noncogni-tive disturbances in Alzheimer's disease: frequency, longitudinal course, and relationship to cogni-tive symptoms. J Am Geriat Soc 45:1331–1338

Markowitsch HJ (1992) Das gestörte Altgedächtnis: Diagnoseverfahren bei Hirngeschädigten. Rehabi-litation 31:11–19

Markowitsch HJ (1995) Anatomical basis of memory disorders. In. Gazzaniga MS (ed) The cognitive neurosciences MIT Press, Cambridge, MA, S 665–679

Marsden CD, Harrison MJG (1972) Outcome of investigation of patients with presenile dementia. Br Med J II:249–252

Martin DC; Miller J, Kapoor W, Arena V, Boller F (1987) A controlled study of survival of patients with dementia. Arch Neurol 44:1122–1126

Martin JH (1991) The collective electrical behavior of cortical neurons: the electroencephalogram and the mechanisms of epilepsy. In: Kandel ER, Schwartz JH, Jessell TM (eds) Principles of neural science. 3rd edn. Elsevier, New York, S 777–791

Marttila RJ (1983) Diagnosis and epidemiology of Parkinson's disease. Acta Neurol Scand (Suppl) 95:9–17

Masdeu JC, Wolfson L, Lantos G, Tobin JN, Grober E, Whipple R, Amerman P (1989) Brain white-matter changes in the elderly prone to falling. Arch Neurol 46:1292–1296

Matejcek M (1981) Das EEG am alternden Menschen-einige Befunde und Folgerungen für die Geria-trie-Forschung. In: Platt D (Hrsg) Funktionsstörungen des Gehirns im Alter. Schattauer, Stuttgart, S 145–159

Mattes JA (1988) Carbamazepine vs. propanolol for rage outbursts. Psychopharmacol Bull 24:179–182

Matussek N (1990) Katecholamin-Hypothese. In: Beckmann H, Osterheider, M (Hrsg) Neurotransmit-ter und psychische Erkrankungen. Springer, Berlin Heidelberg New York Tokyo, S 21–28

Maurer K, Volk S, Gerbaldo H (1997a) Auguste D and Alzheimer's disease. Lancet 349:1546–1549

Maurer K, Ihl R, Dierks T, Frölich L (1997b) Clinical efficacy of Ginkgo biloba special extract EGb 761 in dementia of the Alzheimer type. J Psychiatr Res 31:645–655

Maurer K, Eckert J (1999) Evozierte Potentiale in der Praxis. Enke, Stuttgart

Mautner SL, Standl A, Pillau H (1993) Wer überlebt im Pflegeheim? Z Gerontol 26:149–156

Mayeux R, Stern Y, Rosen J, Benson DF (1983) Is 'subcortical dementia' a recognizable clinical entity? Ann Neurol 14:278–283

Mayeux R, Saunders AM, Shea S, Mirra S, Evans D, Roses AD, Hyman BT et al. (1998) Utility of the apolipoprotein E genotype in the diagnosis of Alzheimer's disease. N Engl J Med 338:506–511

Mayeux R, Chen J, Mirabello E, Marder K, Bell K, Dooneief G, Cote L et al. (1990) An estimate of the incidence of dementia in idiopathic Parkinson's disease. Neurology 40:1513–1517

McEntee WJ, Mair RG (1990) The Korsakoff syndrome: a neurochemical perspective. Trends Neurosci 13:340–344

McGeer PL, McGeer EG (1998) Mechanisms of cell death in Alzheimer disease–immunopathology. Neural Transm (Suppl) 54:159–66

McGeer PL, Kawamata T, McGeer EG (1998) Localization and possible functions of presenilins in brain. Rev Neurosci 9:1–15

McKeith I, Fairbairn A, Perry R, Thompson P, Perry E (1992) Neuroleptic sensitivity in patients with senile dementia of Lewy body type. BMJ 305:673–678

Mc Keith IG, Galasko D, Wilcock GK, Byrne EJ (1995) Lewy body dementia- diagnosis and treatment. Br J Psychiatry 167:709–717

McKeith IG, Galasko D, Kosaka K, Perry EK, Dickson DW, Hansen LA, Salmon DP et al. (1996) Con-sensus guidelines for the clinical and pathologic diagnosis of dementia with Lewy bodies (DLB): report of the consortium on DLB international workshop. Neurology 47:1113–1124

Mc Khann G, Drachman D, Folstein M, Katzman R, Price D, Stadlan EM (1984) Clinical diagnosis of Alzheimer's disease: Report of the NINCDS-ADRDA work group under the auspices of Department of Health and human services task force on Alzheimer's disease. Neurology 34:939–944

McShane R, Keene J, Gedling K, Fairburn C, Jacoby R, Hope T (1997) Do neuroleptic drugs hasten cognitive decline in dementia? Prospective study with necropsy follow up. BMJ 314:266–270

Meese W, Kluge W, Grumme T, Hopfenmüller W (1980) CT evaluation of the CSF spaces of healthy persons. Neuroradiology 19:131–136

Meltzer P, Rudolph M, Voshage J, Nickel B (1991) Zum Begriff der Amnesie und zur quantitativen Beurteilung nmestischer Störungen. Fortschr Neurol Psychiat 59:207–215

Meltzler P, Voshage J, Rösler P (1992) Berliner Amnesietest. Hogrefe, Göttingen

Mentzos S (1984) Neurotische Konfliktverarbeitung. Fischer, Frankfurt/Main

Mesulam MM (1990) Large-scale neurocognitive networks and distributed processing for attention, language, and memory. Ann Neurol 28:597–613

Meyer-König E, Riederer M, Schunk W (1984) Zur Psychopathologie der senilen Demenzen bei Pfle-geheimbewohnern. Z Gerontol 17:113–116

Meyer JS, Judd BW, Tawaklna T, Rogers RL, Mortel KF (1986) Improved cognition after control of risk factors for multi–infarct dementia. JAMA 256:2203–2209

Meyer JS, McClintic LL, Rogers RL, Simms, P, Mortel KF (1988) Etiological considerations and risk factors for multi-infarct dementia. J Neurol Neurosurg Psychiat 51:1489–1497

Migliorelli R, Petracca G, Teson A, Sabe L, Leiguarda R, Starkstein SE (1995) Neuropsychiatric and neuropsychological correlates of delusions in Alzheimer's disease. Psychol Med 25:505–513

Miller E (1992) Psychological approaches to the management of memory impairments. Br J Psychiatry 160:1–6

Mirra SS, Heyman A, McKeel D, Sumi SM, Crain BJ, Brownlee LM, Vogel FS et al. (1991) The Consortium to Establish a Registry for Alzheimer's Disease (CERAD). Part II. Standardization of the neuropathologic assessment of Alzheimer's disease. Neurology 41:479–486

Mirra SS (1997) Neuropathological assessment of Alzheimer's disease: the experience of the Consortium to Establish a Registry for Alzheimer's Disease. Int Psychogeriatrics 9 (Suppl 1):263–268

Mittelman MS, Ferris SH, Shulman E, Steinberg G, Ambinder A, Mackell JA, Cohen J (1995) A comprehensive support programme on depression in spouse-caregivers of AD patients. Gerontologist 35:792–802

Mittelman MS, Ferris SH, Shulman E, Steinberg G, Levin B (1996) A family intervention to delay nursing home placement of patients with Alzheimer's disease. JAMA 276:1725–1731

Möller HJ, von Zerssen D (1982) Psychopathometrische Verfahren: I. Allgemeiner Teil. Nervenarzt 53:493–503

Möller HJ (1990) Möglichkeiten und Grenzen von Selbstbeurteilungsskalen zur Verlaufsbeurteilung depressiver Symptomatik im Rahmen der Therapie-Evaluation. In: Baumann U, Fähndrich E, Stieglitz R-D, Woggon B (Hrsg) Veränderungs-messung in Psychiatrie und klinischer Psychologie. Profil Verlag, München, S 307–328

Möller HJ (1995) The psychopathology of schizophrenia: an integrated view on positive symptoms and negative symptoms. Int Clin Psychopharmacol 10 (Suppl 3):57–64

Mölsa PK, Marttila RJ, Rinne UK (1986) Survival and cause of death in Alzheimer's disease and multiinfarct dementia. Acta Neurol Scand 74:103–107

Mohs RC, Rosen WG, Davis KL (1983) The Alzheimer's disease assessment scale: an instrment for assessing treatment efficiacy. Psychopharmol Bull 19:448–450

Mohr F, Hubmann W, Cohen R, Bender W, Haslacher C, Honicke S, Schlenker R et al. (1996) Neurological soft signs in schizophrenia: assessment and correlates. Eur Arch Psychiatry Clin Neurosci 246:240–248

Moises HW, Yang L, Kristbjarnarson H, Wiese C, Byerley W, Macciardi F, Arolt V et al. (1995) An international two-stage genome-wide search for schizophrenia susceptibility genes. Nat Genet 11:321–324

Moroney JT, Bagiella E, Desmond DW, Paik MC, Stern Y, Tatemichi TK (1996) Risk factors for incident dementia after stroke. Role of hypoxic and ischemic disorders. Stroke 27:1283–1289

Moroney JT, Bagiella E, Desmond DW, Hachinski VC, Mölsa PK, Gustafson L, Brun A et al. (1997a) Meta-analysis of the Hachinski Ischemic Score in pathologically verified dementias. Neurology 49:1096–1105

Moroney JT, Bagiella E, Tatemichi TK, Paik MC, Stern Y, Desmond DW (1997b) Dementia after stroke increases the risk of long-term stroke recurrence. Neurology 48:1317–1325

Moroney JT, Tang MX, Berglund L, Small S, Merchant C, Bell K, Stern Y et al. (1999) Low-density lipoprotein cholesterol and the risk of dementia with stroke. JAMA 282:254–260

Morris JC, Mohs R, Roger H, Fillenbaum G, Heyman A (1988) CERAD clinical and neuropsychological assessment of Alzheimer's disease. Psychopharmacol Bull 24:641–651

Mortimer JA, Ebbitt B, Jun S-P, Finch MD (1992) Predictors of cognitive and functional progression in patients with probable Alzheimer's disease. Neurology 42:1689–1696

Müller HF, Schwartz G (1978) Electroencephalograms and autopsy findings in geropsychiatry. J Gerontol 33:504–513

Müller WE (1990) Cholinerge und GABAerge Mechanismen. In: Beckmann H, Osterheider M (Hrsg) Neurotransmitter und psychische Erkrankungen. Springer, Berlin Heidelberg New York Tokyo, S 45–56

Müller WE (1999) Antidementiva: Pharmakologische und therapeutische Bewertung. In: Müller WE (Hrsg) Dementielle Erkrankungen: erkennen und Behandeln. LinguaMed Verlag, Neu-Isenburg, S 63–86

Müller-Oehring EM, Schulte T (1998) Behandlung des Neglects. In: Kasten E, Schmid G, Eder R (Hrsg) Effektive neuropsychologische Behandlungsmethoden. Deutscher Psychologen Verlag, Bonn, S 166–185

Müller-Siecheneder F, Müller MJ, Hillert A, Szegedi A, Wetzel H, Benkert O (1998) Risperidone versus haloperidol and amitriptyline in the treatment of patients with a combined psychotic and depressive syndrome. J Clin Psychopharmacol 18:111–120

Mumenthaler M (1987) Behebbare und vermeidbare Demenzen. Schweiz Med Wochenschr 117:964–967,1002–1008,1040–1045

Mundle G (1996) Die Alkoholabhängigkeit im Alter. In: Mann K, Buchkremer G (Hrsg) Sucht. G. Fischer, Stuttgart, S 203–212

Muramatsu T, Kato M, Matsui T, Yoshimasu H, Yoshino A, Matsushita S, Higuchi S et al. (1997) Apolipoprotein E epsilon 4 allele distribution in Wernicke-Korsakoff syndrome with or without global intellectual deficits. J Neural Trans 104:913–920

Murray AM, Levkoff SE, Wetle TT, Beckett L, Cleary PD, Schor JD, Lipsitz LA et al. (1993) Acute delirium and functional decline in the hospitalized elderly patient. J Gerontol 48:M181-M186

Mussetti L, Perugi G, Soriani A, Rossi VM, Casano GB, Akiskal HS (1989) Depression before and after age 65. A re-examination. Br J Psychiatry 155:330–336

Mussi C, Ferrari R, Ascari S, Salvioldi G (1999) Importance of serum anticholinergic activity in the assessment of elderly patients with delirium. J Geriatr Psychiatry Neurol 12:82–86

Nagata K, Basugi N, Fukushima T, Tango T, Suzuki I, Kaminuma T, Kurashina S (1987) A quantitative study of physiological cerebral atrophy with aging. Neuroradiology 29:327–332

Nagy Z, Esiri MM, Jobst KA, Morris JH, King EM, McDonald B, Litchfield S et al. (1995) Relative roles of plaques and tangles in the dementia of Alzheimer's disease: correlations using three sets of neuropathological criteria. Dementia 6:21–31

Nahas Z, Arlinghaus KA, Kotrla KJ, Clearman RR, George MS (1998) Rapid response of emotional incontinence to selective serotonin reuptake inhibitors. J Neuropsychiatry Clin Neurosci 10:453–455

Neary D, Snowdon JS, Mann DMA, Bowen DM, Sims NR, Northen B, Yates PO et al. (1986) Alzheimer's disease: a correlative study. J Neurol Neurosurg Psychiat 49:229–237

Neary D, Snowdon JS, Northen B, Goulding P (1988) Dementia of frontal lobe type. J Neurol Neurosurg Psychiat 51:351–361

Neary D, Snowden JS, Gustafson L, Passant U, Stuss D, Black S, Freedman M et al. (1998) Frontotemporal lobar degeneration: a consensus on clinical diagnostic criteria. Neurology 51:1546–1554

Nebes RD, Pollock BG, Mulsant BH, Butters MA, Zmuda MD, Reynolds CF 3rd (1999) Cognitive effects of paroxetine in older depressed patients. J Clin Psychiatry 60 (Suppl 20):26–29

Nelson JC, Kennedy JS, Pollock BG, Laghrissi-Thode F, Narayan M, Nobler MS, Robin DW et al. (1999) Treatment of major depression with nortriptyline and paroxetine in patients with ischemic heart disease. Am J Psychiatry 156:1024–1028

Neubauer H (1993) Kriterien für die Beurteilung der Einwilligungsfähigkeit bei psychisch Kranken. Psychiat Prax 20:166–171

Neubauer H, Wetterling T, Neubauer W (1994) Einwilligungsfähigkeit bei dementen und verwirrten (deliranten) älteren Patienten. Fortschr Neurol Psychiat 62:306–312

Netter P (1988) Indivual differences in benzodiazepine-induced changes of memory. In: Hindmarch I, Ott H (Hrsg) Benzodiazepine, receptor ligands, memory and information processing. Springer, Berlin Heidelberg New York Tokyo, S 90–113

Nicholl DJ, Bennett P, Hiller L, Vanacore N, Fabbrini G, Marconi R et al. (1999) A study of five candidate genes in Parkinson's disease and related neurodegenerative disorders. European Study Group on Atypical Parkinsonism. Neurology 53:1415–1421

O'Brien JT, Wolf PA, Bachman DL (1992) Do subjective memory complaints precede dementia? Int J Geriat Psychiatry 7:481–486

O'Connor DW, Pollitt PA, Hyde JB, Brook CPB, Reiss BB, Roth M (1988) Do general practitioners miss dementia in elderly persons? Br Med J 297:1107–1110

O'Connor DW, Politt PA, Hyde JB, Fellows JL, Miller ND, Roth M (1990) A follow-up study of dementia diagnosed in the community using the Cambridge mental disorders of the elderly examination. Acta Psychiat Scand 81:78–82

Oesterreich K, Hoyer S, Wagner O (1983) Zerebrales Altern und Demenz. Med Welt 34:225–228

Oesterreich K (1985) Klassifikation und Nosologie dementieller Erkrankungen. Schw Arch Neurol Neurochir Psychiat 136:55–64

O'Keeffe ST, Lavan JN (1999) Clinical significance of delirium subtypes in older People. Age Ageing 28:115–119

Olichney JM, Galasko D, Salmon DP, Hofstetter CR, Hansen LA, Katzman R, Thal LJ (1998) Cognitive decline is faster in Lewy body variant than in Alzheimer's disease. Neurology 51:351–357

Oswald WD, Fleischmann UM (1995) Nürnberger Altersinventar (NAI). Hogrefe, Göttingen

Ott E (1991) Rheological therapy of vascular dementia: a rational basis? In: Hartmann A, Kuschinsky W, Hoyer S (eds) Cerebral ischemia and dementia. Springer, Berlin Heidelberg New York Tokyo, S 424–431

Ott A, Slooter AJ, Hofman A, van Harskamp F, Witteman JC, Van Broeckhoven C, van Duijn CM et al. (1998) Smoking and risk of dementia and Alzheimer's disease in a population-based cohort study: the Rotterdam study. Lancet 351:1840–1843

Ott A, Stolk RP, van Harskamp F, Pols HA, Hofman A, Breteler MM (1999) Diabetes mellitus and the risk of dementia: The Rotterdam Study. Neurology 53:1937–1942

Parikh RM, Robinson RG, Lipsey JR, Starkstein SE, Fedoroff JP, Price TR (1990) The impact of post-stroke depression on recovery in activities of daily living over a 2-year follow-up. Arch Neurol 47:785–789

Parkinson Study Group (1999) Low-dose clozapine for the treatment of drug-induced psychosis in Parkinson's disease. N Engl J Med 340:757–763

Paulsen O, Moser EI (1998) A model of hippocampal memory encoding and retrieval: GABAergic control of synaptic plasticity. Trends Neurosci 21:273–278

Paykel ES (1971) Classification of depressed patients: a cluster analysis derived grouping. Br J Psychiatry 118:275–288

Pekrun R (1990) Motivation: Klassifikation und Diagnostik. In: Baumann U, Perrez M (Hrsg) Lehrbuch Klinische Psychologie.Bd 1. Huber, Bern, S 111–113

Perry RH, Irving D, Blessed G, Fairbairn A, Perry EK (1990) Senile dementia of Lewy body type. A clinically and neuropathologically distinct form of Lewy body dementia in the elderly. J Neurol Sci 95:119–139

Peters UH (1996) Wörterbuch der Psychiatrie, 4. Aufl. Urban &Schwarzenberg, München

Petracca G, Teson A, Chemerinski E, Leiguarda R, Starkstein SE (1996) A double-blind placebo-controlled study of clomipramine in depressed patients with Alzheimer's disease.J Neuropsychiatry Clin Neurosci 8:270–275

Pfefferbaum A, Ford JM, Wenegrat BG, Roth WT, Kopell BS (1984) Clinical application of the P3 component of event-related potentials. I. Normal ageing. Electroenceph clin Neurophysiol 59:85–103

Pfefferbaum A, Wenegrat BG, Ford JM, Roth WT, Kopell BS (1984) Clinical application of the P300 component of event–related potentials. II. Dementia, depression and schizophrenia. Electroenceph clin Neurophysiol 59:209–223

Pillemer K, Suitor JJ (1992) Violence and violent feelings. What causes them among family caregivers. J Gerontol 47:165–172

Pillon B, Dubois B, Cusimano G, Bonnet A–M, Lhermitte F, Agid Y (1989) Does cognitive impairment in Parkinson's disease result from non-dopaminergic lesions? J Neurol Neurosurg Psychiatry 52:201–206

Poeck K (1988) A case for neuropsychology in dementia research. J Neurol 235:257

Poeck K (1989) Chronische vaskuläre Enzephalopathie. Dtsch Med Wochenschr 114:1582–1587

Poeck K (1997) Anosognologie. In: Hartje W, Poeck K (Hrsg) Klinische Neuropsychologie. Thieme, Stuttgart, S 278–283

Poewe WH, Wenning GK (1998) The natural history of Parkinson's disease. Ann Neurol 44 (Suppl 1):1–9

Pohjasvaara T, Erkinjuntti T, Ylikoski R, Hietanen M.,Vataja R, Kaste M (1998) Clinical determinants of poststroke dementia. Stroke 29:75–81

Poser S, Poser W (1983) Toxische Wirkungen von Arzneimitteln auf das Zentralnervensystem. Nervenarzt 54:615–623

Press GA, Amaral DG, Squire LR (1989) Hippocampal abnormlities in amnestic patients revealed by high-resolution magnetic resonance imaging. Nature 341:54–57

Prosiegel M (1991) Neuropsychologische Störungen und ihre Rehabilitation. Pflaum-Verlag

Prusoff BA, Klerman GL (1974) Differentiating depressed from anxious neurotic outpatients. Arch Gen Psychiatry 30:302–308

Rabins PV, Folstein MF (1982) Delirium and dementia: Diagnostic criteria and fatality rates. Br J Psychiatry 140:149–153

Rabins PV, Merchant A, Nestadt G (1984) Criteria for diagnosing reversible dementia caused by depression: validation by 2-year follow-up. Br J Psychiatry 144:488–492

Radebold H (1997) Psychoanalytische Psychotherapie von Depressionen über 60-Jähriger. In: Radebold H, Hirsch RD, Kipp J, Kortus R, Stoppe G, Struwe B, Wächtler C (Hrsg) Depression im Alter. Steinkopff, Darmstadt, S 51–59

Rae-Grant A, Blume W, Lau C, Hachinski VC, Fisman M, Merskey H (1987) The electroencephalogramm in Alzheimer-type dementia. Arch Neurol 44:50–54

Rak A (1998) Die Behandlung von Gedächtnisstörungen. In: Kasten E, Schmid G, Eder R (Hrsg) Effektive neuropsychologische Behandlungsmethoden. Deutscher Psychologen Verlag, Bonn, S 91–124

Ratey J, Sovner R, Parks A, Rogentine K (1991) Buspirone treatment of aggression and anxiety in mentally retarded patients: a multiple-baseline, placebo lead-in study. J Clin Psychiatry 52:159–12

Reifler B, Larson E, Teri L, Poulsen M (1986) Dementia of Alzheimer's disease and depression. J Am Geriatr Soc 34:855–859

Reifler BV, Teri L, Raskind M, Veith R, Barnes R, White E, McLean P (1989) Double-blind trial of imipramine in Alzheimer's disease patients with and without depression. Am J Psychiatry 146:45–49

Reisberg B, Ferris SH, de Leon MJ, Crook T (1982) The Global Deterioration Scale for the assessment of primary degenerative dementia. Am J Psychiatry 139:1136–1139

Reisberg B, Schneck MK, Ferris SH, Schwartz GE, deLeon MJ (1983) The brief cognitive rating scale (BCRS). Findings in primary degenerative dementia (PDD). Psychopharmacol Bull 19:47–50

Reisberg B, Ferris SH (1985) A clinical rating scale for symptoms of psychosis in Alzheimer's disease. Psychopharmacol Bull 21:101–106

Reisberg B (1988) Functional Assessment Staging (FAST). Psychopharmacol Bull 24:653–659

Reisberg B, Ferris SH, Franssen EH, Shulman E, Monteiro I, Sclan SG, Steinberg G et al. (1996) Mortality and temporal course of probable Alzheimer's disease: a 5-year prospective study. Int Psychogeriatrics 8:291–311

Reischies FM (1997). Normales Altern und leichte Demenz. Förstl H (Hrsg) Lehrbuch der Gerontopsychiatrie. Enke, Stuttgart, S 366–377

Rey A (1964) L'Examen clinique en psychologie. Presses Universitaires de France, Paris

Reynolds CF, Kupfer DJ, Hoch CC, Stack JA, Houck PR, Sewitch DE (1986) Two-year follow-up of elderly patients with mixed depression and dementia: clinical and electroencephalographic sleep findings. J Am Geriatr Soc 34:793–799

Reynolds CF, Kupfer DJ, Houck PR, Hoch CC, Stack JA, Berman SR, Zimmer B (1988) Reliable discrimination of elderly depressed and demented patients by electroencephalographic sleep data. Arch Gen Psychiatry 45:258–264

Rezek DL, Morris JC, Fulling KH, Gado MH (1987) Periventricular white matter lucencies in senile dementia of the Alzheimer type. Arch Neurol 1987; 44:1030–1032

Riedel-Heller SG, Stelzner G, Schork A, Angermeyer MC (1999) Gerontopsychiatrische Kompetenz ist gefragt. Psychiat Prax 26:273–276

Riedmann G, Lindner M, Barolin GS (1988) Amnestische Episoden. Wien Med Wochenschr 23/24: 622–629

Riess O, Kruger R (1999) Parkinson's disease–a multifactorial neurodegenerative disorder. Neural Transm (Suppl) 56:113–125

Ringelstein EB, Zeumer H, Schneider R (1985) Der Beitrag der zerebralen Computertomographie zur Differentialdiagnose und Differentialtherapie des ischämischen Großhirninfarktes. Fortschr Neurol Psychiat 53:315–334

Robinson RG, Parikh RM, Lipsey JR, Starkstein SE, Price TR (1993) Pathological laughing and crying following stroke: validation of a measurement scale and a double-blind treatment study Am J Psychiatry 150:286–293

Rocca WA, Hofman A, Brayne C, Breteer MMB, Clarke M, Copeland JRM, Dartigues JF et al. for the EURODEM Prevalence Research Group (1991) The prevalence of vascular dementia in Europe: facts and fragments from 1980–1990 studies. Ann Neurol 30:817–824

Rösler M, Anand R, Cicin-Sain A, Gauthier S, Agid Y, Dal-Bianco P, Stahelin HB et al. (1999) Efficacy and safety of rivastigmine in patients with Alzheimer's disease: international randomised controlled trial. BMJ 318:633–638

Rogers RL, Meyer JS, Mortel KF, Mahurin RK, Judd BW (1986) Decreased cerebral blood flow precedes multi-infarct dementia, but follows senile dementia of Alzheimer type. Neurology 36:1–6

Rogers SL, Doody RS, Mohs RC, Friedhoff LT (1998a) Donepezil improves cognition and global function in Alzheimer disease: a 15-week, double-blind, placebo-controlled study. Arch Intern Med 158:1021–1031

Rogers SL, Farlow MR, Doody RS, Mohs R, Friedhoff LT (1998b) A 24-week, double-blind, placebo-controlled trial of donepezil in patients with Alzheimer's disease. Neurology 50:136–145

Roman GC (1987) Senile dementia of the Binswanger type. JAMA 258:1782–1788

Roman GC, Tatemichi TK, Erkinjuntti T, Cummings JL, Masdeu JC, Garcia JH, Amaducci L et al. (1993) Vascular dementia: Diagnostic criteria for research studies. Report of the NINDS- AIREN International Workshop. Neurology 43:250–260

Romano J, Engel GL (1944) Delirium, I: electroencephalographic data. Arch Neurol Psychiatry 51:356–377

Ron MA, Toone BK, Garralda ME, Lishman WA (1978) Diagnostic accuracy in presenile dementia. Br J Psychiatry 134:161–168

Rosen WG, Terry RD, Fuld PA, Katzman R, Peck A (1980) Pathological verification of ischemic score in differentiation of dementias. Ann Neurol 7:486–488

Rosen WG, Mohs RC, Davies KL (1984) A new rating scale for Alzheimer's disease. Am J Psychiatry 141:1356–1364

Rosenblatt A, Leroi I (2000) Neuropsychiatry of Huntington's disease and other basal ganglia disorders. Psychosomatics 41:24–30

Roth K (1984) NMR-Tomographie und Spektroskopie. Springer, Berlin

Roth M, Tym E, Mountjoy CQ, Huppert PA, Hendrie H, Verma S, Goddard R (1986) CAMDEX. A standardised instrument for the diagnosis of mental disorder in the elderly with special reference to the early detection of dementia. Br J Psychiatry 149:698–709

Roth M, Gurney C, Garside RF, Kerr TA (1972) The relationship between anxiety states and depressive illnesses. Part I. Br J Psychiatry 121:147–161

Roth M, Mountjoy CQ, Amrein R (1996) Moclobemide in elderly patients with cognitive decline and depression: an international double-blind, placebo-controlled trial. Br J Psychiatry 168: 149–157

Rubin EH, Storandt M, Miller JP, Kinscherf DA, Grant EA, Morris JC, Berg L (1998) A prospective study of cognitive function and onset of dementia in cognitively healthy elders. Arch Neurol 55:395–401

Rudolf GAE (2000) Therapieschemata Psychiatrie. 3. Aufl. Urban & Fischer, München

Sabri O, Hellwig D, Schreckenberger M, Cremerius U, Schneider R, Kaiser HJ, Doherty C et al. (1998) Correlation of neuropsychological, morphological and functional (regional cerebral blood flow and glucose utilization) findings in cerebral microangiopathy. J Nucl Med 39:147–154

Sachdev PS, Smith JS, Angus Lepan H, Rodriguez P (1990) Pseudodementia twelve years on. J Neurol Neurosurg Psychiatry 53:254–259

Saletu B, Paulus E, Linzmayer L, Anderer P, Semlitsch HV, Grunberger J, Wicke L et al. (1995) Nicergoline in senile dementia of Alzheimer type and multi-infarct dementia: a double-blind, placebo-controlled, clinical and EEG/ERP mapping study. Psychopharmacology 117:385–395

Sajatovic M, Ramirez LF, Vernon L, Brescan D, Simon M, Jurjus G (1996) Outcome of risperidone therapy in elderly patients with chronic psychosis. Int J Psychiatry Med 26:309–317

Sajatovic M, Perez D, Brescan D, Ramirez LF (1998) Olanzapine therapy in elderly patients with schizophrenia. Psychopharmacol Bull 34:819–823

Sano M, Ernesto C, Thomas RG, Klauber MR, Schafer K, Grundman M, Woodbury P et al. (1997) A controlled trial of selegiline, alpha-tocopherol, or both as treatment for Alzheimer's disease. The Alzheimer's Disease Cooperative Study. N Engl J Med 336:1216–1222

Sass H, Wittchen H-U, Zaudig M (Hrsg) (1996) DSM-IV, Hogrefe, Göttingen

Scharfetter C (1997) Allgemeine Psychopathologie. Thieme, Stuttgart

Scheltens P, Erkinjunti T, Leys D, Wahlund LO, Inzitari D, del Ser T, Pasquier F et al. (1998) White matter changes on CT and MRI: an overview of visual rating scales. European Task Force on Age-Related White Matter Changes. Eur Neurol 39:80–89

Schifler RB, Hernden RM, Rudick RA (1985) Treatment of pathological laughing and weeping with amitriptyline. N Engl J Med 312:1480–1482

Schildkraut J (1965) The catecholamine hypothesis of affective disorders: a review of supporting evidence. Am J Psychiatry 122:509

Schmage N, Böhme K, Dycka J (1989) Nimodipine for psychogeriatric use: methods, strategies, and considerations based on experience with clinical trials. In. Bergner M, Reisberg B (Hrsg) Diagnosis and treatment of senile dementia. Springer, Berlin, S 374–381

Schmidt R, Fazekas F (1997) Klinische Bedeutung und neuropathologische Basis der 'Leuko-Araiose'. In: Förstl H (Hrsg) Lehrbuch der Gerontopsychiatrie. Enke, Stuttgart, S 108–116

Schneider E, Becker H, Fischer PA, Grau H, Jacobi P, Brinkmann R (1979) The course of brain atrophy in Parkinson's disease. Arch Psychiatr Nervenkr 227:89–95

Schneider E, Fischer P-A, Jacobi P, Grotz A (1984) Exogene Psychosen beim Parkinsonsyndrom. Häufigkeit und Entstehungsbedingungen. Fortschr Neurol Psychiat 52:207–214

Schneider E (1991) Diagnostik und Therapie des Morbus Parkinson. de Gruyter, Berlin

Schneider K (1973) Klinische Psychopathologie, 13. Aufl. Thieme, Stuttgart

Schneider LS, Olin JT (1994). Overview of clinical trials of hydergine in dementia. Arch Neurol 51:787–798

Schneider U (1993) Psychotherapeutische Diagnostik. In: Von Cramon DY, Mai N, Ziegler W (Hrsg) Neuropsychologische Diagnostik. VCH, Weinheim, S 311–327

Schor JD, Levkoff SE, Lipsitz LA, Reilly CH, Cleary PD, Rowe JW, Evans DA (1992) Risk factors for delirium in hospitalized elderly. JAMA 267:827–831

Schubert HJ (1987) Zur Rolle der sozialen Beziehungsnetze in der Altenpflege. Z Gerontol 20:292–299

Schwab RS, England AC, Poskaner DC (1969) Amantadine in the treatment of Parkinson's disease. JAMA 208:1168–1170

Seidel M (1989) Phänomenologie und Therapie der Neuroleptika-induzierten Akathisie-eine Literaturübersicht. Fortschr Neurol Psychiat 57:489–494

Shader RI, Harmatz JS, Salzmann C (1974) A new scale for clinical assessment on geriatric populations: SANDOZ Clinical Assessment Geriatric (SCAG). J Am Geriatr Soc 22:107–113

Shimamura AP (1989) Disorders of memory: the cognitive science perspective. In: Boller F, Grafman J (eds) Handbook of neuropsychology. Elsevier, Amsterdam, pp 35–73

Shimamura AP, Janowsky JS, Squire LR (1990) Memory for the temporal order of events in patients with frontal lobe lesions and amnesic patients. Neuropsychologia 28:803–814

Shimamura AP, Gershberg FB (1992) Neuropsychiatric aspects of memory and amnesia. In: Yudofsky SC, Hales RE (Hrsg) Textbook of neuropsychiatry. 2nd ed., American Psychiatric Press, Washington, S 345–362

Shrimankar J, Soni S, Sampath G (1988) Dexamethasone suppression test and response to antidepressant therapy in psychogeriatric patients. Acta Psychiatr Scand 77:712–718

Sinyor D, Amato P, Kaloupek DG, Becker R, Goldenberg M, Coopersmith H (1986) Post-stroke depression: relationship to functional impairment, coping strategies, and rehabilitation outcome. Stroke 17:1102–1107

Sirois F (1988) Delirium: 100 cases. Can J Psychiatry 33:375–378

Slooter AJ, Tang MX, van Duijn CM, Stern Y, Ott A, Bell K, Breteler MM et al. (1997) Apolipoprotein E epsilon4 and the risk of dementia with stroke. A population-based investigation. JAMA 277: 818–821

Slooter AJ, Bronzova J, Witteman JC, Van Broeckhoven C, Hofman A, van Duijn CM (1999) Estrogen use and early onset Alzheimer's disease: a population-based study. J Neurol Neurosurg Psychiatry 67:779–781

Small BJ, Viitanen M, Backman L (1997) Mini-Mental State Examination item scores as predictors of Alzheimer's disease: incidence data from the Kungsholmen Project, Stockholm. J Gerontol A 52:M299–304

Small GW, Rabins PV, Barry PP, Buckholtz NS, DeKosky ST, Ferris SH, Finkel SI et al. (1998) Diagnosis and treatment of Alzheimer disease and related disorders. Consensus statement of the American Association for Geriatric Psychiatry, the Alzheimer's Association, and the American Geriatrics Society. JAMA 278:1363–1371

Smith JS, Kiloh LG (1981) The investigation of dementia: results in 200 consecutive admissions. Lancet I:824–827

Smith LW, Dimsdale JE (1989) Postcardiotomy delirium: conclusions after 25 years? Am J Psychiatry 146:452–458

Soares JC, Mann JJ (1997) The anatomy of mood disorders-review of structural neuroimaging studies. Biol Psychiatry 41:86–106

Spiegel R, Puxty J, Tremmel L, Brunner C (1990) Verlauf von Demenzen: Methoden zur Erfassung relevanter Leistungs- und Verhaltensmerkmale. In: Baumann U, Fähndrich E, Stieglitz R-D, Woggon B (Hrsg) Veränderungsmessung in Psychiatrie und klinischer Psychologie. Profil Verlag, München, S 350–376

Spittler JF (1992) Der Bewusstseinsbegriff aus neuropsychiatrischer und inter-disziplinärer Sicht. Fortschr Neurol Psychiatr 60:54–65

St Clair D (1997) Alipoprotein E gene in Parkinson's disease, Lewy body dementia and Alzheimer's disease. J Neural Trans (Suppl) 51:161–165

Starkstein SE, Robinson RG (1989) Affective disorders and cerebral vascular disease. Br J Psychiatry 154:170–182

Stavrakaki C, Vargo B (1986) The relationship of anxiety and depression: a review of the literature. Br J Psychiatry 149:7–16

Steinberg H, Torem M, Saravay SM (1980) An analysis of physician resistance to psychiatric consultations. Arch Gen Psychiatry 37:1007–1012

Steinert T (1992) Neuere Tendenzen in der Pharmakotherapie aggressiven Verhaltens bei psychisch Kranken. Fortschr Neurol Psychiat 60:393–400

Steinkamp G, Tropberger F, Werner B (1993) Heimliche Gerontopsychiatrie. Z Gerontol 26:494–500

Steller U, Schulz-Venrath U (1995) Zerebrovaskuläre Erkrankungen. In: Ahrens S, Hasenbring M, Schulz-Venrath U, Strenge H (Hrsg) Psychosomatik in der Neurologie. Schattauer, Stuttgart, S 152–178

Stern Y, Albert M, Brandt J, Jacobs DM, Tang MX, Marder K, Bell K et al. (1994) Utility of extrapyramidal signs and psychosis as predictors of cognitive and functional decline, nursing home admission, and death in Alzheimer's disease: prospective analyses from the Predictors Study. Neurology 44:2300–2307

Stern Y, Tang MX, Denaro J, Mayeux R (1995) Increased risk of mortality in Alzheimer's disease patients with more advanced educational and occupational attainment. Ann Neurol 37:590–595

Stewart WF, Kawas C, Corrada M, Metter EJ (1997) Risk of Alzheimer's disease and duration of NSAID use. Neurology 48:626–632

Stoppe G, Sandholzer H, Staedt J, Winter S, Kiefer J, Kochen MM, Rüther E (1994) Diagnosis of dementia in primary care: results of a representative survey in lower Saxony, Germany. Eur Arch Psychiatry Clin Neurosci 244:278–283

Sunderland T, Tariot PN, Cohen RM, Weingartner H, Mueller EA, Murphy DL (1987) Anticholinergic sensitivity in patients with dementia of the Alzheimer-Typ and age-matched controls. Arch Gen Psychiatry 44:418–426

Tapiola T, Lehtovirta M, Ramberg J, Helisalmi S, Linnaranta K, Riekkinen P Sr, Soininen H (1998) CSF tau is related to apolipoprotein E genotype in early Alzheimer's disease. Neurology 50:169–174

Taragano FE, Lyketsos CG, Mangone CA, Allegri RF, Comesana-Diaz E (1997) A double-blind, randomized, fixed-dose trial of fluoxetine vs. amitriptyline in the treatment of major depression complicating Alzheimer's disease. Psychosom 38:246–252

Tatemichi TK, Foulkes MA, Mohr JP, Hewitt JR, Hier DB, Price TR, Wolf PA (1990) Dementia in stroke survivors in the stroke data bank cohort. Stroke 21:858–866

Tatemichi TK, Desmond DW, Mayeux R, Paik M, Stern Y, Sano M, Remien RH et al. (1992) Dementia after stroke: Baseline frequency, risks, and clinical features in a hospitalized cohort. Neurology 42:1185–1193

Tatemichi TK, Desmond DW, Paik M, Figueroa M, Gropen TI, Stern Y, Sano M et al. (1993) Clinical determinants of dementia related to stroke. Ann Neurol 33:568–575

Tatemichi TK, Desmond DW, Stern Y, Paik M, Sano M, Bagiella E (1994) Cognitive impairment after stroke: frequency, patterns, and relationship to functional abilities. J Neurol Neurosurg, Psychiatry 57:202–207

Taxer F, Haller R, König P (1986) Klinische Frühsymptome und CT-Befunde beim Fahr'schen Syndrom. Nervenarzt 57:583–588

Taylor D, Lewis S (1993) Delirium. J Neurol Neurosurg Psychiatry 56:742–751

Teri L, Logsdon RG, Uomoto J, McCurry SM (1997) Behavioral treatment of depression in dementia patients: a controlled clinical trial. J Gerontol Series B 52:P159–166

Terry RD, Peck A, De Teresa R, Schechter R, Horoupian DS (1981) Some morphometric aspects of the brain in senile dementia of the Alzheimer type. Ann Neurol 10:184–192

Thal LJ, Grundman M, Klauber MR (1988) Dementia: Characteristics of a referral population and factors associated with progression. Neurology 38:1083–1090

Thapa PB, Gideon P, Cost TW, Milam AB, Ray WA (1998) Antidepressants and the risk of falls among nursing home residents. New Engl J Med 339:875–882

Thienhaus OJ, Allen A, Bennett JA, Chopra YM, Zemlan FP (1990) Anticholinergic serum levels and cognitive performance. Eur Arch Psychiatry Clin Neurosci 240:28–33

Thomas RI, Cameron DJ, Fahs MC (1988) A prospective study of delirium and prolonged hospital stay. Arch Gen Psychiatry 45:937–940

Thompson TL 2d, Filley CM, Mitchell WD, Culig KM, LoVerde M, Byyny RL (1990) Lack of efficacy of hydergine in patients with Alzheimer's disease New Engl J Med 323:445–448

Tierney MC, Fisher RH, Lewis AJ, Zorzitto ML, Snow WG, Reid DW, Nieuwstraten P (1988) The NINCDS-ADRDA work group criteria for the clinical diagnosis of probable Alzheimer's disease: A clinico-pathologic study of 57 cases. Neurology 38:359–364

Tierney MC, Szalai JP, Snow WG, Fisher RH (1996) The prediction of Alzheimer disease. The role of patient and informant perceptions of cognitive deficits. Arch Neurol 53:423–427

Thorpe L (1997) The treatment of psychotic disorders in late life. Can J Psychiatry 42 (Suppl 1):19S–27S

Tomlinson BE, Blessed G, Roth M (1970) Observations on the brains of demented old people. J Neurol Sci 11:331–356

Tourigny-Rivard MF (1997) Pharmacotherapy of affective disorders in old age. Can J Psychiatry 42 (Suppl 1):10S–18S

Trosch RM, Friedman JH, Lannon MC, Pahwa R, Smith D, Seeberger LC, O'Brien CF, LeWitt PA, Koller WC (1998) Clozapine use in Parkinson's disease: a retrospective analysis of a large multicentered clinical experience. Mov Disord 13:377–382

Ulrich G, Gschwilm R (1987) Vigilanz-Ordnungszustand oder ordnende Kraft? Fortschr Neurol Psychiatr 56:398–402

Ulrich J, Probst A, West M (1986) The brain diseases causing senile dementia. J Neurol 233:118–122

Ungerer A, Mathis C, Melan C (1998) Are glutamate receptors specifically implicated in some forms of memory processes? Exp Brain Res 123:45–51

Van Valkenburg C, Akiskal HS, Puzantian V, Rosenthal T (1984) Anxious depressions: Clinical, family history, and naturalistic outcome- Comparisons with panic and major depressive disorders. J Affect Dis 6:67–82

Victor M, Adams RD, Collins GH (1989) The Wernicke-Korsakoff-Syndrome. 2nd edn. Davis, Philadelphia

Vieregge P, Friedrich HJ, Rohl A, Ulm G, Heberlein I (1994) Multifaktorielle Ätiologie of idiopathic Parkinson disease. A case-control study. Zur multifaktoriellen Atiologie der idiopathischen Parkinsonkrankheit. Eine Fall-Kontroll-Studie. Nervenarzt 65:390–395

Visser PJ, Krabbendam L, Verhey FR, Hofman PA, Verhoeven WM, Tuinier S, Wester A et al. (1999) Brain correlates of memory dysfunction in alcoholic Korsakoff's syndrome. J Neurol Neurosurg Psychiatry 67:774–778

Volpe BT, Herscovitch P, Raichle ME (1984) PET evaluation in patients with amnesia after cardiac arrest. Stroke 15:16

Volpe BT, Holtzman JD, Hirst W (1986) Further characterization of patients with amnesia after cardiac arrest: preserved recognition memory. Neurology 36:408–411

Von Cramon D, Hebel N (1989) Lern- und Gedächtnisstörungen bei fokalen zerebralen Gewebsläsionen. Fortschr Neurol Psychiat 57:544–550

Von Cramon DY, Matthes-von Cramon C (1993) Problemlösendes Denken. In: Von Cramon DY, Mai N, Ziegler W (Hrsg) Neuropsychologische Diagnostik. VCH, Weinheim, S 123–152

Wade DT (1992) Measurement in neurological rehabilitation. Oxford Univ Press, Oxford

Wallin A, Blennow K (1991) Pathogenetic basis of vascular dementia. Alzheimer Dis Ass Dis 5:91–102

Walker Z, Grace J, Overshot R, Satarasinghe S, Swan A, Katona CL, McKeith IG (1999) Olanzapine in dementia with Lewy bodies: a clinical study. Int J Geriatr Psychiatry 14:459–466

Wechsler D (1964) Die Messung der Intelligenz Erwachsener. Texthandbuch zum Hamburg-Wechsler Intelligenztest für Erwachsene. Huber, Bern

Wetterling T (1989a) Alzheimersche Erkrankung. Überblick über den aktuellen Stand der Forschung. Fortschr Neurol Psychiat 57:1–13

Wetterling T (1989b) Diagnostische Leitlinien bei hirnorganischen Psycho-syndromen. Öff Gesundh-Wes 51:451–452

Wetterling T (1992a) Neurotransmitter-Veränderungen bei der Demenz vom Alzheimer-Typ. Nervenheilkunde 11:239–245

Wetterling T (1992b) Subkortikale arteriosklerotische Enzephalopathie- eine Krankheitsentität? Nervenheilkunde 11 (1992) 289–293

Wetterling T (1994a) Differentialdiagnose dementieller Abbauprozesse. Thieme, Stuttgart

Wetterling T (1994b) Delir - Stand der Forschung. Fortschr Neurol Psychiat 62:280–289

Wetterling T (1994c) Spätdyskinesien nach Neuroleptika-Gabe. Nervenheilkunde 13:212–217

Wetterling T (1995a) Amnestisches Syndrom-Stand der Forschung. Fortschr Neurol Psychiat 63:402–410

Wetterling T (1995b) Schlafstörungen bei psychiatrischen Erkrankungen. Nervenheilkunde 14:415–42

Wetterling T (1996) Therapeutische Strategien bei vaskulärer Demenz. Fortschr Med 114:445–450

Wetterling T (1997a) Delir bei älteren Patienten. In: Förstl H (Hrsg) Lehrbuch der Gerontopsychiatrie. Enke, Stuttgart, S 356–365

Wetterling T (1997b) Depressive Pseudodemenz. In: Radebold H, Hirsch D, Kipp J, Kortus R, Stoppe G, Struwe B, Wächtler C (Hrsg) Depression im Alter. Steinkopff, Darmstadt, S 92–95

Wetterling T (1998a) Vaskuläre Demenz-ein schlüssiges Konzept? Z Gerontol Geriatr 31:36–45

Wetterling T (1998b) Psychiatrische Notfälle. In: Braun J, Preuß R (Hrsg) Klinikleitfaden Intensivmedizin, 4. Aufl. Fischer, Stuttgart

Wetterling T (1998c) Besonderheiten affektiver Psychosen im Alter. In: Hartwich P, Haas S, Maurer K, Pflug B (Hrsg) Affektive Störungen und Lebensalter. Verlag Wissenschaft und Praxis, Sternenfels, S 29–38

Wetterling T (1999a) Diagnostik und Behandlungsansätze depressiver Störungen bei Alkoholabhängigen. Fortschr Neurol Psychiat 67:131–141

Wetterling T (1999b) Vaskuläre Depression – ein schlüssiges Konzept? Fortschr Neurol Psychiat 67:327–335

Wetterling T (2000a) Alkoholfolgeerkrankungen. In: Förstl H (Hrsg) Klinische Neuropsychiatrie. Thieme, Stuttgart, S 354–366

Wetterling T (2000b) Psychopathologische Aspekte zur Diagnostik und Verlaufsmessung von Angststörungen im Alter. In Kretschmar H (Hrsg) Steinkopff (im Druck)

Wetterling T, Rama B (1989) Zur Differentialdiagnose von subduralen Effusionen. Röntgen-Bl 42:508–514

Wetterling T, Borgis K-J (1992) Klinisch-diagnostische Einordnung von Patienten mit Marklager-Hypodensitäten. Nervenheilkunde 11:294–298

Wetterling T, Borgis K-J (1993a) Vaskuläre Demenz – Ist eine klinische Unterscheidung möglich und sinnvoll? Akt Neurol 20:40–48

Wetterling T, Reger K-H, Borgis K-J (1993b) Symptomatische Behandlung von gerontopsychiatrischen Patienten mit einer Leuko-Araiosis im CT. In: Möller H-J, Rohde A (Hrsg): Psychische Krankheiten im Alter. Springer, Berlin, S 216–217

Wetterling T, Neubauer H, Neubauer W (1994a) Aufklärung über ärztliche Maßnahmen bei älteren Patienten. Z Gerontol 27:299–305

Wetterling T, Veltrup C (1994b) Untersuchungen zur Überprüfung der Fahrtüchtigkeit älterer Autofahrer. Gerontopsychol.+ -psychiatrie 7:75–83

Wetterling T, Neubauer H (1995) Fahrtüchtigkeit bei älteren Personen mit Demenz und/oder Bewegungsstörungen. DMW 118:336–340

Wetterling T, Kanitz R-D, Borgis K-J (1996a) Comparison of different diagnostic criteria for vascular dementia (ADDTC, DSM-IV, ICD-10, NINDS-AIREN). Stroke 27:30–36

Wetterling T, Neubauer H, Neubauer W (1996b) Testierfähigkeit von Dementen. Psychiat Prax 23:213–218

Wetterling T, Schürmann A (1997a) Gründe für die Heimeinweisung stationär aufgenommener gerontopsychiatrischer Patienten. Z Gerontol Geriatr 30:469–473

Wetterling T, Veltrup C (1997b) Diagnostik und Therapie von Alkoholproblemen – ein Leitfaden. Springer, Berlin

Wetterling T, Michels R, Dilling H (1998) Elektrokrampftherapie bei therapie-resistenter Altersdepression. Nervenarzt 69:617–621

Wetterling T, Müßigbrodt H (1999) Weight gain – side-effect of atypical neuroleptics? J Clin Psychopharmacol 19:316–321

Weyerer S, Zimber A (1997) Abhängigkeit und Missbrauch von Alkohol und Medikamenten in Alten- und Pflegeheimen. In: Watzl H, Rockstroh B (Hrsg) Abhängigkeit und Missbrauch. Hogrefe, Göttingen, S 159–184

Weytingh MD, Bossuyt PM, van Crevel H (1995) Reversible dementia: more than 10% or less than 1%: A quantitative review. J Neurol 242:466–471

Whitehouse PJ, Price DL, Struble RG, Clark AW, Coyle JT, Delon MR (1982) Alzheimer's disease and senile dementia: loss of neurons in the basal forebrain. Science 215:1237–1239

Whitehouse PJ (1986) The concept of subcortical and cortical dementia: another look. Ann Neurol 19:1–6

Widder B (1999) Doppler- und Duplexsonographie der hirnversorgenden Arterien. Springer, Berlin Heidelberg New York Tokyo

Wilkinson TJ, Begg EJ, Winter AC, Sainsbury R (1999) Incidence and risk factors for hyponatraemia following treatment with fluoxetine or paroxetine in elderly people. Br J Clin Pharmacol 47:211–217

Winblad B, Poritis N (1999) Memantine in severe dementia: results of the M-best study. Int J Geriat Psychiat 14:135–146

Wise MG, Brandt GT (1992) Delirium. In: Hales RE, Yudofsky SC (eds) Textbook of Neuropsychiatry. 2nd edn. American Psychiatric Press, Washington, pp 291–310

Wisniewski HM, Silverman W (1997) Diagnostic criteria for the neuropatho-logical assessment of Alzheimer's disease: current status and major issues. Neurobiol Aging 18 (4 Suppl):43–50

Wolfersdorf M, Welz R (1997) Suizidalität im höheren Lebensalter. In: Förstl H (Hrsg) Lehrbuch der Gerontopsychiatrie. Enke, Stuttgart, S 419–426

.Wolinsky FD, Callahan CM, Fitzgerald JF, Johnson RJ (1993) Changes in functional status and the risks of subsequent nursing home placement and death. J Gerontol 48:93–101

Wong AH, Voruganti LN, Heslegrave RJ, Awad AG (1997) Neurocognitive deficits and neurological signs in schizophrenia. Schizophr Res 23:139–146

Workman RH Jr, Orengo CA, Bakey AA, Molinari VA, Kunik ME (1997). The use of risperidone for psychosis and agitation in demented patients with Parkinson's disease. J Neuropsychiatry Clin Neurosci 9:594–597

Wragg RE, Jeste DV (1989) Overview of depression and psychosis in Alzheimer's disease. Am J Psychiatry 146:577–587

Yamaguchi F, Meyer JS, Yamamoto M, Sakai F, Shaw T (1980) Noninvasive regional cerebral blood flow measurements in dementia. Arch Neurol 37:410–418

Yamamoto T, Hirano A (1985) Nucleus raphe dorsalis in Alzheimer's disease: Neurofibrillary tangles and loss of large neurons. Ann Neurol 17:573–577

Yao H, Sadoshima S, Ibayashi S, Kuwabara Y, Ichiya Y, Fujishima M (1992) Leukoaraiosis and dementia in hypertensive patients. Stroke 23:1673–1677

Yesavage JA, Brink TL (1983) Development and validation of a geriatric depression screening scale: a preliminary report. J Psychiat Res 17:37–49

Yoshitake T, Kiyohara Y, Katao I, Ohmura T, Iwamoto H, Nakayama K, Ohmori S, Nomiyama K, Kawano H, Ueda K, Sueishi K, Tsuneyoshi M, Fujishima M (1995) Incidence and risk factors of vascular dementia and Alzheimer's disease in a defined elderly Japanese population: The Hisayama study. Neurology 45:1161–1168

Yudofsky SC, Silver JM, Hales RE (1990) Pharmacologic management of aggression in the elderly. J Clin Psychiatry 51 (Suppl 10):22–28

Zarate CA Jr, Baldessarini RJ, Siegel AJ, Nakamura A, McDonald J, Muir-Hutchinson LA, Cherkerzian T, Tohen M (1997) Risperidone in the elderly: a pharmacoepidemiologic study. J Clin Psychiatry 58:311–317

Zaudig M, Mittelhammer J, Hiller W (1989) SIDAM. Strukturiertes Interview für die Diagnose der Demenz vom Alzheimer-Typ, der Multiinfarkt-Demenz und Demenzen anderer Ätiologien nach DSM-III-R und ICD-10. Logomed Verlag, München

Zeitler E (1984) Kernspintomographie. Deutscher Ärzte-Verlag, Köln

Zerfass R, Kretschmar K, Förstl H (1992) Depressive Störungen nach Hirninfarkt: Beziehungen zu Infarktlage, Hirnatrophie und kognitiven Defiziten. Nervenarzt 63:163–168

Zeumer H, Hacke W (1982) Zur Frage der Multiinfarktdemenz unter besonderer Berücksichtigung computertomographischer Befunde. Fortschr Neurol Psychiat 50:366–367

Zimmer R, Bossert S, Lauter H (1986) Pathometrische Verfahren in der Geriatrie. In: Lauter H, Möller H-J, Zimmer R (Hrsg) Untersuchungs- und Behandlungsverfahren in der Gerontopsychiatrie. Springer, Berlin Heidelberg New York Tokyo, S 3–50

Zubenko GS, Moosy J, Kopp U (1990) Neurochemical correlates of major depression in primary dementia. Arch Neurol 47:209–214

Rechtsprechung/Gerichtsurteile

BayOLG, BReg 1 Z 37/90, FamRZ (1991) 990–991
BGH, NJW (1956) 1106–1108
OLG Köln, 2 WX 3/90, FamRZ (1991) 1356–1358

Sachverzeichnis